大是文化

醫學，從巫術到科學

戲很多的逆天續命史！
人類為了「活」，所用上的智商和想像力，讓人驚嘆：這你也想得出來！

總播放量超過五千萬次的人氣科普創作者
吳京平——著

目錄

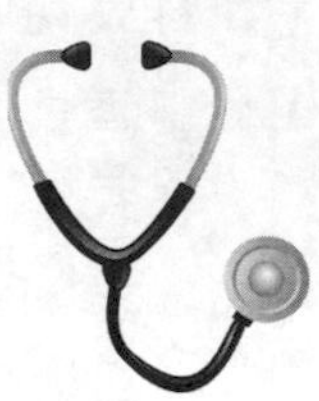

第三章／麻醉、護理和細菌

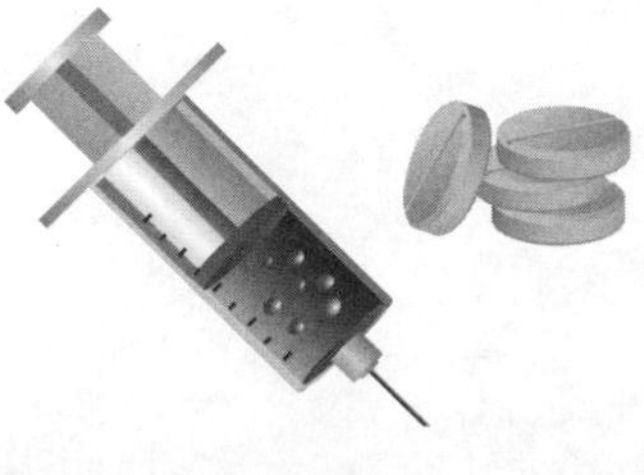

第四章／現代醫學的小宇宙開始爆發

第五章／大海撈針和不可思議的治癒

第六章

此消彼長，永無止境的對抗

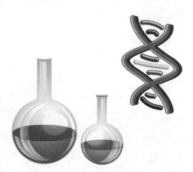

推薦序
以史為鏡，知醫學的興替與演變

「Dr. Bird」粉專版主、泌尿科及外科專科醫師——怪醫鳥博士（詹皓凱）

現代醫學日新月異，幾乎人人都能享受便利的醫療。

覺得心臟怪怪的？去門診馬上可以做個心電圖，照心臟超音波。

這樣還嫌不夠詳細？那就安排心臟電腦斷層攝影，甚至是心導管檢查，醫生便能鉅細靡遺的告訴你，冠狀動脈的哪一分支阻塞，又阻塞多少。

如果大腸長息肉？無痛靜脈麻醉下，醫生在門診就能輕鬆幫你用手術搞定，還可以在你醒來後，讓你看看影像中，在大腸、直腸的哪個轉彎處，幫你切掉了幾顆息肉送去化驗。

現代人對這些醫療科技早已習以為常，但如果以為現代人就非常的「科學」，那可就未必了。君不見，一旦親友得了什麼嚴重的疾病，許多「好心人士」就會提供各種偏方或另類療法。坊間也充斥著各種千奇百怪，但乍聽之下又好像很有道理的理論，不斷反駁主流醫學。面對這種現象，沒有完整醫學訓練的人**該如何在各種雜音中，選擇相對正確的治療方向呢？**

答案就在醫學史。

翻開醫學史，就可以知道人類在面臨未知的挑戰時，是如何在不斷嘗試錯誤和跌跌撞撞中進步。當然，也連帶充滿了各種不可思議的荒謬觀念和做法，但當時的人對此可是深信不疑。

例如過去的某位醫生，很可能是這樣診療病患的：

「頭痛？來，先放個血。」

「今天胃痛嗎？來，放個血。」

「心情鬱悶？來，放個血。」

「症狀還沒好起來？那就繼續放血！」好好的一位美國國父（對，就是砍櫻桃樹的那位）就這樣被放血放到掛點了……。

那麼，知道當時的醫療多荒謬，能有助於我們思考現在的醫療方向正確與否嗎？這些醫學上的重要發現或謬誤，我們能如何有系統性的全盤了解呢？

本書作者把這些醫學史上的點點滴滴，不管是希波克拉底斯（Hippocrates）誓言的起源，或是為何有動不動就要切一下的放血療法、聽診器的由來、病原體的觀念如何誕生……所有關於現代醫學的重要發明和觀念，都用輕鬆幽默的口吻娓娓道來，讓你了解何謂「以史為鏡，可以知興替」。

看了這本有趣的醫學史，不但可以充實你的醫學常識，也有助於你在日常生活中判斷許多醫學理論是否正確，值得好好閱讀。

序章

醫學，人類的逆天之道

如今的人類社會，正處在科學技術一日千里的時代。人類從未像今天一樣，如此健康、長壽。現代醫學發揮的巨大作用是有目共睹的，且這早已是所有人的共識。然而，二〇一六年一部名為《疫苗：從掩蓋到災難》（*Vaxxed: From Cover-Up to Catastrophe*）的電影卻引起了軒然大波。片中爭議性的觀點認為，兒童的自閉症傾向與常見的MMR疫苗（麻疹、腮腺炎、德國麻疹混合疫苗〔Measles, Mumps and Rubella，簡稱MMR〕）有不小的關聯（按：該電影為偽科學紀錄片，其論點已被證實為假。可能原因為自閉症傾向大約於幼兒十二至二十四個月大時被發現，剛好於接種MMR疫苗後不久，兩者實際上並無關聯），再加上好萊塢明星的推波助瀾，引起了不小的聲勢，在美國已然掀起了一股反疫苗的浪潮，且在世界各地都有影響。這也不難理解，凡是跟醫療有關係的事，幾乎都是大事。

這令我有不小的衝擊，我發現，大家似乎已淡忘了人類歷史上的慘痛記憶，所以許多現代人產生了一種錯覺，以為人生本就應該如此安穩度過。大瘟疫只是個傳說，古代總是田園牧歌，現代社會則充滿著汙染和有毒、有害物質。

但真的是這樣嗎？翻翻歷史，你會發現人類這種好日子其實沒過多久，僅僅一、兩百年前，情況就與想像完全不同。

假如你穿越回到古代，你會發現人的一生要經歷太多的苦難，孩子的出生就是一道鬼門關，因為剖腹產的技術還沒發明，一旦難產，極有可能母子雙亡。為什麼在傳統習俗中，有所謂的「百日關」

呢？因為新生兒只有活過一百天後，才算是留住了。闖過出生這一關，後面還有百日咳、破傷風、白喉等一系列的傳染病在等著你呢，半數的孩子都沒辦法活過十歲。感冒發燒在當時也是很嚴重的病，拉肚子都有可能把命給賠了。假如還有大規模的瘟疫流行，人口動輒腰斬減半，機率上來說，你是躲不過這場劫難的，七〇%的人早在五十歲前就倒下了。

如今的巴黎是浪漫之都，就連下水道都成了可以參觀的博物館，這就是法國大文豪維克多・馬里・雨果（Victor Marie Hugo）所說的「城市的良心」。但如果不是一八三〇年代的霍亂大流行，恐怕倫敦和巴黎也不會修建這麼寬闊的下水道系統，城市生活並非一直這麼美好。

先不說太久遠的事，光是二〇〇三年的SARS（嚴重急性呼吸道症候群〔Severe Acute Respiratory Syndrome〕的簡稱）疫情就足夠讓人心有餘悸了，二〇二〇年的新冠肺炎疫情也足以在歷史上留下濃墨重彩的一筆，但真的算一算，死亡率也不到古代大瘟疫的萬分之一。要不是疫苗和抗生素的發明，恐怕現代人也不用擔心心臟病和高血壓了，因為大多數人根本還沒到會發病的歲數，就已經撒手人寰了。

無人能逃過自然法則，所以我們發明醫學

英國科學家柯靈頓・理查・道金斯（Clinton Richard Dawkins）寫了一本書叫《自私的基因》（*The Selfish Gene*），書中提出了一個犀利的觀點，讓人毛骨悚然、不寒而慄。那就是**生命的個體只不過是基因的載體，基因才是天擇的基本單位**。人也是生物，必然無法逃脫這種自然規律。大自然不在乎你痛不痛苦，更不在乎你能活多久。大自然有自己的遊戲規則：「天地不仁，以萬物為芻狗」（按：出自老子《道德經》，意為天地無私，萬物都如草紮的狗一般平等）。的確，一個物種的延續

並不需要醫學，只要多生孩子就行了，很多動物都是靠大量繁殖來對抗大量死亡，只要繁衍完後代，就可以死了。可是我們是人類！我們有思想、意識，還有對美好生活的嚮往，我們怎麼能坐以待斃呢？於是，人類不得不走上一條「逆天改命」之路，醫學一點一滴的進步，背後都付出了生命和鮮血的代價。人類是如何一步一腳印改變自身命運的？這就是本書的主要內容，我將與各位讀者一起回顧那段波瀾壯闊的歷史旅程。

除了從事科普寫作之外，我也是一名網路上的創作者，一直以來用播客（podcast）和影片講述科學史和技術史。也許很多人曾聽過我講阿爾伯特·愛因斯坦（Albert Einstein）、相對論等，但即便你了解宇宙的真相，生活也不會被改變。大家喜歡探索這些科學知識，是為了滿足我們對於大自然的好奇心。但醫學可不一樣，醫學可不僅僅是滿足好奇心。每個人都會經歷生老病死，醫學與我們每個人息息相關，是生存亦或死亡，可是個大哉問。

醫生，可說是我們日常中最常見到的專業人士。醫療與每個人的關係都十分密切，但現代社會是如此多元化，在醫療領域內也有不少爭論不休的話題，你能斷言誰對誰錯嗎？當你熟悉醫學的發展歷程以後，這些問題可能就不是問題了，畢竟太陽底下沒有新鮮事，這也是了解醫學史最實際的用途。

醫學很特殊，醫學倫理與其他學科也不一樣。宇宙的各種奧妙，我們可以從容不迫的研究，科學不怕慢，就怕錯。但對於技術發展而言，我們不怕錯，就怕慢！你慢一步，專利權可能就沒了。而醫學，面對的是我們自己、是人體，是快是慢？是深是淺？手術刀下還是不下？抉擇是很艱難的，但偏偏又要馬上做決定，醫生的壓力也就隨之而來。

作為一個普通人，與大家一樣，我在面對重病來襲時，會擔心、會手足無措、會逃避，儘管一直以來秉持理性精神和科學的態度，但我仍然做不到神色自若，畢竟我可不是特殊材料做成的。面對醫生，理智告訴我必須信任他，我們是合作對抗疾病的戰友。但是我的內心仍然會有一分提心吊膽：他會盡職盡責嗎？他的水準如何？可見醫療不僅僅是科技的問題。

醫學進步的歷史，其實也是一部醫患關係的歷史。現代人遇到的困擾，其實古人也都碰到過。希波克拉底斯誓詞（Hippocratic Oath）是每個醫學生實際入行時，都要銘記在心的行業規範。可是你知道嗎？近代以來，這分誓詞已經有過多次改動，這背後又影射出醫患關係哪些微妙的變化呢？作為一個普通人，這些知識，你也值得了解一番。

所以，就讓我們一起回望這段蕩氣迴腸、逆天改命的歷史吧。你準備好了嗎？

第一章

從希波克拉底斯的誓言開始

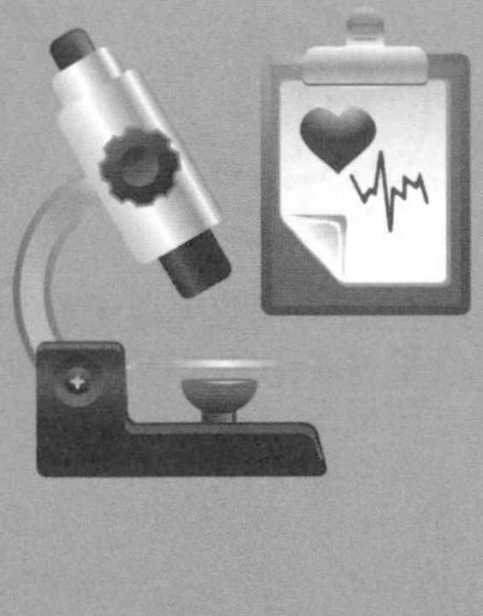

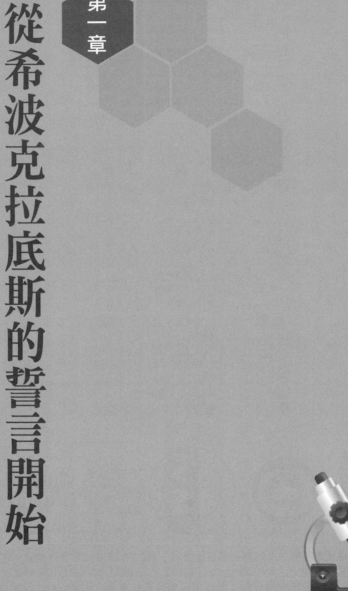

1 醫學與鬼神分離的分水嶺

一年一度的大學考試，是同學們非常重要的人生選擇。有很多人會選擇報名醫學院，成為一名救死扶傷的白衣天使。可能會有人注意到，許多醫學院的標誌上都有蛇杖的圖案，有的是一條蛇，有的是兩條蛇。

例如在中國，上海交通大學醫學院和浙江大學醫學院的標誌就有兩條蛇；北京協和醫學院和中南大學湘雅醫學院的標誌是一條蛇；也有霸氣外露的，像北京首都醫學大學，其標誌竟是個華表（蟠龍柱）！

不僅僅是醫學院，世界衛生組織（World Health Organization，簡稱WHO）的標誌也包含蛇杖的元素。而杖的傳說，則來自古希臘醫學之神阿斯克勒庇俄斯（Asclepius）。

阿斯克勒庇俄斯是太陽神阿波羅（Apollo）的兒子。他懷著拯救全人類的崇高理想，經常在荒山野林考察動植物的性質，以尋求防治疾病的藥物，與神農氏嘗百草簡直大同小異。

有一次，一條毒蛇悄悄的盤繞在阿斯克勒庇俄斯的手杖上。雖然他把蛇殺死了，但這時又出現一條毒蛇，口銜藥草，居然把那條死蛇救活

1 2 3 4

▲1. 上海交通大學醫學院標誌（圖源來自百度百科）、2. 北京協和醫學院標誌（圖源來自維基共享資源〔Wikimedia Commons〕公有領域）、3. 北京首都醫學大學標誌（圖源來自百度百科）、4. 世界衛生組織標誌（圖源來自維基共享資源〔Wikimedia Commons〕公有領域）。

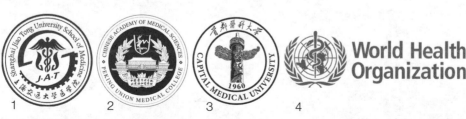

了。看來蛇有靈性，能夠起死回生。從此，阿斯克勒庇俄斯到處行醫，不但帶著手杖，而且手杖上總是盤繞著一條蛇，於是蛇杖便成了他的標誌。在著名的特洛伊戰爭（Trojan war）時期，阿斯克勒庇俄斯擔任軍醫，為戰士療傷，救活了很多人，逐漸得到眾人的愛戴。

大家都高興，唯獨冥王黑帝斯（Hades）不開心。冥王早就準備好了大批的空白生死簿，就等著戰死的人來遷戶口呢。哪知道，左等右等都沒人來。一打聽後發現，原來是阿斯克勒庇俄斯醫術高超，把很多人救活了，導致冥界人口嚴重流失。所以黑帝斯找眾神之王宙斯（Zeus）告了一狀。宙斯也對阿斯克勒庇俄斯不滿，就用閃電把他劈死了。這做法不但不光明磊落，而且怎麼能下死手呢？他父親阿波羅來興師問罪，雙方鬥來鬥去，好不熱鬧！反正，古希臘的神話就是一筆爛帳，眾神打架打得不可開交，轉眼又和好了也是常有的事。後來，宙斯就把阿斯克勒庇俄斯的身體升上天空，成為蛇夫座，也從此成為醫學之神。

從符號上講，蛇代表治病，而手杖代表人的脊椎骨，也可以代表遊方遠行。逐漸的，**蛇杖就成了醫學的代名詞。不過這是單蛇的蛇杖，雙蛇蛇杖可能是一種誤用**。在一九一二年，有上級領導要求美國陸軍醫院用荷米斯（Hermes，希臘信使之神）之杖作為醫院的標誌。後來也就傳開了，大家都覺得這個蛇杖挺好看的。荷米斯之杖是雙蛇蛇杖，上面還有一對小翅膀，不過荷米斯跟醫學沒有半點關係，他主管旅行與商業，而且還跑得快，也可以把

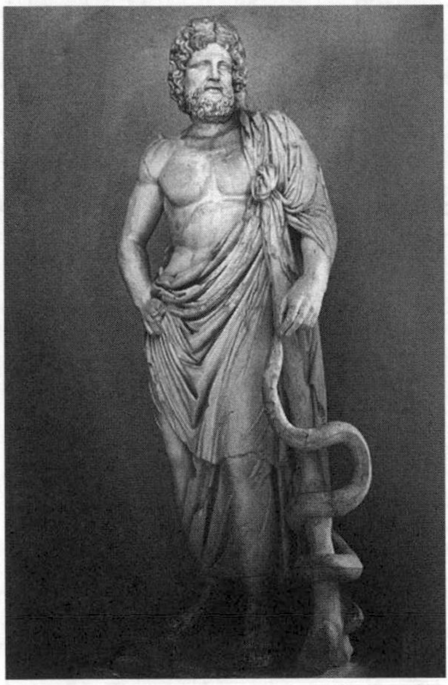

▲ 阿斯克勒庇俄斯雕像，於希臘埃皮達魯斯古劇場博物館展出（圖源來自維基共享資源〔Wikimedia Commons〕公有領域）。

他想像為「快遞之神」。不過蛇杖和鑰匙共同組成的中國海關標誌，這倒是來自荷米斯本神。

有人說，這些都是西方流傳過來的，他們把蛇杖當作醫學的象徵。但東方也有悠久的醫學傳統，是不是可以本土化，改用中醫的典故？例如像「懸壺濟世」，標誌上是不是可以畫個茶壺呢？可是，懸壺濟世的壺並不是「茶壺」啊。原來在古代，葫蘆的「葫」和茶壺的「壺」，兩字是混用的。

這個典故出自《後漢書．方術列傳八十二》，說是有個老人在大街上賣藥，在屋簷下掛個大葫蘆。丸、散、膏、丹等藥，全是從這個葫蘆裡倒出來的，等天黑了、老人收攤了，他縱身一躍，便鑽進葫蘆裡去了。原來這葫蘆還能當「膠囊旅館」用。費長房在後面偷窺，覺得這老頭一定是神仙，後來找機會求老人收他為徒。老人領著費長房進了葫蘆，葫蘆裡亭臺樓閣、奇花異草，一應俱全！

費長房就這樣跟著老人學習醫術，等出來以後，才發現已經過了十幾年了。後來，費長房成了東漢時代的名醫。有了這樣的典故，很多醫生也都懸掛一個葫蘆當招牌，從此留下一句俗話：「不知道葫蘆裡賣的是什麼藥」。這個形象在中國古代傳說也很常見：八仙的鐵拐李是背著葫蘆的，太上老君的仙丹也裝在葫蘆裡。

我們簡單審視了東、西方醫學的起源故事，在上古時期，醫學和神話故事都是混雜在一起的，也就是所謂的「醫巫不分家」的時代。

直到西元前四〇年，西方才誕生了第一個將醫巫分離的指標人物：希波克拉底斯。這個時代正好是春秋時期。這是一個東、西方大思想家層出

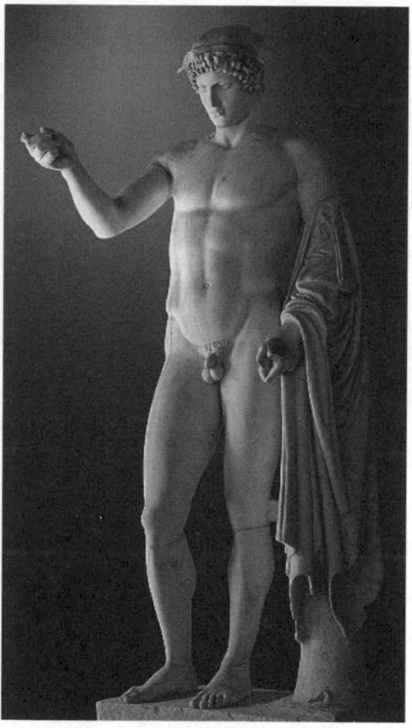

▲西元 1 世紀的荷米斯雕像（圖源來自維基共享資源〔Wikimedia Commons〕公有領域）。

不窮的年代。希波克拉底斯的醫學成就，與這個大環境是分不開的。

希波克拉底斯的名氣很大，但翻開史料一查，就會發現越接近希波克拉底斯生活的年代，反而記載越少，而且大多數都語焉不詳，柏拉圖（Plato）倒是在其對話錄《普羅達哥拉斯篇》（*Protagoras*）中，提及了他的名字。因此我們大致能得知，希波克拉底斯是跟柏拉圖差不多時代的人，大約出生在西元前四六〇年，比孔子晚了近百年。

在柏拉圖和亞里斯多德（Aristotle）的年代，名氣大的醫生並不少，希波克拉底斯不過是名醫之一。後來隨著時間的推移，其他人都逐漸被淡忘了，倒是希波克拉底斯的名氣越來越大。在那個人口很少的時代，醫生們普遍都是遊醫、到處流動，大家只要看到街上有個人拄著一根蛇杖，緩緩走來，這人十之八九是個遊方的醫生。

只有名氣特別大的醫生，才會固定居住在城市裡，由社區共同支付其工資，醫生則為社區的居民看病。希波克拉底斯很可能就是一位定居在大城市的名醫。波斯國王薛西斯一世（Xerxes I）曾請他去波斯，但他就是不去。據說他很愛國，熱愛希臘的城邦。

西元前四三一年，古希臘城邦之間爆發了一場大戰，這就是著名的伯羅奔尼撒戰爭（Peloponnesian War）。在戰爭的第二年，也就是西元前四三〇年，雅典爆發了瘟疫，歷史學家修昔底德（Thucydides）正好也染上了瘟疫，但幸好他命大活了下來，而也正是他留下的第一手資料，瘟疫此時第一次被人類詳細的記錄下來。

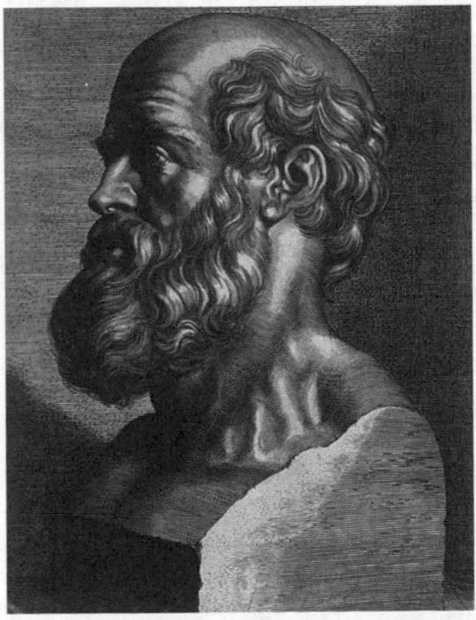

▲17世紀的希波克拉底斯雕塑版畫（圖源來自維基共享資源〔Wikimedia Commons〕公有領域）。

當時，雅典的人口減少了四分之一，就連醫生都大批死亡。傳說希波克拉底斯從北方的馬其頓趕回雅典，當時雅典的醫生都束手無策，不知道該怎麼辦。此時，希波克拉底斯發現鐵匠們都沒有得病、非常健康。他因此斷定這種瘟疫怕火，於是在雅典燃起大片的篝火，瘟疫也開始逐漸退去。

這個傳說不一定是真的，但是大家都願意相信希波克拉底斯有這個能力和辦法。當然，他也不可能真的把雅典一把火燒了，但是這個說法可不是空穴來風，雅典人在處理瘟疫死者屍體的時候，的確是堆在一起火化的。雅典衛城位在一座小山丘上，別人大老遠就能看見山頭上火光衝天。有可能正是這種現象最後演化成希波克拉底斯的傳說。

時間過去七百年後，大約西元二世紀時，他的地位變得非常崇高，甚至被稱為「醫學之父」，基督教也開始為他樹碑立傳。於是，希波克拉底斯的資訊變得豐富起來，他爹是誰、他出生在哪裡、他長什麼樣子等等，都突然出現更多、更詳細的資料。但這其中究竟有多少是史實，其實令人懷疑。希波克拉底斯留下了大量的醫學著作。署名為希波克拉底斯的書很多，其技術水準也很高。但是我們仍無法斷定這就是他親自撰寫的，因為書中存在不少矛盾之處。因此可以合理懷疑，這些署名希波克拉底斯的著作，應該是歷代累積出來的結果。就像中國的《黃帝內經》，肯定不是軒轅黃帝留下的，這套書大概成書於戰國到秦漢時期，到東漢乃至隋唐都有增補，同樣也是由世代累積起來的著作。

在希波克拉底斯所有的醫學理論之中，最著名、影響力最大的就是所謂的「四體液學說」。過去有很多巫醫，他們認為人之所以會生病，就是因為得罪了神仙，因此只有靠祈禱才能免除災禍。希波克拉底斯非常反對這種說法，他強烈的警告大家，求神問卜是沒用的，哪怕你再虔誠的祈禱，也不會戰勝疾病，要及時找醫生治病。

所以說，**希波克拉底斯是醫學與鬼神分離的分水嶺**。為了抵制神降疾病的謬論，希波克拉底斯提出了體液學說。這個學說與神鬼沒有任何關係。人體內的各種體液是最容易被觀察到的東西，像破皮就會流血，再如傷口感染會流膿、傷風感冒會流鼻涕，這不都是體液嗎？人生病了以後，會拉肚子、會嘔吐，看來有些液體在生病的時候才會出現，病好了就沒了。因此，古希臘的醫生們自然而然就把生病和體液聯想到了一起。

乍聽之下像算命的體液學說，卻傳唱千年

古代的醫學總是跟一些樸素的哲學有關係，畢竟那個時代也沒有什麼別的概念。比如恩培多克勒（Empedocles）就提出了萬事萬物都是由水、火、土、氣四種元素構成的。例如骨頭，就是兩分水、兩分土和四分火所構成，大致上是這個比例；血液則是由水、火、土、氣四種元素等比例混合構成的。一種物質要保持穩定，就必須保持其元素比例的穩定，要是比例不對，那可就麻煩了。這種簡單的思想，後來成了體液學說的哲學基礎。

希波克拉底斯學派的體液論就是在這種背景下建立的，《希波克拉底斯文集》（*Hippocratic Corpus*）中的大多數文章寫於西元前四一〇年到前三六〇年之間，但是有些文章一看就是後人寫的，甚至有可能相隔了幾百年。所以說，這些篇章肯定是逐漸累積成型的。《希波克拉底斯文集》中的文章集中反映了希臘黃金時期的醫學思想，既包含了愛奧尼亞（Ionia）辯證派的醫學理論，又繼承了西西里（Sicily）派的醫學思想，於是，在其書中出現前後觀點矛盾的現象也就不足為奇了。

不管怎麼說，《希波克拉底斯文集》中的思想大致是一致的，那就是疾病是由體液的失調導致。一開始文章認為的主要問題，是乾溼冷熱，以及黏液、膽汁之間的二元平衡。後來的文章則開始討論血液、黏液、膽汁和水，強調這四種液體的平衡。這些體液和內臟是有對應關係的，它們分別來自心臟、腦、膽囊和脾臟。而再往後翻，便會發現後面的說法又有不同，水被黑膽汁代替了。大概是文章

作者意識到，水是一種更基本的元素，一切體液其實都含有水分。

黑膽汁代替水這個變化，大概是因為古希臘的醫生們觀察到了一些深色的東西。比如胃出血的病人糞便會發黑，胃癌病人嘔吐物顏色很深，惡性痢疾的病人會出現尿液暗沉等現象。他們根本無法區分這些情況，只好籠統的歸納為黑膽汁。他們認為，凡是出現了黑膽汁，就不是什麼好事。而相反的，鮮紅的血液則代表著健康。

經過長期的總結，古希臘人整理出一整套體液的理論。體液學說還把一年四季也考慮進去，而且把人的脾氣性情也和體液連結在一起。例如膽汁過多的人比較暴躁，也比較容易發怒，這都是體液失調的表現。又例如當某個病人肚子痛，根據體液理論，醫生看了看病人後認為，這應該是病人的黑膽汁過多，怎麼辦呢？總不能開一個洞讓黑膽汁流出來吧，在身上開洞只會流血啊。那該怎麼辦呢？原來黑膽汁來自脾臟，而黑膽汁的特性是乾冷，要對抗乾冷，必須採用相反的治療方法，那就是溼熱。回家去，記得多喝熱水。

當然，醫生也會開藥，但主要還是靠喝熱水。這是在古希臘時期採用的辦法。要是在古羅馬時期，那就更好辦了，去泡澡堂就行啊，還有比澡堂更溼熱的地方嗎？古羅馬人都喜歡泡澡堂，有錢人還會帶奴隸一起進去，連泡澡帶按摩，一條龍服務。大家在豪華大浴場裡聊得天南地北，臨走時大家再一起吃個飯，別說有多舒適了。按理說，這夠暖夠溼了吧，肚子痛這毛病應該被消滅了吧？

結果，肚子痛不但沒被消滅，還越來越厲害了。古羅馬時期出現了一場大規模的瘟疫，許多人都劇烈腹瀉，而且伴隨著嘔吐，喉嚨腫痛、潰爛。額頭也熱得燙手，明顯在發高燒，還有些人手腳潰爛或長了壞疽（按：因感染或其他原因導致之血液循環不足，造成身體組織壞死和腐爛的症狀），甚至感到難以忍受的口渴，皮膚也出現了化膿等症狀，撐不了幾天，人就不行了。經過這一場瘟疫，古羅馬折損了三分之一的人口。在這場大瘟疫之中，又出現了一位蓋世名醫，他在醫學史上也留下了許多深刻的故事，但他可沒有像希波克拉底斯一樣身處對抗瘟疫的第一線，與此相反，這位醫生腳底抹油，溜了！

要是祖師爺希波克拉底斯知道醫生之中出了這樣的一個傢伙，肯定會罵他欺師滅祖、讓他跪在神像面前，把當初入行時立下的誓詞背誦一百遍。

入行先要宣誓，據說是希波克拉底斯首創的，而且他鼓勵醫生都像自己一樣，從入行的那一天起就立下誓詞。可以說，希波克拉底斯誓詞是醫學行業的倫理規範，你該做什麼、不該做什麼都有約定。雖然誓詞的很多內容已經過時，好比我們如今肯定不會再對著阿波羅發誓，我們又和他不熟！

但是，很多規範到今天都還適用，其中最重要的一條是：

- 不傷害病人。

原文裡也有很多內容是過時的，比方說：

- 禁止用手術治療結石。

為什麼呢？因為當時「外科醫生」與「醫生」是兩個不同的行業，希波克拉底斯顯然並不主張踰越專業，他禁止醫生使用不了解的

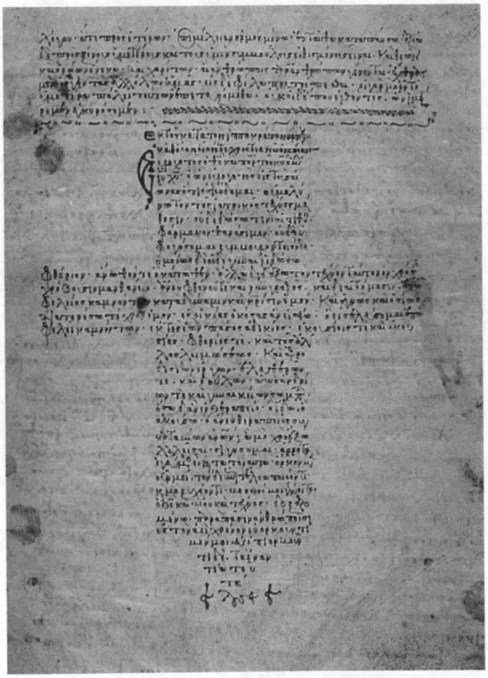

▲12 世紀時希波克拉底斯誓詞的拜占庭手抄本，抄寫成十字架的圖像應與當時基督教思想有關（圖源來自維基共享資源〔Wikimedia Commons〕公有領域）。

醫術，人命關天，千萬不能不懂裝懂。

● 禁止墮胎和安樂死。

這個問題別說在當年，直至今日還有爭議呢。

還有一些內容不涉及醫學本身，但是涉及醫療行業。誓詞裡也提到了對老師的經濟保障。雖然是師徒，說到底還是同行競爭的關係，徒弟出師後可不能餓死師傅。所以，誓詞第二條就說了，凡是傳授過自己醫術的，自己都要待之如父母。師傅的子女，自己都要當作親兄弟姐妹。當他們需要經濟援助的，那也是責無旁貸。自己也得把壓箱底的技藝毫無保留的傳授給弟子們，這是當老師的責任。由此可見這份誓言面面俱到，考慮得非常周全。

雖然這份誓詞也像希波克拉底斯的各種傳說一樣，未必是他的原創，畢竟誓詞內容第一次有據可考的被提及時，已經是西元一世紀，古羅馬時代的事了。但是宣讀誓言作為醫療行業的傳統，就這麼一直被傳承了下來。畢竟醫生是一個特別的職業，承擔著特殊的使命。

那麼，醫生在遇到瘟疫的時候有沒有權利逃走呢？至今這都是個很難界定的問題，畢竟醫生也是人，也有保護自己生命安全的權利。那麼古羅馬時期，在大瘟疫來臨的時候臨陣脫逃的那個名醫，到底是誰呢？

2 蓋倫的解剖刀：東、西方漸行漸遠

醫學史，說到底就是一部醫學的思想史。談到醫學，克勞狄烏斯．蓋倫（Claudius Galenus）是個無論如何都繞不過去的人物，畢竟他的思想影響了後世一千多年的西方醫學。他曾經地位崇高，他的理論曾經是不容觸犯的金科玉律，但是後來又變成了被攻擊的標靶，被打得體無完膚。他到底是一個怎樣的人呢？他所處的又是怎樣的時代呢？

蓋倫的出生地是古羅馬的佩加蒙（Pergamon），這是座繁華的城市，位於今天的土耳其境內，靠近愛琴海，到現在還留有不少當年的遺跡。蓋倫非常聰明，從小就對天文學、占星術、哲學感興趣。當時有很多的哲學家居住在佩加蒙，各門各派都有，蓋倫則比較喜歡亞里斯多德和伊比鳩魯（Epicurus）的哲學。

不過，相比之下，蓋倫最喜歡的還是醫學。佩加蒙附近有一座祭祀阿斯克勒庇俄斯的神廟，他可是醫學之神！蓋倫年紀輕輕就在這座神廟裡當助手祭司，天天看著醫學之神高大的神像，和他手中的蛇杖，心中滿是

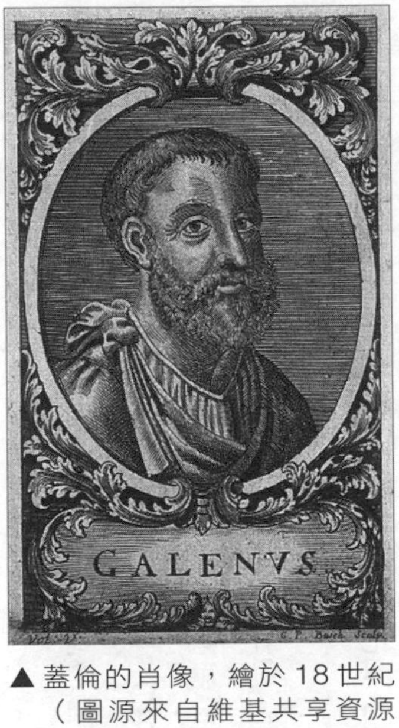

▲蓋倫的肖像，繪於18世紀（圖源來自維基共享資源〔Wikimedia Commons〕公有領域）。

羡慕。

後來，蓋倫的父親去世了，他為了求學，走遍了附近的城市。地中海這一帶，常年受到希臘的影響，因此都是同一個文化圈，包括對面的埃及。當年馬其頓的亞歷山大大帝（Alexander the Great）英勇善戰，建立了一個龐大的帝國。但這種大帝國通常都是不穩定的，亞歷山大一死，帝國就分崩離析，分成了安提柯、托勒密和塞琉古三大政權，而占據埃及這一塊的，就是他的手下大將托勒密一世（Ptolemy I），他接著便坐南朝北登基，建立了托勒密王朝。

當時的埃及亞歷山大港，是地中海地區的明珠，它已經取代了雅典，成為地中海的文化與商業中心。亞歷山大城擁有龐大的圖書館和博物館，圖書館藏書達七十萬冊，幾乎囊括了所有能找到的文書資料。博物館大致起了類似大學的作用，不但有實驗室、解剖室、動植物園，甚至還有由政府掏錢為科學家和哲學家提供的宿舍。所以當時的亞歷山大港，可以算是醫學最發達的地區了。會聚而來的醫學專家們**不但繼承了希波克拉底斯的四體液學說，還接著發展出了解剖學**。

為什麼希臘這邊就不能研究解剖學，在亞歷山大這邊就行呢？還是文化傳統不一樣導致的，別忘了，埃及的法老都會被做成木乃伊。做木乃伊需要把內臟全都取出來，然後在肚子裡埋進乳香和桂皮。腦組織也要掏出來，據說是弄成液體，從鼻腔流出來的。所以，古埃及負責處理木乃伊的技師，肯定具備一定的解剖學知識。

在托勒密王朝的支持下，亞歷山大城的醫生們甚至被允許解剖死刑犯的屍體。當時在亞歷山大城最著名的解剖學家是希羅菲盧斯（Herophilos）和埃拉西斯特拉圖斯（Erasistratus）。恰巧這兩位的學術觀點完全相反，一個是四體液學說的支持者，另一個則是堅決的反對派，兩人都門徒無數。兩大學派一吵起架來，就能吵上百年。亞歷山大圖書館有的是館藏資料，雙方大可以引經據典吵得不可開交。凡是只靠書本知識，只靠引經據典，一般來講是吵不出輸贏勝敗的。只要願意，這種口水仗持續個一千多年似乎也沒什麼問題。

但是，很快雙方就吵不下去了，為什麼呢？因為輝煌的亞歷山大圖書館被人一把火燒了。誰幹的呢？原來是凱撒（Gaius Iulius Caesar）的手下不小心燒的。

「我來！我見！我征服！」（VENI VIDI VICI，凱撒打勝仗後傳給羅馬元老院的著名捷報）隨著凱撒征服了埃及，亞歷山大城就此開始衰落。

蓋倫就是在亞歷山大已經衰落的情況下，來到這裡學習解剖學的。儘管赫洛菲洛斯和埃拉西斯特拉圖斯的時代已經是五百年前了，但是這裡的解剖學傳統還是最強的。儘管亞歷山大城已不再允許解剖人的屍體，但是瘦死的駱駝比馬大，對吧？這一點有點類似當年的唐僧取經，玄奘法師也是在佛教已在印度衰落時前往求學的，結果他在印度混成了「第一留學生」，蓋倫的故事也差不多。

事業日正當中，卻腳底抹油溜走的醫生

蓋倫在亞歷山大學習了五年，學到不少的醫學知識，還解剖了大量動物，他特別喜歡解剖直布羅陀猿，又稱叟猴、巴巴里獼猴。蓋倫為什麼挑中這種猴子呢？道理很簡單，蓋倫找不到別的猴子。但當然蓋倫也認為，這種猴子和人是非常相似的。那麼問題來了，假如蓋倫沒見過人體的解剖結構，他怎麼知道這種猴子的構造和人體相似呢？偷掘墳墓看來不是個好辦法，只好趁淹大水後，人體的屍骸被沖出來時，抓緊機會趕快看，趕緊做筆記。

從亞歷山大回到老家佩加蒙後，蓋倫找到了一份工作，那就是當角鬥士的醫生。有關角鬥士的場景，請自行去看電影，大多特效都做得相當逼真。不管是兩個人對砍，還是跟獅子、老虎搏鬥，難免是要掛彩的，難道就讓角鬥士自己看著辦？那肯定不行啊！肯定要有醫生治療的，蓋倫就是當時最合

適的人選，因為他了解解剖學知識。蓋倫自己也開心，因為這是了解真實人體的最好機會。你想想，當角鬥士肚子被老虎一爪撕開了，不就有機會偷看幾眼嗎？抓緊機會做筆記啊！

蓋倫醫術高超，此次他負責治療的角鬥士一個都沒死，蓋倫向大家證明了他的價值。後來，他還擔任了角鬥士的指導教練和營養師，這一幹就是三年。在他擔任角鬥士醫生的幾年裡，只有五個人死亡。以前別人擔任角鬥士醫生的時期，同樣時間內大約會死六十個人。不比不知道、一比嚇一跳，可見蓋倫還是很厲害的。蓋倫的名氣也開始越來越大，各方達官貴人也都來找他看病。但是對於這一切，他並不滿足。他有更大的志向，那就是去羅馬。西元一六一年，蓋倫決定去當時帝國的首都羅馬城。在當時，羅馬城可是一座超級大都市，魚龍混雜、競爭激烈，進羅馬是蓋倫的一次人生大挑戰。

他先坐船後走路，一直到西元一六二年時，他才來到了壯麗輝煌的羅馬城外。他的心情很激動，也不知道自己在這座臥虎藏龍的羅馬城能不能吃得開，心裡難免忐忑。要知道，在羅馬城打拚的外地人多如牛毛，他們懷抱著夢想來到這裡，加入一場場拚搏中。我想如今在各個大城市打拚的年輕人，應該都能對這種感覺深有體會。

蓋倫就這樣進入了羅馬城，看著雄偉的鬥獸場，看著萬神殿巨大的穹頂，他頓感自己是多麼渺小，羅馬城多他一個不多、少他一個不少，根本沒人注意到這個異鄉人。蓋倫該怎麼打開局面呢？他只能先去拜訪同樣來自佩加蒙的老鄉，畢竟至少能聊上兩句。他不辭辛苦，一個個走訪了一遍。

沒多久，機會來了。一個信奉逍遙派哲學（Peripatetic school，古希臘哲學學派，建立者為亞里斯多德及其門下弟子）的著名學者生病了，他請遍羅馬城的名醫為他看病，結果病不但沒好，反而更嚴重了。實在是沒轍了，突然想起前兩天有個小老鄉來拜訪過。此人叫蓋倫，是個醫生，說不定他會有辦法。反正死馬當活馬醫吧，就這樣，蓋倫便被請來了。

蓋倫來了以後，為這位老學者看了病、開了點藥，他的病便慢慢好了起來。很多人都來向學者請安，他是著名哲學家，自然徒子徒孫無數，還有很多的親戚朋友。他就在其他人面前把蓋倫誇得天花亂墜，從此，蓋倫在羅馬城名聲大振，第一炮打響了。接下來，找蓋倫看病的人就多起來了，而且地位也越來越高。但是他的突然竄起也引來了同行們的妒忌。蓋倫自己也沒有什麼門派，因為他學的東西太多、太雜，這對他融會貫通各門派的醫學知識當然有好處，但缺點是各個門派也都不認同他。蓋倫個性也比較高傲，除了祖師爺希波克拉底斯之外，他誰都不放在眼裡。羅馬城裡的某些醫生簡直是妒忌得兩眼發黑了，這樣的人還不在少數。對於蓋倫來講，他也沒有退路，退無可退。因此，蓋倫和同行們的關係可是非常差的。

蓋倫這個人非常複雜。一方面他對貧富貴賤一視同仁，在他看來都是病人，他甚至可以不收錢免費看病。另一方面，面對同行的排擠，他則會毫不猶豫的反擊，他也不是個省油的燈。他在自己寫的書裡把同行們個個都罵了一遍，說他們全是騙子，而這些罵人的話也就跟著他的書流傳千古了。老天爺真的是眷顧蓋倫，他又得到了一次絕佳的機會，執政官的夫人得了婦科病，又把蓋倫請去了。他手到病除，賺了四百金幣。執政官本人對解剖學興趣濃厚，蓋倫還為他開了科普講座，當場為執政官解剖兔子、雞之類的，還專門請了速記員記錄。後來這些資料都彙編成了書，成了蓋倫的著作，蓋倫也從此成了執政官的家庭醫生。

當時羅馬帝國是二帝共治，哲學家馬可・奧理略（Marcus Aurelius）和盧基烏斯・維魯斯（Lucius Ceionius Commodus Verus Armeniacus）都是皇帝。在中國等地方，這可是難以想像的，但古羅馬就這麼幹了。一來二去，蓋倫和維魯斯的叔叔混熟了，而且還認識了奧理略的女婿。蓋倫通向最高統治者的大門已經打開了。要是得到皇帝的庇護，讓你當個御醫，同行們也就只能乾瞪眼，一點辦法都沒有了。

但是，就在此時此刻，蓋倫決定捲鋪蓋回老家。當時所有人都想不通，蓋倫為什麼要回老家呢？但蓋倫去意已決，在事情全部處理好以後，便扛著行李回老家佩加蒙了，那一年是西元一六六年。我們現在分析，可能是蓋倫預感到了什麼。當時在敘利亞打仗的羅馬軍團之中出現了一種怪病，病人會劇烈腹瀉、嘔吐、喉嚨腫痛、潰爛、高燒熱得燙手、手腳潰爛或是生了壞疽、感到難以忍受的口渴、皮膚化膿等。以蓋倫的醫學素質，他應該能發現，羅馬城類似症狀的病人越來越多。最近有大批士兵回到羅馬，可能就是他們把疾病帶來的。大城市爆發瘟疫，那可不是鬧著玩的。

果然，蓋倫前腳剛走，瘟疫就開始在羅馬城肆虐，後來又波及好多地方。這場瘟疫被稱為「安東尼大瘟疫」（Antonine Plague），是歷史上少有的大瘟疫，羅馬折損了三分之一的人口。這一場大瘟疫究竟是什麼病呢？有人說是天花，這可能也是對天花最早流行的紀錄，其具體起源地到現在都還沒有搞清楚，北非的埃及和亞洲的印度很早就出現了天花的記載。而到底是誰傳給誰，這就不一定了，看樣子是埃及比印度早，歐洲相對則較晚。世界歷史往往都是交織在一起的，東、西方的交流其實從來都沒斷過。當然，也有人說是天花和麻疹皆有，是兩個傳染病混在一起傳播的。

蓋倫在老家待了一年多，無奈他名聲在外，想藏都藏不住。兩位皇帝召見他，要他來軍中效力。沒辦法，蓋倫不得不去。西元一六九年，他來到皇帝的所在的阿奎萊亞（Aquileia）。蓋倫剛到，瘟疫又一次大爆發，皇帝之一的維魯斯一病不起，最後掛了，只剩下奧理略了。他本來想讓蓋倫在軍前效力，但是蓋倫說服了皇帝：「您的太子康茂德（Lucius Aurelius Commodus Antoninus）人還在羅馬呢，他的身邊都是庸醫。萬一他病死了，您怎麼辦？您不是一心一意要把帝位傳給親兒子的嗎？」

這話說到奧理略的心坎裡了。過去羅馬皇帝傳位，總是挑選年富力強的年輕人收為養子，然後讓其繼承皇位，像屋大維（Gaius Octavius Thurinus）就是凱撒的養子。偏偏奧理略這個哲學家想不開，非要傳位給親兒子。親兒子可出不得半點閃失，於是，奧理略就讓蓋倫擔任康茂德太子的御醫，蓋倫就這麼名正言順的回到羅馬陪太子了。

這場瘟疫斷斷續續肆虐了很多年，最後，奧理略皇帝也染上瘟疫去世了。他是羅馬五賢帝的最後一位，雖然也是個好皇帝，但是羅馬帝國也正在一步一步的走下坡。他作為皇帝的功業早就被人忘記，但他留下的那部《沉思錄》（*Meditations*），千百年後仍閃耀著智慧的光芒。不過他的親兒子康茂德的確不是個好東西，是個暴君，電影《神鬼戰士》（*Gladiator*）裡的小皇帝就是他。這部電影的故事雖然是虛構的，但對老皇帝奧理略和太子康茂德的脾氣描寫，倒是很符合史實。只不過奧理略是病死，不是兒子害死的。但康茂德最後不得好死倒也不是杜撰，他最後的確是被刺殺身亡。

東方把脈、西方拿刀，從此醫術漸行漸遠

你可能想不到，康茂德遇刺和董卓被呂布刺殺，是發生在同一年的事。後來，羅馬帝國皇帝不是短命就是成為傀儡，有點像中國的八王之亂，一直到戴克里先皇帝（Diocletian）做出一系列改革措施才穩住陣腳。這時候，中國這邊西晉早已統一天下，東吳都被滅了四年了。這也是巧合吧，東西兩邊恰好都是亂世。

蓋倫一直在當醫生，他在羅馬城住了很多年，親眼看著三位皇帝從繼位到死亡，他們都是非正常死亡，蓋倫作為醫生，卻一點忙也幫不上。蓋倫收集了大量的資料，寫了大量的書。為了整理資料，他僱了十二個抄寫員來幫忙。後來發生了火災，他的大部分心血都付之一炬。但即便如此，蓋倫留下的著作還是非常多，達上千萬字。他的醫學思想可以分為三個部分。一方面他想繼續完善希波克拉底斯的四體液學說。蓋倫贊同希波克拉底斯學派的體液論，把體液的作用視為各種不同氣質的基礎。比方說這人血氣方剛，就說明他是由血液控制著，血液具有潮溼和溫暖這種基本性質；易怒者則是由於黃膽汁過多、沖昏腦袋。

經過改造以後，這套理論到處都能應用。占星術不是有黃道十二宮嗎，就把每一種體液配三個星

座。例如黏液就和摩羯座、水瓶座及雙魚座相關。基督教後來興起後，就把四體液和十二門徒配對了。四體液甚至還能和一年四季聯繫在一起，真是萬能的理論。

最近有人研究發現，蓋倫還是一個占星術士。這是他思想中的第二個部分。這一點都不奇怪，當時的人們相信，太陽控制著慢性病、土星是引發憂鬱症的因素，而月亮則支配著血液的運行。要看病還得挑日子，月初一不宜治療，月圓之夜適合放血等等。四體液學說經過虛化後，也可以像陰陽五行一樣到處應用，因此這一切對蓋倫來講一點都不彆扭，他甚至能做到井水不犯河水。另一方面，蓋倫又是個注重實踐的人，這是他思想之中的最大部分。他發現：切斷喉返神經，便會讓患者聲音嘶啞。他認出了十二對腦神經其中的七對，區分了運動和感覺神經，這些都是扎實得出的知識。他還做過白內障手術，和現在的白內障手術方式有類似之處，但效果如何就不說了，最起碼他嘗試過。

古希臘人認為動脈是空的，裡面是空氣，蓋倫發現這是個錯誤。他在一段動脈的上下兩端結紮，然後剖開血管，發現裡面都是血液，根本就不是空氣。古人為什麼沒發現呢？那是因為實驗動物死了以後，動脈血全都流到靜脈了，動脈就變成空的，因此古人以為動脈走的是氣。你會發現，蓋倫總會想到一些辦法來排除干擾因素。

蓋倫認為，很多疾病都是血太多了，要恢復體液平衡，只能採用「放血療法」。當時的人認為，血液源源不斷的從肝臟流向全身，最後被吸收。既然每天要造出那麼多血液，放掉一點又如何呢？不要緊嘛。當然啦，在哪裡下刀，這可是一門學問。對著血管橫著下一刀，血管全都斷了，那還能止住血嗎？這不是治病，這是割腕自殺！蓋倫發現，如果在血管上豎著切個傷口，這樣血管是不會斷的，放點血出來，傷口癒合後，血管還能繼續用呢。不過，千萬要注意的是，**下刀不能太深，非常考驗醫師技術！這就是影響了後世一千多年的放血療法。**

蓋倫是對後世影響最大的醫生，沒有之一。因為他的學說與基督教的價值觀相符，被教徒們捧上了神壇。當然啦，這不是蓋倫的問題，是後人的問題。我們發現，蓋倫的思想處在三岔路口上，一方面占星術他也用，多多少少有巫術的影子。其實，當時東方的醫學也還沒完全擺脫巫術的影響，但這姑且不論。蓋倫一方面走四體液虛化、抽象化的路，另一方面又注重實際觀察，注重動手解剖。這三套思想在他的腦子裡完美的和諧統一。

東漢末年醫學家張仲景的《傷寒雜病論》也差不多誕生在同一時代，都是亂世，戰亂和瘟疫經常相伴相生。**張仲景奠定了中醫辨證施治的基本做法，蓋倫則奠定了西方醫學追根究柢的基本思維，東、西方從此漸行漸遠**。日後，中醫大夫看病都叫「坐堂」，因為張仲景就是在大堂上為病人看病的。中醫大夫一手把脈，一手提筆開藥方。而西方的大夫恐怕不會這麼文雅，他們通常會有另外一種身分——理髮師。他們一手掐著病人的血管，另一隻手下手術刀。筆滴的是墨，刀滴的是血，反差如此鮮明。

當然，**東、西方醫學的共同之處仍然不少，那就是在大瘟疫到來時根本就不怎麼管用**。哪怕到了近代，少得可憐的醫療資源應對大規模的傳染病簡直是杯水車薪，大瘟疫一次又一次席捲歐亞大陸。在經歷了太多戰亂、瘟疫、自然災害的打擊之後，歐洲人不再相信自己的力量，不再相信理性，歐洲歷史就此進入了黑暗的中世紀。

3 黑死病大流行：亞歐誰都躲不開

上一章講蓋倫的時候，提到他是康茂德皇帝的御醫。康茂德後來被刺殺，大權落入禁軍手裡。在不到一百年的時間，羅馬就換了二十六位皇帝。這都還只是正牌的皇帝，冒牌的還有二、三十個以上。那天下能不大亂嗎？於是引發了西元三世紀羅馬的危機。羅馬帝國開始衰敗，周圍的蠻族開始進入帝國境內。戴克里先繼位以後，暫時穩住了局面。羅馬帝國腹地遼闊，幾乎繞了地中海一圈。戴克里先管不過來啊，於是他就把羅馬帝國一分為二，弄出四個皇帝，兩個奧古斯都、兩個凱撒，兩個正的、兩個副的。這幾個皇帝聯手打壓基督教，這可能是基督教歷史上最慘的時候了。

皇帝一多，皇位繼承就麻煩，後來這堆人打起來了。到了尾聲時，君士坦丁一世（Constantinus I）笑到了最後，他成了羅馬唯一的皇帝。但是這一打，早已埋下了東、西羅馬分裂的種子。後來也正是君士坦丁大帝發布的「米蘭敕令」，允許基督教自由傳播，教徒們終於苦盡甘來。到了狄奧多西一世皇帝（Theodosius I）的時候，把基督教定為國教，基督教總算是鹹魚翻身了。但是當時的羅馬帝國衰敗得越來越厲害，狄奧多西一世也無能為力。臨死前，他把東、西羅馬分給了他的兩個兒子，從此東、西羅馬分裂了。

東羅馬帝國的首都在君士坦丁堡，情況稍微好一點。但西羅馬本來國力就不行，還被周邊的蠻族接連蹂躪，最後被蠻族推翻，西羅馬帝國滅亡。東羅馬這邊出了一個中興之主，查士丁尼一世

（Justinianus I）。他積極備戰，準備恢復羅馬帝國的舊山河，所以，他在西元五三三年發動了對西地中海世界的征服戰爭。在他橫掃北非、征服義大利，即將重現羅馬帝國輝煌的時候，就在這個節骨眼上，查士丁尼大帝遭遇重重的一擊。**一場空前規模的瘟疫不期而至，使他的中興之夢變為泡影**。最開始，得病的人會發低燒，渾身無力。然後出現幻覺，看到神靈鬼魅之類的東西在眼前亂晃。第二天，病人的腹股溝、腋窩、耳後、大腿等地方的淋巴結會腫大，具體情況因人而異。有的人出現嗜睡症狀，有的精神錯亂，在地上打滾，大喊大叫。他們都信奉基督教，所以一般來講，發瘋的人都會大呼小叫的說世界末日了，這是上帝的天罰。然後過不久，人就死了。

醫生對這種病一點辦法也沒有，所有的招數都用上了，完全無效，就連醫生自己都大批的死亡，那普通老百姓怎麼辦？只有逃啊，於是驚恐的人們紛紛逃離瘟疫肆虐的城市和鄉村，這一跑，就把這種可怕的疾病帶到其他的地區。最開始是埃及出現疫情，同年，瘟疫就傳播到了羅馬城。西元五四二年春天，君士坦丁堡疾病大流行，隨之地中海沿岸各城市也陸續感染瘟疫，隔年義大利也成為疫區。後來，瘟疫隨著羅馬與波斯的戰爭，傳播到了伊朗高原。

君士坦丁堡一開始每天會死五千人，後來更是每天死一萬人。屍體根本沒地方埋，查士丁尼一世下令，挖一個大坑全都埋在一起。瘟疫在帝國境內快速傳播，敘利亞和巴勒斯坦的一些村鎮的居民甚至無一生還。死的人太多了，來不及掩埋的屍體甚至被直接扔進海灣或山谷裡。這一次大瘟疫可不是一陣風，刮過去就沒了，而是反覆在歐洲大地上肆虐了一百多年。從西元六世紀到八世紀，統計一下歐洲北非和小亞細亞這個地區的瘟疫次數，前後起碼有七十九次之多，隔沒多久就會出現一回。等到這場大瘟疫最終落幕時，帝國損失了近三分之一的人口，八百萬到一千萬人左右。極高的死亡率甚至影響到了未來百年歐洲的人口分布，到處是一片破敗的景象。這次在歐洲以及周邊地區肆虐多年的大瘟疫，就是大名鼎鼎的鼠疫，也被稱為查士丁尼瘟疫。這也是歐洲歷史上第一次鼠疫大流行。

查士丁尼也算是倒楣，自從西元五一三年之後，帝國災禍不斷，又是淹大水，又是地震。因為災荒，總是有人在逃難，因此人群的流動大大增加，衛生狀況不斷惡化。這都是看得見的隱患，還有當時查士丁尼想破腦袋也想不到的一件事，在西元五三五至五三七年間，碰上了北半球最快速的降溫事件。中國當時正是南北朝時期，西元五三五年十一月到十二月間，在南朝的首都建康有大量黃塵從天而降，太陽也變得昏暗。居然從八、九月就開始下雪。此後的十年也都是寒冷期。這到底是怎麼了呢？

現在，有的科學家認為是太平洋裡的火山爆發了。有人透過鑽取南極的冰芯分析，說是彗星撞擊了地球。反正就是煙塵遮天蔽日，導致了臨時的大降溫，否則這種突然性的降溫是沒辦法解釋的。這一系列事件，正好創造了鼠疫爆發的條件。

科學家們一直搞不清楚，這一次鼠疫的源頭在哪裡。有人說是印度，有人說是非洲，也有人說是在中亞的大草原。查士丁尼不是挖了很多大坑，埋葬了無數死者的屍體嗎？那就可以藉由分子生物學的手段，從他們身上尋找鼠疫的痕跡。**科學家們發現，鼠疫的菌株應該是來自中亞草原，天山附近，可能是西遷的匈奴人帶到歐洲的。**

查士丁尼大瘟疫是一個重大的分水嶺，歐洲從此進入了中古時代。東羅馬帝國一蹶不振，後來被新興的阿拉伯帝國壓著打。不管是東羅馬帝國還是蠻族統治下的西歐各國，世俗政權都在衰落，畢竟人口凋敝，財源枯竭，不管是皇帝還是國王，日子都過得很拮据。

歐洲人沒做的事，由阿拉伯人來解決

西歐這邊很多人都是文盲，包括很多君主都是大字不識一撇。只有基督教的高級教士能看書，他們識文斷字。但他們只看基督教的經典，對其他的一概不感興趣，所以歐洲很多古代的文化和典籍就逐漸失傳了。萬幸的是，當時的阿拉伯帝國開始崛起，他們知道自己沒什麼文化，所以渴望了解知識來提升自己。於是，在阿拉伯興起了長達百年的翻譯運動，人們想盡辦法搜羅各種古希臘、古羅馬的典籍，翻譯成阿拉伯文。這就等於為古希臘古羅馬的文化留下了備份。這邊有阿拉伯文的備份，東羅馬那邊還有一部分希臘語的備份，這些典籍在日後起了意想不到的巨大作用。

既然西歐老百姓都是文盲，文化水準比較低，發生了什麼事，總要找個有文化、能識字的人問問吧？只有教堂的神父識字，就去問他吧。普通人的生活也離不開宗教的指導，如果生病了，可以去教堂和聖殿祈禱，只要虔誠祈禱，你的病就會好。如果你的病不好，那麼就是上帝在懲罰你，只能乖乖接受懲罰，這種事怎麼能討價還價呢？神父和修女會細心照顧你，為你祈禱，為你提供食物與救濟，而且一切都是免費的。神父和修女都非常善良，但是他們可不會看病，你只能在病床上自己加油。

在中世紀，醫院基本上就等於收容所，是個尋求心理安慰的地方，不是治病的地方。這樣一、兩年還可以勉強湊合，時間一長可就不行了，疾病畢竟是需要解決的問題。宗教如果不能解決問題，遲早會大權旁落。因此神父們也開始研究古代醫書的殘篇，在修道院裡弄點草藥倒還是做得到的事。

後來，薩萊諾醫學院（Schola Medica Salernitana）建立，也是歐洲最早的醫學院。來這裡學習醫學的人很多，也不太理會教會的管束，可以說再度把知識世俗化了，甚至有很多女學生也在學習醫學。後來，歐洲大學興起，各個大學的醫學院漸漸超越了薩萊諾醫學院。經過大家的努力，古代的醫學典籍終於一點一點被重新整理出來，要是找不到完整的篇章就去拜占庭和阿拉伯人那裡找。阿拉伯地區倒是相對完整的延續了希波克拉底斯和蓋倫的醫學，甚至有所創新。

阿拉伯人是東、西方的文化仲介，中國的、印度的、波斯的各種文化，阿拉伯人都接觸得到。中國的《脈經》（西晉王叔和著）早已流傳到了阿拉伯人那裡，歐洲人很可能也知道這部書。中世紀穆斯林世界的名醫伊本·西那（Avicenna）在他的《醫典》（*The Canon of Medicine*）之中也有如何把脈看病的內容，但是和中醫的體系完全不一樣，這是他們自己原創的。總之，在西歐陷入了蠻荒和愚昧以後，經過一代又一代人的努力，他們在逐漸找回古希臘和古羅馬所累積的各種知識，其中就包括醫學。但是這些醫學知識卻並不普及，因為那時候的書全靠手抄，成本太高了，普通人不但看不到，也看不懂。所以那時候還流行一些小冊子，裡面沒有深奧的醫學理論，只有一些常見的症狀和對應的藥物，要是你認識幾個字，也可以自己按照藥方抓藥。也有人就照著這種小冊子自己開業行醫了，地下診所比比皆是，教會也是睜一隻眼、閉一隻眼。許多神棍也在此時到處騙人，例如聲稱剪下《聖經》（*The Bible*）中的一段經文，用羊皮紙按住這個片段，磨碎後溶在酒裡喝下去，便可以治百病。

所以在中世紀的西歐，你要是病了，去教會開的大醫院恐怕用處不大，他們還是以關懷和安慰為主。那就只能去街邊的小診所看看了。一進門，醫生會先給你一個玻璃瓶驗尿。小診所還是慣用希波克拉底斯的四體液學說，尿液當然也是診斷的重要途徑。假如醫生斷定你的確生病了，那就需要放血，這都是從蓋倫那裡一脈相承的。不過，醫生和外科醫生可不是同一批人。按照希波克拉底斯誓言，醫生是不能動刀子的，於是醫生讓你去找隔壁的理髮師動手術。當時的外科地位並不高，正經的醫生又不屑於動刀，神父、修女也不適合幹這種事，於是就把這差事交給了理髮師，反正理髮師也是動刀子的。有關動手術後面會專門講解，現在暫且不細談。

兩千五百萬人喪命，醫生卻仍束手無策

歐洲在消停了幾個世紀以後，鼠疫又一次席捲而來，第二次鼠疫大流行就是歐洲歷史上著名的黑死病。由於感染瘟疫後死去的患者屍體呈現黑色，因此，當時歐洲人稱這個瘟疫為黑死病。這一次是中亞的蒙古人帶來的。欽察汗國的大軍一路向西，往歐洲方向打。圍攻克里米亞半島（Crimea）的卡

法城（Caffa），他們把鼠疫死者的屍體用投石機扔進了城裡，引發了城裡鼠疫大流行。當然，這並不是世界上第一次動用生化武器，把傳染病患者的死屍扔進敵軍守衛的城裡是慣例。後來，城裡的一些來自熱那亞（Genova）的商人跑了出來，他們便把鼠疫帶回了義大利。當然，這種說法還有疑問，因為不知道投石機的射程是不是夠用，而且從欽察汗國到歐洲有好幾條路，未必從這裡傳過去的。

一三四七年，黑死病從西西里開始爆發，港口墨西拿城（Messina）幾乎沒有生還者。然後瘟疫席捲了義大利，熱那亞、威尼斯（Venice）在劫難逃，佛羅倫斯（Florence）八〇%的人死了。一三四八年，法國的馬賽港（Marseille）開始爆發黑死病，然後就開始席捲法國，甚至越過庇里牛斯山（Pyrenees）進入西班牙。

在向西班牙傳播的同時，黑死病也向北傳播。一三四八年三月，黑死病侵襲了當時教皇的居住地——法國的亞維農（Avignon），四月到五月間一路傳播到納博訥（Narbonne）、蒙彼利埃（Montpellier）和土魯斯（Toulouse）等城市，六月到八月間傳播到波爾多（Bordeaux）、里昂（Lyon）、巴黎、孛艮地（Burgundy）、諾曼第（Normandie）等城市，然後透過英吉利海峽傳播到英國南部地區。

九月傳播到倫敦，十月在多塞特郡（Dorset）流傳開來。一三四九年三月在英國東部爆發，五月傳播到英國北部，並由此向北歐傳播，挪威、瑞典、丹麥、普魯士（Prussia，今波蘭東北部一帶，為德國前身）北部都被傳染。一三五〇年，當英格蘭遭受瘟疫時，蘇格蘭人認為這是趁火打劫的好機會，於是他們發動對英格蘭人的戰爭，結果好死不死，他們也被傳染了黑死病，接著愛爾蘭也被感染了。一三五一年傳播到波蘭北部，一三五二年到一三五三年傳播到俄國。

以上就是黑死病在歐洲大致的傳播時間和路線。在短短的兩年內，黑死病就把歐洲近三分之一的人口送入地獄，兩千五百多萬人就此消失。在當時的重災區，幾乎每家每戶都有人染病，只好去找所謂的瘟疫醫生（Plague doctor）來處理。人們認為瘟疫是靠所謂的「瘴氣」傳播，因此瘟疫醫生的渾身上下都包裹得嚴嚴實實。頭上戴著一副面罩，**最明顯的特徵就是面罩前有個長長的鳥嘴，活像是死神的鐮刀，在這個鳥嘴裡有各種香料，能夠過濾空氣，原理和現代防毒面具相似**。以當時的技術，這東西是否能可靠的過濾空氣令人生疑，最多也就是靠香料來掩蓋臭味，否則醫生根本沒辦法靠近病人的身體。為了防止醫生本人被傳染，他們都戴著寬帽檐的大帽子，就像電影《蒙面俠蘇洛》（*The Mask of Zorro*）那種帽子，這樣就無法太靠近病人，防止被傳染。

醫生來了以後，也沒什麼辦法來醫治，最多用放血療法，但其實根本沒用，反而造成更嚴重的傳染。當時到處流行各種偏方，例如用瀉藥拚命拉肚子，或是用催吐劑讓你拚命嘔吐，調節體液平衡嘛，能動用的招數也就只有這些。有些是預防措施，比如用煙燻房間。也有下狠招的，像用火來燒灼淋巴腫塊。有的則依靠巫術，例如把癩蛤蟆放在病人身上。甚至還有醫生凝視著病人，靠目光來治病的。反正五花八門，能用的招數都用了，全都沒什麼用，該死人還是會死人。大街上冷冷清清的，幾乎看不到人影，只有鳥人一樣的瘟疫醫生在走來走去、運走死者的屍體。鳥人的形象也就成了這一場大瘟疫的共同記憶。

這種瘟疫往往不是短期的，一陣子過去了就完了，瘟疫會來回肆虐好幾次。哪怕到了一百年後，歐洲仍然沒有辦法恢復元氣。

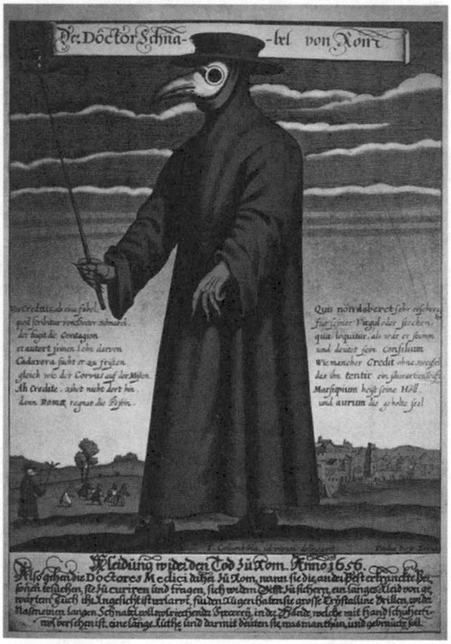
Der Doctor Schnabel von Rom
Kleidung wider den Tod zu Rom. Anno 1656.

▲瘟疫醫生形象的版畫，繪於17世紀的羅馬（圖源來自維基共享資源〔Wikimedia Commons〕公有領域）。

但是這場瘟疫之中也不是沒有亮點，別看義大利是重災區，北邊的米蘭居然逃過一劫，沒有太大的損失，這是為什麼呢？**原來是米蘭大主教無意之中發現了對付瘟疫的最有效辦法——隔離**。當瘟疫快要蔓延到米蘭時，大主教下令，將最先發現瘟疫的三間房屋隔離，在它們周圍建起圍牆，所有人不許邁出半步，結果瘟疫沒有蔓延到米蘭。在隨後的幾百年中，在地中海沿岸，隔離已經成為司空見慣的事情。船隻靠近港口之前，也要停在港外等一段時間，要是這段時間內沒人生病，那麼就可以認為船員皆是健康的，並允許其靠港上岸。到現在為止，對付傳染病首先就要保證隔離的有效性，這個原則一直沒有變過。

既然鼠疫的發源地很可能是在蒙古草原，那麼為什麼沒在中國的中原地區流行呢？這話可不好說。當時是元朝統治時期，元朝的時間雖然不長，但碰上的大瘟疫可不少，每隔幾年就有一次，而且天災人禍也不斷。但是西方黑死病流行的時候，中國正好碰上元末農民大起義，到處都在打仗。因此，瘟疫造成的災難可能和戰爭的災難混合在了一起，很難分辨，歷史記載也不夠詳細，很難說是和歐洲相同的黑死病。明朝末年的萬曆和崇禎年間都爆發過鼠疫大流行，這倒是明確的史實。鼠疫大流行是和明末農民起義混雜在一起的。

鼠疫的終局之戰，不再是只能等死的絕症

所以說，鼠疫這種頭號傳染病的流行是不分東、西方的，畢竟都在同一條船上，誰也跑不了。第三次的鼠疫大流行就是從雲南發源。一八五五年中國雲南爆發了鼠疫疫情，一開始只局限於雲南地區，後來就擴散開了。一八九四年在廣東爆發，廣州在十天之內蔓延到了全城，馬上就傳到了香港。廣州和香港成為鼠疫流行的中心。後來由海路一直傳遍全世界，各地此起彼落的出現鼠疫。估計在中

國有大約三百萬人死亡，印度約有九百萬人死亡。這已經是近代的事情了，醫學已經相對發達，因此也有較好的應對措施。但是全世界的總人口已經比中世紀多得多，密度也大得多，所以損失仍然很慘重。但是這一次對鼠疫的研究卻有了決定性的進展，日本的北里柴三郎和法國的亞歷山大．葉赫森（Alexandre Emile Jean Yersin）來到了香港。這兩位科學家分別從病死者身上分離出了致病細菌，兩個人也幾乎同時宣布自己發現了鼠疫的罪魁禍首。但兩人發現的細菌並不一樣，他們相信自己是對的，對方是錯的，到底誰最先發現鼠疫桿菌一直存在爭議。後來北里柴三郎被證明是錯的，也因此，目前國際公認葉赫森為鼠疫病原體的發現者。

病原體被發現了，鼠疫的傳播途徑也就變得清晰了起來。原來，老鼠這類齧齒類動物的身上總是有跳蚤之類的寄生蟲，有些跳蚤的體內含有鼠疫桿菌。鼠疫桿菌導致跳蚤的消化道增生，胃被堵住了，跳蚤吸的血根本進不到胃裡，反而帶著鼠疫桿菌回流到了被叮咬人的身上。跳蚤總是吃不飽，因此拚命的吸血，又加大了傳播性。鼠疫桿菌進了人體以後，就會在人體內大量繁殖，數量爆發性的增長。假如感染了肺部，人便會打噴嚏、咳嗽，把鼠疫桿菌加倍傳播出去。

一九一〇年，中國東北爆發了鼠疫，劍橋大學的醫學博士伍連德臨危受命，到東北指揮撲滅鼠疫。依照當時的認知，大家認為，鼠疫是老鼠身上的跳蚤傳染給人的，並不知道人與人之間也會傳播。但是伍連德發現，這一次在東北的鼠疫並不是這樣，傳播鼠疫的動物是土撥鼠而不是老鼠，捕殺老鼠是沒用的。同時，伍連德也發現了人與人傳播的證據，所以東北的鼠疫疫情爆發速度極快。伍連德沒有別的手段，只有嚴格的隔離，他還下令一把火燒掉所有死者的屍體。

這一連串的措施嚴格執行，果然見效。經歷了四個多月時間，疫情終於被壓了下去，總死亡人數六萬多人。對抗瘟疫的慘烈，並不亞於一場戰爭。當時現今中國境內的哈爾濱，仍是俄羅斯的勢力範圍，因此防疫措施也少不了和俄國人協調。畢竟當時鐵路沿線都在對方的控制之下，想嚴格隔離也必須有俄國人的配合，俄國最終調派了一千三百節有著暖爐的火車車廂，作為被隔離患者的病房。

伍連德和俄國醫生密切配合，以前印度孟買爆發鼠疫的時候，這個俄國醫生也經歷過。後來法國醫生帶著北洋醫學堂的學生也來增援。伍連德當時盡量調集學習過現代醫學的學生奔赴東北，可是人手還是不夠，只能讓當地的中醫參與對抗鼠疫。但是，中醫往往不注意自身的防護，該戴口罩不戴。當時對鼠疫根本沒有有效治療的辦法，只能靠隔離，可是中醫們還幻想著能治好他們，結果不但徒勞無功，反而把自己的命也賠了。帶頭的中醫死了以後，被家屬拋屍在街上，家裡人也怕傳染啊。運送病人和屍體的工人是最慘的，死亡率高達四六％，中醫排第二，為四四％，**受過現代醫學教育的醫生死亡率只有四．一％，差距太大了，普通老百姓也都看在眼裡。**

當年黑死病大流行的時候，老百姓看到那些虔誠的神父和修女也照樣病死，他們的信仰動搖了。同樣的，中醫集體翻車，普通老百姓對傳統醫學的信任當然也就不復以往。無論怎麼辯解都無法挽回，信任的危機往往就是思想革命的開端。與大規模傳染病的對抗過程其實是個系統工程，需要非常強的執行力。當時正好是清朝末年，攝政王載灃表現出了罕見的開明和辦事效率，這大概也是清朝的國家機器最後一次有效應對危機。一九一一年鬧出辛亥革命時，大清朝就扛不住了。

後來清朝亡了，換成了民國，在民國年間，各地仍有鼠疫的疫情，香港一直斷斷續續折騰到一九二六年。英國人過去總是盡量尊重當地習俗，能不管就不管，一八九四年爆發的省港大瘟疫也改變了大英帝國的做法，他們開始積極改變香港髒亂的街容市貌、消滅寄生蟲，再不改可是要死人的。鼠疫一般來講是天災，當然也有人禍。當年日軍入侵東北，關東軍的七三一細菌部隊就大規模培養過鼠疫桿菌，無數人被抓去做了活體實驗。直到現在，中國最高級別的甲類傳染病只有兩個，也就是鼠疫和霍亂（按：在臺灣，第一類法定傳染病則有狂犬病、鼠疫、天花以及前文提及之SARS）。至今為止，全世界每年都有不少人染上鼠疫。這種傳染病是很難根除的，因為你不知道哪隻跳蚤帶有這種病菌。好在現在這種病，用抗生素就能治療，不再是只能等死的絕症了。

為什麼把鼠疫挑出來單說呢？不僅僅因為鼠疫是至今為止，仍需嚴密把控的天字第一號大傳染病。鼠疫大流行多少都和社會的變革息息相關，或多或少影響到社會發展的走向。**查士丁尼大瘟疫和基督教的興起息息相關；文藝復興時代的到來也和黑死病大流行關係密切**。懷疑和動搖，往往就是思想的轉捩點。文藝復興為日後的科學革命打下了思想的基石。一般人都只知道科學革命是以尼古拉·哥白尼（Nicolaus Copernicus）的《天體運行論》（*De revolutionibus orbium coelestium*）為指標，但很多人不知道，**科學革命還有第二戰場，而且是在醫學領域打響的**。

4 血液循環論：另一場科學革命

鼠疫的三次大流行，每一次都恰好和社會的劇烈變革碰在一起。查士丁尼大瘟疫導致當時的人們普遍不再相信理性，不再相信可以用自己的腦袋認知世界、認知自然。他們普遍選擇相信宗教的力量。到後來黑死病大流行的時候，普通老百姓看著無數虔誠的信徒悲慘的死去，似乎上帝在這事上一點也不分遠近親疏，所以很多人的頭腦面臨著又一次崩潰後的重建。

窮人不爽，有錢人也不爽啊！中世紀的義大利一直是財富的中心，因為地中海是貿易的大通道。東方絲綢之路上來的好東西，往往都是從地中海運到威尼斯，然後再運到其他的地方，所以威尼斯商人才那麼出名。商人有了錢，自然會想到過上更加豪華舒適的生活，他們的價值觀是及時行樂，這輩子不能虧待自己，萬一到時候人得了黑死病死了，錢還在，那才是最大的悲劇！因此在他們的引領下，社會風氣也開始轉向。從過去一切圍繞著宗教打轉，變成圍著自己打轉，先伺候好活人再說。

十一世紀時，西歐老百姓對宗教還是挺狂熱的，那時候還沒碰上黑死病大流行。

當時穆斯林世界興起，在和東羅馬帝國的對抗之中占了上風。東羅馬帝國怎麼說也是基督教的兄弟，於是教皇發動了十字軍東征，要光復聖地耶路撒冷。

多年的戰亂還導致大量東羅馬帝國的人往西邊竄逃。誰知道異教徒到來後會如何對待自己呢？所以在君士坦丁堡淪陷之前，逃跑的人數最多，而在被攻陷以後，想跑也跑不掉了。

前幾次十字軍東征時，從君士坦丁堡搶回來不少的書籍和文獻，從耶路撒冷也搶了不少阿拉伯人的東西，現在又有大量東邊的人往西邊跑，大量的人才就會聚到了西歐。書有了，人也有了，加上後來的黑死病大流行，思想經歷又一次崩潰重構，西歐此時再次拾起失落的理性傳統，為後來的文藝復興奠定了基礎。所以君士坦丁堡的殞落，就成了中世紀和文藝復興時期的分水嶺。

鄂圖曼帝國把君士坦丁堡定為新首都，改名伊斯坦堡（Istanbul），大致上仍保留城市的原有格局，只是把索菲亞大教堂改成了清真寺。當時的鄂圖曼帝國非常開放兼容，這麼多年下來，穆斯林世界的醫學有了顯著的進步。比方說伊本．西那的巨幅著作《醫典》就相當完善，他不但是中世紀偉大的醫生，在世界醫學史上也是傑出的醫生之一，有「醫學之王」之稱。他同時也是百科全書編纂家和思想家。他把當時東、西方的各種醫學知識編成了一部系統化的典籍——《醫典》，這部書共五卷。第一卷為總論，著重講述人體構造、疾病與自然環境的關係；第二、三卷為藥物學、病理學；第四卷主要講述麻疹、天花等綜合症的症狀及其療法；第五卷為診斷、治療方法及配方。

《醫典》不僅包含大量醫學知識，而且具有無與倫比的縝密邏輯和系統性，因此非常適合當作標準醫學教材。十二世紀時，義大利人把《醫典》翻譯成了拉丁文，同時猶太學者又幫其下了注釋，這本書便迅速流傳開了。在此後的五、六百年時間裡，歐洲許多國家都把《醫典》作為權威教材。在那個時代，世界上沒有任何醫學家的影響可與伊本．西那相比。但是，《醫典》並不是完美無缺的，其主要的缺陷在於解剖學。由於伊斯蘭教禁止解剖屍體，伊本．西那並沒有親自解剖過屍體。

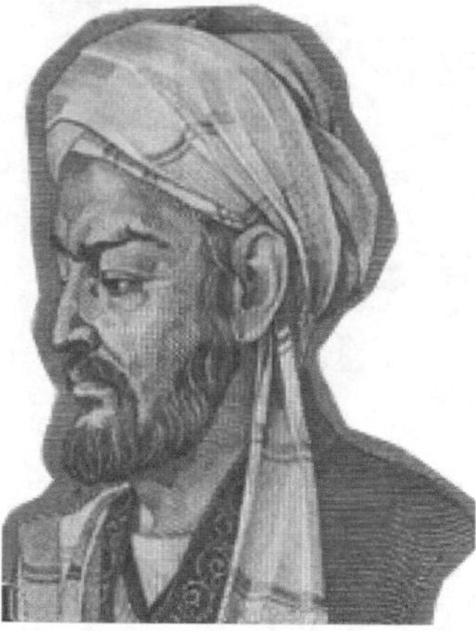

▲《醫典》作者伊本．西那，對後世醫學有遠大的影響（圖源來自維基共享資源〔Wikimedia Commons〕公有領域）。

《醫典》的解剖學部分基本上是照抄古希臘、古羅馬學者的東西，特別是蓋倫的學說。既然他自己沒辦法去親自動手解剖，那麼他們在抄的時候只能全盤照抄，完全沒有分辨對錯的能力。不僅如此，由於伊本．西那太過片面追求結構的系統和完整，所以他在《醫典》之中杜撰了不少虛構的部分。他運用太多想像力的結果，就是書中出現不少未經證實、甚至不完整的說法。

但是歐洲哪裡顧得上這些？以前自己摸索了那麼多年，都只能看看殘本，現在終於得到系統如此完整的教科書，先讀透了再說。所以蓋倫的學說能獲得統治性的地位，也不是偶然。又有多少人敢於質疑自己的課本教材呢？

蓋倫的學說大大得到基督教的賞識，因為其某些理論和基督教的思想非常一致，例如「三靈氣說」。蓋倫認為，血液的流動由靈氣推動，肝臟把吃飯消化的食物變成「自然靈氣」，然後送到心臟，由心臟送到全身。有一部分血液從心臟的右心室進入左心室，再流到肺部，吸收了空氣以後，變成「活力靈氣」，這時候血液就變成鮮紅的動脈血了，並從動脈流向全身，然後原路返回。一部分血液流向大腦，在大腦裡變成「靈魂靈氣」，從神經系統流往全身。例如為什麼流鼻涕呢？那就是靈魂靈氣漏了。

勇於質疑的解剖學之父：維薩留斯

總之，當時蓋倫觀察到了靜脈血管和動脈血管，他發現這兩根管子裡流的血液是不一樣的，一個是暗紅色，一個是鮮紅色。可是除了心臟以外，這兩根管子是沒有交集的，井水不犯河水。因此，蓋倫認為血液是以潮汐運動的方式循環的，也就是先流往全身，然後時間到了再倒流回來，就像潮起潮落一樣，因此也叫潮汐運動學說。血液就這麼反覆沖刷，被身體一點一點吸收。因此，蓋倫需要重點解釋的一點就是，血液是如何從右心室流到左心室的。他認為，兩者之間不過就隔著一層肉嘛，上面有很多的小孔，血液可以由此流過去，只是孔太小了，肉眼看不到罷了。既然肉眼看不見，蓋倫是怎麼知道存在這種小孔呢？這一點很可能是純粹想像出來的。因為如果能親眼看到中間這一層隔膜，你肯定不會相信蓋倫的說法。這層肉還是有一定厚度的，哪有什麼小孔啊！可是大家普遍都不敢懷疑蓋倫的說法是錯誤的。

比如，蓋倫解剖的是猴子，因此他記錄腿骨是彎的。可是後來有個好奇的學生發現不對勁，人的腿骨明明是直的，不是彎的啊！他就去問自己的老師，而老師當然強行解釋，蓋倫怎麼可能犯錯呢？這是穿著的關係，當時人們流行穿窄褲，於是腿就被勒直了！問這個問題的學生是誰呢？他叫安德烈亞斯．維薩留斯（Andreas Vesalius），他的家族好幾代都是醫生，可以說是比利時的醫學世家。一開始他進入魯汶大學（University of Leuven）學習美術，後來去了巴黎大學學醫。學校的停屍間裡有很多從墳地挖出的骨頭，維薩留斯甚至能閉著雙眼，用手就摸出是什麼骨頭，可見他對這些骨骼相當熟悉。當然，他也經常和同學去墳地找無主的屍體，然後扛回去解剖。

後來，他回到了魯汶。在魯汶，找解剖用的屍體可就麻煩了，於是他便到亂葬崗裡找，特別是埋死刑犯的地方。好不容易找到一具屍體，卻發現已經腐爛得只剩骨頭了。他也不敢扛著一具骨架招搖過市，就和朋友每天夾帶一點骨頭回家，不久後就湊出一副完整的骨骼。後來市長知道了這件事，非常支持他，還想方設法為學校提供解剖用的屍體。但是維薩留斯脾氣不好，和學校的老師起了衝突，一氣之下離開了，去了義大利。

他在威尼斯短暫停留，最後到了義大利帕多瓦大學（University of Padua）。一五三七年拿到博士學位，接著留校任教，二十三歲時就成了教授。當時上解剖學課的時候，大家都是照本宣科。可是維薩留斯卻不一樣，他在講臺上直接為大家演示如何解剖，這種事在當時非常新穎，所以大家非常喜歡上他的課。他的商業頭腦也還蠻發達的，居然可以把解剖屍體搬進劇院裡，在大庭廣眾之下進行，而且還販售門票。票價還不便宜，折合成現在的錢，一張票能賣到新臺幣一千多元，所以維薩留斯可是不缺錢的。

維薩留斯找了大畫家提香（Titian）的學生來幫他畫人體構造插圖，當然畫得非常漂亮，而且準確清晰。後來他發現這套圖居然有盜版流通，於是事不宜遲，把這套圖譜出版了。當然，這並不是最早有畫家參與醫學研究的紀錄，最早實踐人體解剖的是李奧納多．達文西（Leonardo da Vinci），沒錯，就是畫《蒙娜麗莎》（*Mona Lisa*）的那位。他的手稿裡有大量的記載，少說也解剖了三十幾具屍體，所以他對人體結構的描繪才會那麼逼真、那麼傳神。不過最後他被教會警告，因此洗手不幹了，筆記也沒有出版成書。

達文西留下了一千多幅精確無比、精美絕倫、前無古人的解剖圖畫。他的刀劃開了皮膚、肌肉、血管、神經、骨骼、內臟、眼睛、子宮、頭顱，可說是細緻入微。可惜的是，他的手稿在過了幾百年後才被挖掘出來，在當時並沒有產生實際影響，現代解剖學第一人的地位只能拱手讓人，便宜了維薩留斯。

一五三九年，帕多瓦的一個法官成了維薩留斯的粉絲。有了法官大人的幫助，屍體來源就不是問題了。只要有死刑犯的屍體，法官就會送到維薩留斯這裡，因此他的研究速度大大加快。一五四三年，維薩留斯主持了一場公開的解剖，對象是一位來自瑞士巴塞爾（Basel）的罪犯。在其他外科醫生的協助下，維薩留斯收集了所有的骨骼，並組合成骨骼系統，捐獻給巴塞爾大學。這個標本是維薩留斯唯一留存至今的標本，也是世界上最古老的解剖學標本，直到今天還在巴塞爾大學的解剖學博物館中放著。同一年，二十九歲的維薩留斯出版了一本劃時代的巨著《人體的構造》（*De humani corporis fabrica*），這本書系統化的描繪人體的骨骼、肌肉、血管、神經和內臟等，是醫學史上第一次收錄如此豐富的圖文式解剖學參考資料，也讓維薩留斯獲得了「現代解剖學之父」的稱號。當然，這是後人追封的。在當時維薩留斯被所有人罵得半死，包括他當年在巴黎大學的老師。

維薩留斯的《人體的構造》雖然有六百多頁厚，但是這不是一本枯燥的醫書。在這本書裡，共有兩百七十七幅插圖，其中大部分是提香弟子的手筆。但也有不少是維薩留斯自己畫的，他自己也是個畫畫的高手，別忘了，維薩留斯最早學的就是美術。剛好在這一年，另一本巨著也出版了，這就是哥白尼的《天體運行論》，這本書的地位不言而喻了吧。如果說哥白尼掀開了科學革命的序幕，那麼維薩留斯就在醫學領域開闢了第二戰場。儘管這兩本書的遣詞用字都非常謹慎，還是讓敏感的人嗅到了一絲顛覆的味道。在這本書的第一版裡，維薩留斯對蓋倫提到的左、右心室之間所謂的小孔表示懷疑，到了第二版就非常明確的否定了此說法，小孔是不存在的，翻來覆去就是找不到。

這是個關鍵論點，假如左、右心室之間的小孔不存在，那麼蓋倫的潮汐運動學說就有大問題了。

維薩留斯這番言論可是在太歲頭上動土，哪怕他話說得再委婉，很多人還是無法放過他。在種種非議下，維薩留斯一怒之下焚燒了自己所有未出版的手稿。後來還被宗教裁判所指控，好在他是國王的御醫，在國王菲利普二世（Felipe II）的力保下改判去耶路撒冷朝聖。但維薩留斯後來在愛琴海上遇到了風暴，最後船沉了，被吹到希臘的紮金索斯島（Zakynthos），就這麼死在當地。他死時身邊一無所有，還是好心人安葬了他，否則就要暴屍荒野了，當年他年僅五十歲。

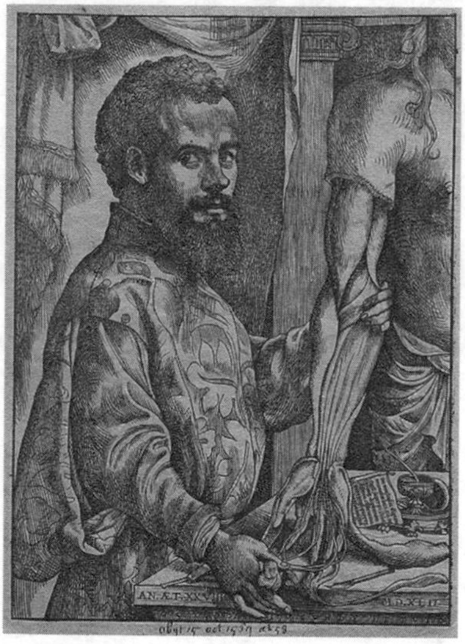

▲維薩留斯於其著作《人體的構造》書中的肖像（圖源來自維基共享資源〔Wikimedia Commons〕公有領域）。

維薩留斯去世的這一年是一五六四年，中國是大明嘉靖四十三年。這一年，藝術家米開朗基羅（Michelangelo）去世，文學家威廉・莎士比亞（William Shakespeare）和科學家伽利略（Galileo Galilei）誕生，努爾哈赤的弟弟舒爾哈齊也是在這一年出生的。

不過，維薩留斯已算是比較幸運的，他的助手米格爾・塞爾韋特（Michael Servetus）就倒楣多了。他有一個非常重要的發現，那就是肺循環。維薩留斯找不到左、右心室之間的小孔，他發現隔膜很厚，血液是不可能流過去的，但是他也沒把話完全說死。倒是塞爾韋特發現，完全沒必要跟隔膜搞個沒完，此路不通，難道血液不會繞著走嗎？肺靜脈長得那麼粗，顯然是為了輸送大量血液而準備的。因此，塞爾韋特大膽的提出了一個想法，那就是血液從肺動脈進入肺部，在肺部和空氣結合變成鮮紅的動脈血，然後從肺靜脈流回心臟。

當然，塞爾韋特不是第一個提出這個觀點的人。早在他之前三百多年，阿拉伯的醫生納菲斯（Ibn al-Nafis）就已經有了這種想法，後來還被翻譯成了拉丁文。塞爾韋特究竟有沒有參考過納菲斯的思想很難說，但是他肯定比納菲斯走得遠。納菲斯只是在腦子裡構思，塞爾韋特則是經過仔細觀察的。令人遺憾的是，塞爾韋特把有關肺循環的內容，寫在一本有關宗教新思想的書《恢復基督教》（*The Restoration of Christianity*）裡，也就只占了六頁。他在這本書裡提出了血液就是靈魂的想法，跟教會的標準說法也不一致。自從馬丁・路德（Martin Luther）在威登堡諸聖堂的大門上貼了一張大字報，反對教皇一邊賣「遊戲道具」（祈禱與布

▲《人體的構造》中的解剖插圖（圖源來自維基共享資源〔Wikimedia Commons〕公有領域）。

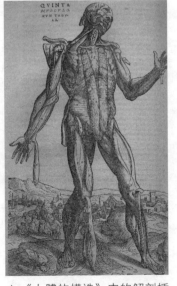

教）一邊賣「儲值點數卡」（贖罪券）的行為開始，宗教改革的浪潮就已經此起彼落，也有各種不同思想的教派冒出來。塞爾韋特的教派恰好信奉「唯一神論」，並反對「三位一體」的學說。

這個教派的信徒還不少，包括後來的物理學宗師艾薩克．牛頓（Isaac Newton）。因此，牛頓在接任盧卡斯數學教授席位時（按：Lucasian Chair of Mathematics，英國劍橋大學榮譽職位），還因為教派問題惹上了麻煩。那都多久以後的事了，塞爾韋特要比這還早一百多年呢。當時在各國，這個教派都被當成異端來對待，不管是舊教還是新教都饒不了它。

在宗教法庭上，約翰．喀爾文（Jean Calvin）拿出了一堆兩人之間的通信作為證據。喀爾文可不是一般人，他可是宗教改革的風雲人物，和馬丁．路德齊名。而塞爾韋特的書稿也被拿來作為證據，不過他已經溜了，缺席讓法庭決定判決他火刑。真人不在，那就做個紙人一把火燒了。幾個月後以後，塞爾韋特還是在街上被人認了出來，於是就被捕了。一五五三年，他在日內瓦被宗教裁判所燒死。一六〇〇年，支持日心說的哲學家焦爾達諾．布魯諾（Giordano Bruno）也被燒死，兩人都是科學史上的殉道者。

儘管塞爾韋特死了，他的思想卻沒有被埋沒。事實就是事實，是無法被否認的。完成下一個重大進步的人是西羅尼姆斯．法布里休斯（Hieronymus Fabricius），照輩分來講，他是維薩留斯的徒孫，他的老師加布里瓦．法洛皮奧（Gabriele Falloppio）是維薩留斯的學生。

法布里休斯為史上詳細描述靜脈瓣、胎盤和喉部結構的第一人。雖然法布里休斯發現了靜脈瓣，卻不知道這些靜脈瓣到底有什麼作用。經過觀察，靜脈瓣似乎有防止血液倒流的作用，但假如靜脈的血液不能倒流，那麼蓋倫的潮汐運動說必將顏面掃地。試想一下，蓋倫描述的血液流動像漲潮退潮一樣：浪沖上沙灘，然後再退回去。可是靜脈瓣明顯是為了防止血液倒流才存在的，這不就跟蓋倫的描述不一樣了嗎？

可惜，法布里休斯不敢懷疑蓋倫的理論，他僅點到為止，沒有深究。真正解釋了靜脈瓣作用的是他的學生威廉·哈威（William Harvey）。哈威是英國人，對拉丁文和希臘文都很精通。在劍橋大學畢業之後，他就到當時義大利的帕多瓦大學學習醫學，成了法布里休斯的學生。一六〇二年，哈威拿到博士學位後回了老家英國。哈威的人生相較之下挺順利的，回家迎娶老婆之後，又被英國最有名的醫院聖巴多羅買醫院（St Bartholomew's Hospital）聘請為常任醫師，這一幹就是三十四年。六十五歲的時候去牛津大學當了教授，一直到他去世。原本哈威就是個普普通通、老老實實的醫生，他也信奉蓋倫的學說。但是歷史偏偏做了另外的安排，使得他成了醫學史的一個轉捩點。

花了一千五百年，才被發現的血液循環

哈威成了皇家醫師學會的會員，負責講解解剖學，定期為公眾表演解剖。至於賣不賣票，我就不知道了。我只知道當時老百姓口味都比較重，哈威演示解剖的觀看人數還是挺高的。從一六一六年開始，一幹就是三十年。由此，他開始對心臟和脈搏間的關係感到迷惑不解。他發現一個問題，假如解剖是用鹿、豬、羊這些動物，牠們的心跳太快了，因此很多過程根本看不清楚。他接著改用心跳很慢的動物，比如冷血動物的青蛙和蛇等，牠們的心跳跟溫度有關係：只要天氣涼快，它們的心跳就很慢。哈威果然發現了很多過

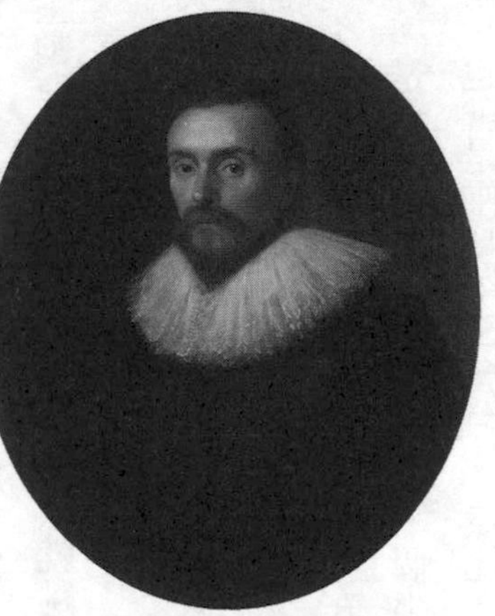

▲哈威，英國醫學家，藉由實驗證實了動物體內的血液循環現象，並闡明心臟在循環過程中的作用（圖源來自維基共享資源〔Wikimedia Commons〕公有領域）。

去忽視的現象，心臟在收縮的時候是用力的，舒張的時候則是放鬆的。於是哈威相信，心臟其實就是一臺生物幫浦（pump）。而且脈搏跳動也不是自己主動在跳，心臟一收縮，動脈就跳，這明顯是被心臟帶動的。

哈威當過法蘭西斯．培根（Francis Bacon）的私人醫生。培根是經驗主義科學和歸納法的創始人，哈威自然受到了培根非常大的影響。一個理論，不能靠在腦子裡思辨，不能僅僅滿足於自圓其說，一定要定量分析與實驗。按照蓋倫的說法，血液最後是流向全身，被身體所吸收，就像浪打在沙灘上，一次吸收一部分。哈威覺得資料有點問題，假如一個人的心率是一分鐘七十二次，那麼一個小時下來，從靜脈流向心臟，然後再流向動脈的血液將達到五百四十磅，也就是兩百四十四公斤，遠比一個大胖子還要重。所以，不討論具體數據，蓋倫的學說似乎是可以自圓其說的，但一旦考慮到實際血液重量，顯然是不可能的。至此，一個顛覆性的答案已經呼之欲出，那就是——**血液，是在人體內不斷循環的。**

當然，哈威還是很嚴謹的，他又做了一系列實驗。他首先拿繩子把人的手臂勒緊，他發現，動脈靠近心臟的那一邊鼓起來了，血流不通嘛，這一側當然會鼓起來了，而遠離心臟那一邊就塌陷了。這就說明動脈中的血液是從心臟流出的。蓋倫的潮汐說認為血液是來來回回的跑，可是哈威的實驗中，從來沒有跡象表明血液是往復流動的。再看看靜脈，遠離心臟的那一端鼓起來了，另一端是塌陷的，這說明了什麼？

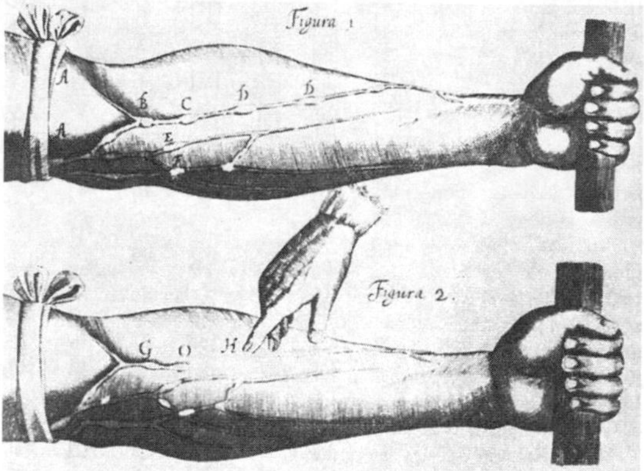

▲ 哈威著作《心血運動論》（*Exercitatio Anatomica de Motu Cordis et Sanguinis in Animalibus*）中的插圖，其中可看到血管因束縛而鼓起的現象（圖源來自維基共享資源〔Wikimedia Commons〕公有領域）。

靜脈血是流向心臟的！假如將手臂上下兩端都用繩子捆住，中間就沒有血液的流動了。用手擠壓靜脈，會發現下段的血液能被擠進上段，上段的擠不回去。這就說明，靜脈血液是單向流動的。靜脈瓣膜的作用就是防止血液倒流。

經過了將近十二年的反覆觀察、實驗，哈威終於對血液循環過程的每一個關鍵環節都深信不疑。一六二八年，他這才把自己的研究結果寫成了一本小冊子，公諸於世。書名是《動物心臟與血液運動的解剖研究》，簡稱為《心血運動論》，這也是一本劃時代的作品。

主要內容分為十七章，全書一共只有七十二頁。哈威在本書中並未引經據典，所以他的文字非常簡潔明瞭。從第二章開始，他以嚴格遵守科學思維探索、求證的過程，分別敘述了心臟本身如何運動、心臟運動與動脈脈搏到底是什麼關係、心耳（按：心房的一部分）及心室的週期性運動、心臟運動與動靜脈血流的關係、肺循環過程、瓣膜的作用、人的心臟輸出量和全身血液總量的估算，以及體表靜脈和動脈流向的實驗過程。第十四章很短，只有兩句話。大概就是哈威鄭重宣告：到目前為止，所有的直接演示和推算結果已證明了他所有的假設，即血液透過心室的搏動性收縮而流經肺部再進入心臟，由心臟的收縮而壓進動脈，然後被輸送到全身各部；從全身各部與肌肉，血液又經過靜脈和肌肉的孔隙進入大靜脈，並逐步匯流到腔靜脈，再返回心耳和心室。

我們能做出這樣的結論：動物體內的血液在心臟的驅動之下，周而復始，以循環不息的方式運作著。這正是心臟之所以無比重要的唯一理由。這無疑是人類醫學史上最為神聖、最為響亮的宣言書。**它用毫不含糊的語言，宣告了蓋倫在西方醫學界長達一千四百年統治地位的終結，標誌著以科學實驗為基礎的醫學新紀元的真正開始。**

當然，哈威也受到很多攻擊，好在沒有性命之憂。哈威的理論也不是萬無一失，唯一缺漏的環節便是，哈威並不知道靜脈和動脈在人體內是如何連接的，這也是蓋倫犯錯的關鍵。表面上看起來，靜脈和動脈完全是兩根井水不犯河水的管子，所以哈威只能猜測，血液是直接流進全身的肌肉中，然後被靜脈再吸進去。

在哈威去世之後的四年，義大利人馬爾切洛・馬爾皮吉（Marcello Malpighi）用顯微鏡觀察到了肺泡的結構。當他看到那些細小的毛細血管時，他心裡明白，哈威的血液循環理論已經再也沒人能反駁了。毛細血管的發現，不僅讓血液循環成為一個完美理論，也引發了「組織學」（Histology）這個新的醫學研究領域。蓋倫認為，血液是不斷產生的，因此放掉一點有什麼關係呢？這是放血療法的基礎之一。假如血液是循環的，每放掉一點，就會少一點，那麼放血療法又該何去何從呢？

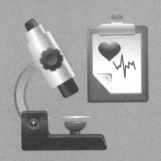

第二章

治病還是要命？由理髮師動刀的外科手術

5 給華盛頓放血：祖師爺的智慧居然是錯的？

前文講到了血液循環理論的歷史。一開始大家都相信蓋倫的理論，也就是血液在身體裡做潮汐運動，最終都會被身體所吸收。就像長江後浪推前浪，前浪死在沙灘上。但在哈威測定血液的流量後，發現僅一個小時的血液流量便非常驚人，人體無論如何都吸收不了這麼多。所以哈威認為血液應該是循環流動的，並提出了完整的血液循環學說。

血液循環理論逐漸得到了醫學界的認可，那麼四體液學說就面臨難題了。當然人是活的，信奉四體液學說的醫生們當然也會想辦法來彌補這個漏洞。別忘了四體液是和人的氣質相關的，希波克拉底斯把人的氣質劃分成四種：多血質（血液）、黏液質（黏液）、膽汁質（膽汁）、抑鬱質（黑膽汁）。到了蓋倫時代，他還把四體液和星座給捆綁在一起，因此體液理論已徹底被符號化了。

既然是抽象化的，那麼彌補這個漏洞並不麻煩，只要把原來血液承擔的某些特質分散給其他的體液就可以了。所以體液平衡理論並沒有被動搖，只是內涵在不斷被修改、重新解釋。後來，體液這個概念也被弱化，但是平衡觀念則被保留了下來，一直延續到現在。就連沒有接受過專業醫學訓練的普通人，腦子裡還是秉持這種簡單樸素的思想，所以體內酸鹼平衡之類的偽科學理論還有那麼多人願意相信。因此，別以為只要拿出科學的證據，就能打倒那些秉持錯誤觀念的人，哪怕大家已經接受了血液循環理論，放血療法仍然是很流行的。

在蓋倫的理論之中，血液是具有統治地位的，因此蓋倫特別提倡放血療法。他這一帶頭，後面可不得了了。在中世紀，大部分的老百姓都是文盲，只有在修道院的修士們有文化、能識字，所以古代醫學的種子就保留在了修道院裡。雖然修士們的主要工作並不是研究醫學，但別忘了，修士們很多都是血氣方剛的年輕人，在那麼枯燥壓抑的環境下，又不能找女朋友，難免火氣比較旺，怎麼辦呢？按照蓋倫的理論，這是血液過多導致的，放點血就好了。所以修道院裡就流行放血。當然，要是人家信徒找上門來，求你治病，你能拒絕嗎？慈悲為懷啊，所以神父、修女也兼管治病。但在一一六三年教皇下了禁令，這種事不是神父和修女該做的，不許再幹了，「教會憎惡鮮血」。但是放血療法總得要有人去實施啊，於是這事就落到理髮師頭上了。

古早萬靈療法：放血、催吐、拉肚子！

對於過去剃頭業來說，不小心劃出個傷口也是家常便飯。但你總不能讓人一直流血吧，因此，剃頭的都需要處理傷口，拿個棉花按在傷口上止血，所以人家多少跟醫學是有點沾到邊的。讓他們來實施放血療法，也是順理成章的事。想當初，英國就是這麼規定的，理髮師可以兼職手術業務。如果理髮師也會外科，那就不用去醫院縫傷口了，人家可以一條龍服務，就

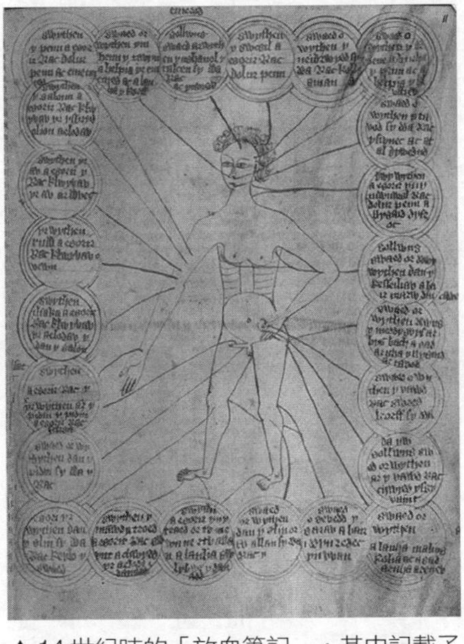

▲ 14 世紀時的「放血筆記」，其中記載了各種病症對應的放血部位與占星學知識（圖源來自維基共享資源〔Wikimedia Commons〕公有領域）。

地解決。話是這樣說，縫合傷口還真的就是理髮師的發明，不過那是後話了，我們之後再提這個人。

中世紀的理髮師文化水準普遍不高，讓他們學習複雜深奧的醫學理論似乎也不實際。那麼理髮師是如何給人放血的呢？他們有小冊子作為指導，而且很多理髮師都是世家，也就是父死子繼，放血也是祖傳的手藝。一般來講，家裡都有一張圖，畫的是天上黃道十二宮如何對應身體各個部位。而且是和星座日期有關聯的，什麼日子在哪個部位下刀放血都有規矩。今天要是「水逆」不宜放血，那就請下次再來。可見，西方深厚的星座文化與此也是相關的。

祖師爺蓋倫推薦的放血量，是每天五百多毫升，大概就是一個寶特瓶的容量。沒有什麼病是放一瓶血解決不了的，一瓶不行就兩瓶。放血也不僅僅是放血，理髮師還需要拿過來聞一聞、嘗一下，這也算診斷病情的一部分。有些理髮師會在自己的窗臺上放一碗血作為廣告。所以你能夠想像，那些理髮店鋪應該四處都有血汙、到處都有蒼蠅飛舞。後來英國政府就不允許他們這麼做了，放出的血液全都被倒進了泰晤士河（River Thames）。

後來，這些理髮師兼外科醫生人數越來越多，國王愛德華四世（Edward IV）在一四六二年成立了第一個理髮師公會，樹立標竿，並授予公會成員在倫敦理髮和外科手術的壟斷權。但是這幫理髮師遇到了一幫激進的外科醫生，他們都學習過解剖學，顯然更為專業，他們同時也鄙視理髮師兼外科醫生，成立了自己的外科醫生聯合會。這一下，壟斷就被打破了。這兩個組織競爭了兩百年，最後合併了。但是，學院派和草莽派顯然難以共存，後來還是分成了兩批人，只是理髮師逐漸不再負責外科手術了，還是去做他們的老本行，唯一相關的遺留物大概就是紅白藍三色的「三色柱」（barber's pole）。你去問問美容美髮業的人，可能他們也不知道**其中的紅色代表動脈、藍色代表靜脈，白色則代表繃帶**。

當時的外科醫生們往往都比較激進、膽子比較大。中世紀的一位醫生曾這樣寫道：「放血可以清醒頭腦、增強記憶、清潔腸胃、消除大腦水腫、溫暖骨髓、銳化聽覺、止住淚水、增強決斷力、發展感知力、促進消化、改善嗓音、驅散麻木、趕走焦慮、滋養血液、排出毒素、延年益壽……既能消除風溼、擺脫瘟疫、治癒疼痛，甚至能讓尿液乾淨清澈。總之，來試試看，就知道我沒在騙人……。」

所以，法國人不僅用放血療法來治療發燒感冒之類的病症，就連心理疾病他們也用放血療法來治療。要是得了相思病，最好的辦法就是放幾管血。當時法國人喜歡用水蛭來放血，牠們非常會吸血，在醫生不方便下刀的地方，這些小動物就可以發揮作用，價錢還不便宜，一般人可享受不起。當時，法國的水蛭已經快被抓到絕種了，為了治病救人，不得不大量從外國進口水蛭。法國每年大概要進口四百萬隻，英國要進口六百萬隻。到了十九世紀末時，歐洲年消耗上億隻水蛭，都快被抓光了。

當然，治病的理論依據是體液平衡理論，那麼就不能只著眼在血液上。當時還流行催吐，據說能排毒。一個農夫病了，下不了床，請人去找醫生開點藥，醫生忙得分身乏術，於是就先給了點糖漿，打發來的人先回去。等到醫生過幾天上門看病的時候，那個農夫正坐在家裡喝酒吃肉，看來是完全好了啊。這個農夫很感謝醫生，但是又說你送的藥太難吃了。醫生滿臉疑惑，我不就只給了你一點糖水嗎，怎麼會難吃呢？農夫說你不是給我開了一大堆螞蟻嗎？太難吃了，下次別開這種藥了。原來送藥的人偷懶，路上在草地裡睡了一覺，裝了糖水的瓶子招來一堆螞蟻。農夫吃完了這一大坨螞蟻後就開始狂吐，病還真的就好了。當時的人都深信不疑，治病不就是排汗、嘔吐、通便灌腸、放血嗎？反正就是體液平衡說，至於是哪個體液不平衡，一個個試一遍不就知道了？

倫敦伯利恆皇家醫院（Bethlem Royal Hospital）採取的療法就是催吐、催泄，外加放血。無論多麼狂躁的精神病人，都架不住這三招。所以伯利恆醫院又被稱為「瘋人院」，可見裡面的手段有多殘酷。美國開國元勳之一的班傑明．拉什醫生（Benjamin Rush）也十分熱衷使用人稱「英雄療法」的放血來治療疾病，他給躁鬱症開的處方，便是一次性放出二十到四十盎司的血（大約六百到一千六百毫升）。嫌放血不夠快，就配合拔罐，用罐子往外吸。難道西方也有拔罐？還真的有，這東西可不是中國的專利。反正，拉什醫生總結了一套理論：及早放血、大量放血，在令病人平靜下來上具有奇效。廢話！血都放光了，當然就安靜下來了，人都休克了！這種放血療法，一般都是放到人休克才會停止。

對精神病人採取極端措施勉強還能理解，但對英國國王查理二世（Charles II），他們下手也不輕。一六八五年二月二日，時年五十四歲的查理二世輕度中風了，隨即十二位醫生對國王施行了慘絕人寰的治療。

首先，御醫們割開了國王的血管，放出足足有一．五品脫的血液（約七百毫升），緊接著給國王餵了催吐藥，令國王嘔吐不止。醫生一看，怎麼病還不好啊，這還是體液不平衡啊。他們找來茴香、肉桂、豆蔻、紫羅蘭、甜菜根，加上少許鹽熬了一大鍋，這是要熬湯給國王喝嗎？並不是，這是在熬藥，而且不是給國王吃的，是給陛下灌腸的。一次也就罷了，但御醫們非得每兩小時幫國王灌腸一次，整整灌了五天。眼看國王的病情沒有起色，御醫們打算給查理二世「燙頭」。這可是字面意義上的燙頭，他們剃光了國王的頭髮，拿起燒紅的烙鐵往查理二世的頭皮就燙了下去。把國王的頭皮燙出水泡，再把水泡的血擠掉。燙頭的同時在國王腳底抹上鴿糞，然後在國王的鼻孔裡塞入噴嚏粉，全身塗滿熱膏藥。之前不是給國王喝過催吐劑？這次御醫們將從屍體上割下的頭蓋骨磨成粉、摻進瀉藥給國王喝下去。就這樣，在御醫們的努力下，四天後的二月六日，查理二世終於一命嗚呼。

一七九一年，天才音樂家沃夫岡．阿瑪迪斯．莫札特（Wolfgang Amadeus Mozart）接了個訂單，要為一位不具名的委託者寫一部《安魂曲》（*Requiem*）。當時的莫札特身體很差，已經日漸消瘦、臉色死白。因為貧血的關係，他經常頭痛，而且時不時會昏過去。他一直疑神疑鬼，覺得這部《安魂曲》就是寫給他自己的。過了幾個月後，他四肢水腫，已經沒辦法下床，嘔吐、腹瀉、關節疼痛。醫生給他放了足足兩公升的血，莫札特變得更加虛弱，再也不能動彈，二十四小時後，莫札特撒手人寰。以現在的觀點看來，如果不放血肯定不會死得這麼快。

無獨有偶，一七九九年的某一天，美國的開國總統喬治．華盛頓（George Washington）病了。他在大雪天時巡視自己的農場，結果感冒了。華盛頓有個不想讓別人發現的毛病，那就是他年輕的時候就開始掉牙，到後來掉得只剩下兩顆了。湯瑪斯．傑弗遜（Thomas Jefferson，美國第三位總統）某天分給他幾個堅果吃，他一用力，當場又崩掉一顆。所以華盛頓其實是常年戴假牙的，其中有動物的牙齒做的，也有奴隸的牙齒賣給他的。但戴起來都不舒服，所以華盛頓一天到晚都繃著臉，因為實在是笑不出來。總之，他的口腔衛生狀況非常不理想。這一天他大概是著涼了，再加上細菌感染，他得了會厭炎（Epiglottitis）。這是一種不及時治療就會死人的小病。

會厭的作用就是蓋住氣管，否則吃飯喝水會嗆到。說話的時候，會厭就打開，讓呼吸道接通口腔。這東西要是腫起來，一邊堵著呼吸道，一邊堵著消化道，兩邊都非常難受，要是氣管被堵住了，還有可能會出人命，但是，這種小病特別容易被忽視。

華盛頓身體本來就還算硬朗，也沒當作一回事。他感到喉嚨痛，後來又開始發燒，於是他就讓自己的管家先為他放血治療，可惜不見效。後來連吞嚥都感到困難，喘氣也難受，大家這才趕緊去請醫生。華盛頓是開國總統，當然有很好的醫療條件，他是有私人醫生的。這些醫生都是班傑明．拉什的學生，拉什是普林斯頓大學的前身紐澤西學院畢業的。後來在費城學醫，又去了英國愛丁堡大學學習，號稱美國的希波克拉底斯。他創建了美國醫學教育體系，當時美國四分之三的醫生都出自他門下，而他也正在大力推廣放血療法。

來給華盛頓看病的詹姆斯．克雷格（James Craik）和古斯塔夫斯．布朗（Gustavus Richard Brown）又給華盛頓放了兩次血，仍然不見效。過了五個小時，迪克醫生（Elisha Dick）受邀來會診，他提出切開氣管，總不能眼睜睜看著華盛頓缺氧而死吧。可惜這種手術當時沒人敢做，於是大家再次採用了保守的放血療法。華盛頓前後總共放掉了兩公升半的血，最後眼看著臉色越來越蒼白，一點力氣都沒有，沒過多長時間，華盛頓就去世了，時間是一七九九年十二月十四日，那年他六十七歲。乾隆皇帝也是這一年去世的，享年八十八歲。

順便說一句，不僅僅是西方，《黃帝內經》之中也有有關放血的療法，而且還不少。印度古老的梵語醫學文獻《妙聞集》中也認為，放血之後，病人會出現一種欣悅感。挨了一刀，保證你還想再挨第二刀。東、西方在放血上倒是差不太多，只是在放血量上有差別。西方在放血量上一次次變本加厲，走向了極端。比如，拉什醫生在獨立戰爭期間當過軍醫，而且曾代表賓夕法尼亞州在《獨立宣言》（*Declaration of Independence*）上簽字，身為美國的開國元勳之一。他支援廢奴、美國第一本化學教科書就是他編的，而且人類歷史上第一例登革熱紀錄，也是他留下的。但這位醫生卻是個不折不扣的放血狂人，簡直不管三七二十一，先放幾管血出來再說。

放血帶走的生命，比子彈還多

一七九三年，費城黃熱病肆虐，他帶著一群醫務人員堅持在疫區不走，救命精神非常可貴。拉什判斷黃熱病是河邊農園裡腐爛的咖啡豆導致的，治病的辦法當然是放血。拉什醫生的費城診所裡，每天都有上百人排著隊接受放血治療，診所的地板上擺滿了木桶裝的鮮血，後院裡到處是蒼蠅在飛，快分不清是診所還是屠宰場了。

除了放血，拉什醫生的另一大法寶就是為病人灌水銀，連續用這種虎狼之藥，人能受得了嗎？但門口排大隊的那些病人可不這麼想，他們哭著喊著上門要求放血，攔都攔不住。這個場景引起了一位英國記者的好奇，他前後左右轉了三圈，發現不對勁：站著進去那麼多，怎麼都是躺著出來的呢？去翻一翻死亡紀錄，發現死亡率高得不正常。於是這位記者就寫成文章並刊登出來，歐洲的同行們也覺得拉什醫生下手太重了，死在他刀下的人比死在槍下的人還多。

這裡要說明一下，放血用的刀可不是如今的手術刀的樣子，更像是一把小折刀。但是外形不是一般的刀的樣子，更像是古代武器「戈」的壓扁、縮小版。其橫著伸出來的三角形刀刃能用於切割血管，這部分才是放血刀的刀刃。這種工具也像瑞士軍刀一樣，好多把折疊在一起，每一把都有不同的刀刃形狀，有的是三角的，有的則是半圓的。後來還出現了另外一種「劃痕器」，一個金屬盒子裡裝了好幾把刀片，刀片外形用數學的概念來說，叫圓的「漸伸線」，當轉開到不同的角度，刀刃伸縮長度便不一樣，就能控制好切割的深淺，據說是用來給牲口放血的。

我猜，拉什醫生可能就用了這種劃痕器，他的診所真的快血流成河了。後來拉什丟了工作，他氣急敗壞的把記者告上法庭，居然還贏了。但是，從古代起就不斷有人反對放血療法，認為放血會使人變得虛弱。這個想

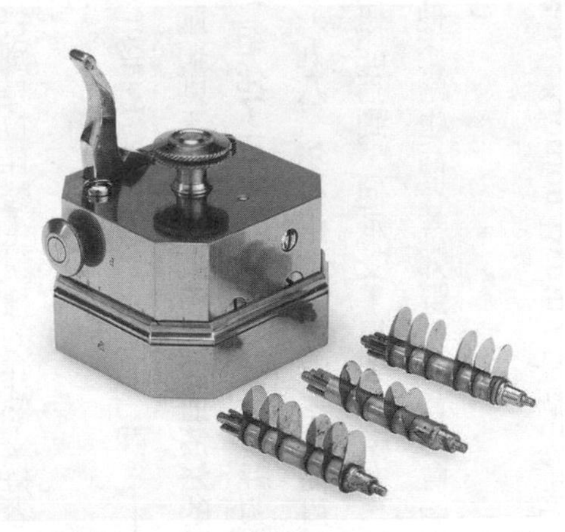

▲一部 19 世紀的黃銅劃痕器，帶有 12 個刀片（圖源來自 Wellcome Collection Gallery, Science museum, London）。

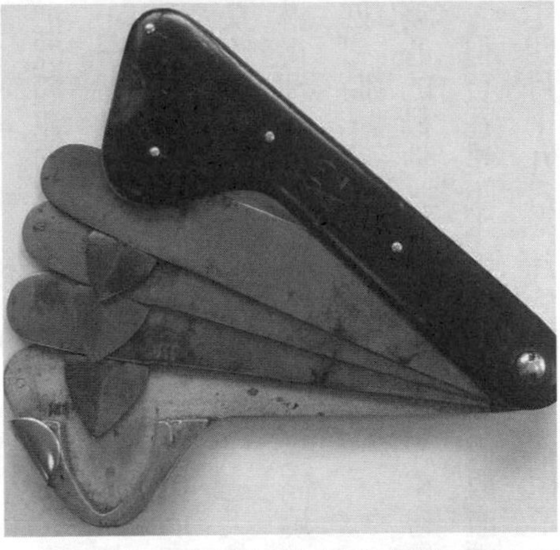

▲一把帶有保護殼的放血用小刀（圖源來自維基共享資源〔Wikimedia Commons〕公有領域）。

法的確是正確的，但是他們攔不住放血療法的狂熱支持者，特別是拉什醫生這樣的狂熱支持者，反對者也拿不出什麼有立的證據來反駁他。

邁出第一步的是蘇格蘭軍醫亞歷山大·漢密爾頓（Alexander Hamilton），他把三百六十六名得病的士兵盡可能的平均分成三組，一組採用放血療法，另外兩組則不用。**結果不用放血療法的兩個對照組裡，一組死了兩個，一組死了四個，用放血療法的這一組死了三十五個**，這是多麼鮮明的對比啊。但是，漢密爾頓醫生選擇了沉默，他什麼也沒說。直到一九八一年，這次的研究才被從舊資料裡找出來。至於他為什麼選擇沉默，我們不知道，但是我們大概能猜到，他承受了很大的壓力。要指出如此博大精深的放血療法的錯誤，需要非常大的勇氣。畢竟他不是生活在荒郊野外，肯定會一出門就被同行接連罵個臭頭，那他還要不要混了？

時代在變，事情在逐漸起變化。英國的喬治·拜倫（George Gordon Byron）是個出了名的花花公子，這是他家祖傳的習性，同時也是個非常傑出的詩人。後來他變賣家產去希臘，支持希臘從鄂圖曼土耳其帝國獨立，沒想到竟然死在了希臘，被人用大酒桶把屍體運回了英國。起因是一八二四年情人節這一天，他突然倒在地上，牙關緊咬，口吐白沫翻白眼，一看就是癲癇發作。按理來說，其實過一陣子也會好了。但是希臘醫生來了以後，堅持要為他放血。他不願意切開血管，但醫生可能把水蛭放在他的額頭上。沒過多長時間，拜倫就昏過去了，估計是失血過多。還好，拜倫休息了三天就能下床了，月底就已大致康復。到了四月，他遭遇一場大雨，被淋得渾身濕透，然後就開始發高燒、渾身發抖、關節疼痛。休息一陣子後，病情便有了好轉。四月十四日時，拜倫已能下床了。

但是，他的兩個希臘醫生一定要他放血治療，而且苦口婆心的勸他，現在不放血，將來會傷到腦子。這兩個醫生真的是太盡心盡職了，其實拜倫並不想放血，但實在是說不過他們。當天放血兩次，總量約九百毫升，接下來的幾天基本上都是如此。一八二八年四月十九日，拜倫終於撐不住了，就這麼撒手人寰。他的粉絲太多，前來悼念的人實在太多，以至於要出動員警維持秩序。這兩位醫生發自內心的痛心疾首，但不是因為放得太多，而是放得太少、太不及時了！醫生還是一貫的固執，但是拜倫和以前的病人可不一樣，他並不相信放血，這也說明事情正在起某種變化。

一八四〇年，法國醫生皮耶爾．路易（Pierre Charles Alexandre Louis）發表了歷時七年對兩千名病人的臨床觀察結果，證明放血療法不僅無效，還明顯提升了病人的死亡率。皮耶爾．路易是一位先驅，他將統計學引入了醫學之中。他強調，一定要用資料數據來表達療效，不能再用模糊的詞語來描述和表達了，那是在自己欺騙自己。這個結果大大動搖了醫學界對放血療法的信心，並敲響了放血療法的喪鐘。後來，越來越多的醫生開始用數據統計來說話，不看不知道，真的去數一數便發現，放血療法對患者的傷害遠大於可能的幫助。

但是，傳統觀念仍有非常強大的慣性，畢竟已經有上千年的傳統了，放血療法又繼續堅持了幾十年才逐漸退出歷史舞臺。當然，為這個錯誤付出的代價是非常大，那可是無數生命的代價。而如今除了極少數的病的確是需要放掉少量的血，其他疾病都跟放血沒什麼關係了。

將血液輸入人體，僅有一百多年的歷史

放血療法後期已發展得非常複雜，要看星座、要看時間，其實某個程度上是醫生為了自我保護，萬一治不好，人死了，家屬來鬧場時，總要有一套說法。理論越是複雜，醫生解釋的空間越大。這一套說辭在應付病人的同時也在應付醫生自己，畢竟他們一代一代就是這麼學的，老師就是這麼說的。我們也能發現，每天應付病人的臨床醫生和每天研究基礎醫學理論的科學家是不一樣的，發現一個具有普遍性的規律遠比每天見招拆招還要難。醫學領域內，科學、技術、人文全都混在了一起。而科學

容不下半點虛假的精神、技術領域死馬當活馬醫的做法、人文對心理安慰與關懷的講究，和醫學根本就不是同一碼事。

另外，儘管到了十七、十八世紀，醫學已經有了很大的進步，但是治療效果還是有很大的不確定性。對病人來講，他們也需要尋求一些安慰，醫生做點什麼，心理上總好過什麼都不做。另外一個原因就是放血相對便宜，不需要昂貴的藥物、老少皆宜、不分貴賤。誰身體裡沒有血液呢？管你是國王還是乞丐，治療方法都一樣，先放他一管再說，這倒是人人平等。

反正，在多種因素共同作用下，很多錯誤都無法從固有觀念之中被剔除。到現在也是一樣的。很多人也相信所謂的動物磁流學說（按：認為人體中存在一種磁流，當其不順暢時，人便會生病。於是便會用磁屑、鐵棒、催眠等方式將其導正），食療所說的吃綠豆、茄子治百病……實在太多了，東方、西方都有，放血療法只是其中比較極端的案例罷了。

現在，我們都知道血液是寶貴的，不能隨便往外放。古人當然也不是不懂，一方面他們放起血來不手軟，但是另一方面，他們對於血液又存在一種崇拜感，畢竟這東西跟生命是緊密相關的。有出就有入，有放血就有吸血，吸血顯然是沒有用的，真正挽救人生命的是輸血。一四九二年，教宗依諾增爵八世（Innocentius PP. VIII）在臨死前試圖輸入三個年輕孩子的血液。他也想再活五百年，可惜在一頓折騰以後，教皇和孩子都死了。

一六六五年，牛津的醫生理查．羅威爾（Richard Lower）把一隻大狗的血輸進了一隻快死的小狗的身體。小狗命大，居然活過來了。後來，羅爾醫生把羊的血輸進了人的身體，這個人居然沒事，天知道當時發生了什麼。法國人讓－巴蒂斯特．德尼（Jean Baptiste Denys）有樣學樣，結果人死了。法國和英國後來都下令禁止輸血。

十九世紀早期，英國的詹姆斯．布倫德爾醫生（James Blundell）看到常有產婦生孩子大出血，最後把命丟了，他下決心要救她們。他嘗試讓丈夫輸血給妻子，救活了一半的產婦。他堅信輸血是有用的，他把自己的嘗試發表在了期刊《刺胳針》（*The Lancet*，自一八二三年發行至今，為世上最悠久且最受重視的醫學期刊之一）上。

一九〇〇年，奧地利醫生卡爾．蘭德施泰納（Karl Landsteiner）發現了A、B、O三種血型。兩年之後，他的兩名學生又發現了AB型血。他也因此獲得了一九六〇年的諾貝爾獎，他的生日六月十四日，也被設為世界獻血者日。

一九一八年，抗凝血劑枸櫞酸鈉（檸檬酸納）被發現，從此人們開始能保存血液。

一九四〇年，RH陰性血被發現，因為實在是太稀少，也被稱為「熊貓血」。

一九七二年，美國規定對輸血用血實施B型肝炎病毒檢查，此後經血液傳播的感染大幅下降。

至此，我們從放血到吸血到輸血都講過了，有關血液的話題我們還能講很多。而接下來，我們的話題還是離不開血液。你可能想不到，牙齦出血在大航海時代可是會要了人命的，這種病折磨了大航海時代的水手們四百多年。

6 水手們的死亡陰影：第一次對照實驗

上一章我們講到了放血療法的前世今生，講到了在古代的歐洲，這個療法簡直是包治百病的療法，老少皆宜，人人必備。當時的人不僅僅是在陸地上用放血療法、催吐和灌腸，在船上也用，但是顯然在船上放血來得更方便。航海家都要夜觀天象，不然就沒辦法導航，順便也就觀察一下星座，根據星座選擇在哪裡下刀放血。地上的醫生還需要查閱書籍，但航海家們對星座早就瞭若指掌。

船上有一種流行病肆虐了四百年之久，水手們深受其害。奇怪的是，這種病似乎特別容易在船上發作。船員們一開始出現牙齦萎縮，牙根變黑，皮膚出現斑點、發黑，皮下出血等一系列症狀，很快就會渾身無力，身上青一塊、紫一塊的，接著繼續惡化到全身潰爛，最後不治身亡。這似乎是一種職業病，只有那些長期出海的船員容易感染，在陸地上的人身上似乎並不常見。在十字軍東征的時候曾爆發過，但是後來就不怎麼出現了。這就是所謂的「壞血病」。

假如水手們只是在地中海打轉，恐怕這個問題也不會那麼明顯。一旦要在海上長時間航行，壞血病這個幽靈就冒出來了。一四九七年七月八日，達伽馬（Vasco da Gama）從葡萄牙的里斯本（Lisbon）起航，去尋找通向印度的新航路，在非洲維德角群島（Cape Verde）停了幾天以後，繼續向好望角航行。一連十六個星期，他們都沒靠岸。十一月七日到了好望角附近。隔年一月十一日，艦隊到了東非的莫三比克（Mozambique），船員開始出現壞血病。達伽馬眼睜睜看著他的水手們牙齒鬆動，甚至沒辦法咬東西，身上一壓就是一個指印，久久都不消散。水手們關節酸痛，身上散發出惡臭，只能躺在那裡等死。好在後來到了肯亞的蒙巴薩（Mombasa）靠岸補給，當地人給他們橘子和檸檬吃，壞血病的情況開始暫時好轉了。

下一站是肯亞的馬林迪（Malindi）。在此地，他不但被友好的接待，當地人還派出自己的航海家馬吉德（Ahmad ibn Mājid）當領航員，他曾多次穿越印度洋到達印度。所以達伽馬這一次順利穿越印度洋，到了印度的科澤科德（Calicut），這段航程耗時四個星期。接著達伽馬在印度停留了四個月，才再度返航。在返航的三個月裡，壞血病開始大爆發，一路上不斷死人，其中就包括達伽馬的弟弟。剩下的船員又花了半年時間，才把船開回里斯本。原本出發時的船員共有一百六十多人，再次回到葡萄牙時，只剩下五十五人。

所以，達伽馬自己做了紀錄，認為橘子和檸檬似乎能夠治療壞血病，不過他的筆記並沒有得到眾人的重視。一五一〇年，另一位葡萄牙航海家佩德羅．阿爾瓦雷斯．卡布拉爾（Pedro Álvares Cabral）也記錄了柑橘和檸檬對壞血病的治療效果，得了壞血病的船員吃了橘子和檸檬之後就逐漸好轉了，但這樣的紀錄仍然沒有人重視，當時官方的觀點，還是普遍認為壞血病是海上潮溼的空氣和甲板下面汙濁不堪的空氣所致。

儘管如此，船長們還是從經驗總結出一種做法，那就是只要靠岸補給就沒事了，長時間在海上漂泊就會出事。在後來斐迪南．麥哲倫（Ferdinand Magellan）完成人類史上首次環球航行時，他穿過了日後以他命名的麥哲倫海峽，來到太平洋。太平洋比大西洋遼闊多了，有整整三個月根本見不到陸地，於是壞血病又一次大規模肆虐。不僅僅是壞血病的問題，船上連吃的都沒有了，只能吃鋸下的木屑和蓋在船身上的牛皮，過得甚是淒慘。

因為在路上起內訌、跟土著發生武裝衝突，還外加壞血病的爆發，麥哲倫一行人出發時共有兩百多人，完成環球航行時回家的只剩十八個人了。不過，麥哲倫倒不是死於壞血病，而是在菲律賓和當地人發生衝突時，被砍死了。一般來講，得壞血病的都是水手，船長與船隊領袖很少得壞血病。所以你看那些大航海家，幾乎沒有得壞血病死的。當然也有極少數的例外，荷蘭的航海家威廉·巴倫支（Willem Barentsz）就是死於壞血病，但他的情況非常特殊，幾乎所有容易得壞血病的條件，他一次全都碰上了。

倒楣的巴倫支，解藥近在眼前卻不敢吃

巴倫支是荷蘭東印度公司的創始人之一，也是天文學家和製圖師。他生活的年代正好碰上荷蘭從西班牙的統治下獨立，但航海南下的路程還被西班牙掌控著呢。所以巴倫支想探索一下向北的航道，也就是從俄國西伯利亞沿岸一直航行到亞洲。這條線路叫東北航線。那假如是從加拿大沿岸航行到太平洋呢？這條則是所謂的西北航線。隨著全球暖化，這兩條航線在今天可是具有一定的經濟價值的，但是巴倫支那個時代對北極還一無所知呢。

第一次他們到達了新地島（Novaya Zemlya，位於北冰洋的群島，今俄羅斯境內），這個地方非常荒涼，他們也在此地第一次看到了北極熊。但是前方放眼望去到處都是冰山，他們只能打道回府。第二次也是差不多的情況，還是被冰山給擋住了去路，除了半路跟薩摩耶部落（Samoyeds）打了一仗以外，沒什麼特別的。

第三次，他們航行到了北緯七十九·三度的地方，成為第一批進入北極圈的歐洲人。後來他們又經過新地島時，船被冰山困住根本回不去了。巴倫支他們十六個人在新地島上過冬，用船上的木材蓋一間小房子，剩下的木板當燃料，並靠獵殺北極熊生存。這樣的話，他們還能吃點熟食，否則就只能

吃生肉了。可惜啊，要是巴倫支當時真的肯捏著鼻子吃生肉的話，估計也就不會死掉了（按：在缺乏蔬果的情況下，可以靠食用生肉補充維生素C，以預防壞血病）。十幾個人就在這個簡陋的屋子裡待了幾個月，又有不少人得了壞血病。壞血病可不是水手獨享的，寒冷地帶和戰俘營等地都是它的好發處，巴倫支他們碰上了雙重打擊。等到冰雪漸漸化了，幾個還有力氣站起來的水手冒死駕船衝出了這片海灣。可惜巴倫支已經撐不住了，他死在船上，享年四十七歲。後來為了紀念他，柯拉半島（Kola Peninsula，位於今歐洲俄羅斯境內）和新地島之間的這片海域就被稱為巴倫支海。

所以，不管是大航海也好，探險也罷，都需要後勤補給，沒有補給可是非常嚴重的問題。後來不管是海盜、海軍還是東印度公司，他們大多都學乖了，在沿岸各地建立補給的據點，如此才能為來往的船隻服務。

不過歐洲各國經常打仗，互相敵對，對方的補給點當然也就不能用，只能乾瞪眼沒轍。十八世紀時，英國與荷蘭、西班牙、法國等爭奪海上霸權的戰爭越演越烈。由於壞血病引起的非戰鬥傷亡已經達到難以忍受的程度，尤其是喬治．安森（George Anson）的環球艦隊，近兩千名水手，居然因壞血病而陣亡了一千多人。那些年裡，各國水手因為壞血病而死的，遠遠多於海難和戰爭，前後大概死了兩百萬名水手。於是，一位醫生登上了歷史的舞臺。這個人叫詹姆斯．林德（James Lind），他於一七一六年出生在愛丁堡。後來年僅三十一歲的他，在英國海軍的軍艦「索爾茲伯里號」（HMS Salisbury）上當隨軍醫生，這艘船當時是正在比斯開灣（Bay of Biscay）巡邏。林德醫生此時已對壞血病有一些研究，不過，他還是基於前文所提的體液平衡理論來思考，他認為酸性物質與壞血病有關係，而檸檬和橘子不都是酸的嗎？

軍官們很少得壞血病，可是水手們經常得壞血病。難道海上汙濁的空氣和潮溼的海風，不是大家一起共享的嗎？看來壞血病不是這些因素造成的。哥倫布以為壞血病是會傳染的，因此他把得了壞血病的船員留在荒島上。從美洲回來時，他想去荒島上祭奠一下這幾個船員，他以為這幾個壞血病患者都已經死了。哪知道這幾個人根本沒死，一個個都活蹦亂跳的。原來他們靠著吃野果活了下來。所以，林德醫生認為壞血病不是傳染病，也不是瘟疫，而是跟飲食有關係。軍官們吃的比水手們好多了，有什麼好東西當然優先供應軍官，水兵們只能吃乾麵包、臘肉和鹹魚。

正好，在船上有十二個人得了壞血病，林德醫生完成了一項大膽的實驗，也是第一次人體臨床試驗。林德醫生的貢獻並不在於他的膽子夠大，敢拿人體做實驗，而是由於他的實驗方法在當時是開創性的，這是一次在嚴格控制條件下的對照試驗。他把十二個生病的船員平均分為六組，每一組兩個人。第一組每人每天喝一瓶蘋果酒，第二組是稀硫酸溶液，第三組是六勺醋，第四組是半瓶海水，第五組是兩個橘子加一個檸檬，第六組是辣醬加水。各組相互獨立，不能交換吃。看得出來，林德還是偏向選擇帶酸性的東西。

到了第五天，第五組的水果吃完了，那些水果是林德從過路的荷蘭商船上買的，也只買得到這麼多。沒辦法，實驗只能停下來，其他組別繼續實驗，一直堅持了兩個星期。第五組的人大致上已經沒事了，第一組稍微有一點效果，其他的組都沒有用，幾乎沒什麼療效。就此林德知道，不是酸性的東西有作用，發揮作用的是橘子和檸檬這兩種水果，壞血病果然是吃出來的毛病。**這就是世界上第一次對照試驗，這個實驗方法，直至今日仍是判斷有效與否的利器。**

所謂的對照，就是分為幾組，其中有吃藥的，也有不吃藥的。一個藥如果有效，那麼就必須表現出顯著的差異才行。林德是具有對照思維的，但是他可沒有「雙盲」的概念。雙盲，就是病人並不知道自己吃的是不是真的藥，而為了避免醫生的表情和言談舉止洩露資訊，所以發藥的醫生也並不知道，這就叫雙盲。林德醫生在做這個實驗的時候，大家都不知道哪一種東西能治療壞血病，因此林德就算想透露都沒辦法透露，客觀上也達到了雙盲的效果。但是他的樣本太少了，這個缺陷使他無法剔除偶然的因素。

後來，林德在一七五三年寫了一本書《壞血病專論》（*A Treatise of the Scurvy*），其中詳細研究了壞血病的各種問題。他從這個詞的詞根推算出，這個病起源於北歐，這麼說當然有其道理，因為天寒地凍的地方飲食結構也會變得非常單一，蔬菜、水果都很難吃到。法國探險隊去加拿大聖羅倫斯河（Saint Lawrence River）探險時，也出現了壞血病。還是當地土著印第安人告訴他們，把松樹的針葉摘下來，當茶煮了喝下去，就能治療壞血病，這一招果然見效。在當時的條件下，這可能是唯一的辦法了。

就像前一陣子「亞健康」（按：指人處於健康和疾病之間的一種臨界狀態，其心理或身體處於混亂，但並沒有明顯的病理特徵）的概念非常流行，很多種食物都說自己能解決亞健康。在大航海時代，宣稱能治療壞血病的偏方也是層出不窮。比如倫敦的一位婦人出售濃縮成塊狀的湯，據說這種東西能治療壞血病，用開水泡著喝就可以了。也沒人知道這東西管不管用。據說這個家族企業一直存活到現在，湯塊也在博物館裡保存著，也還沒壞，說不定拿開水泡了還能喝呢。所以，林德醫生在自己的書裡也不敢說橘子和檸檬是唯一管用的食物。他想解決橘子和檸檬的保存問題，於是就用大鍋煮檸檬汁和橘子汁，這樣可以保存得久一些，可是煮過以後居然就不管用了，林德醫生也是理不出頭緒。因此林德得出結論，看來治療壞血病要多管齊下，不是單一的招數就能奏效的。

趕走壞血病的意外功臣：酸菜、罐頭、萊姆汁

林德醫生的書後來還是被英國海軍忽略了，因為書裡還有很多矛盾之處。儘管此前已經有太多的人發現橘子和檸檬的確可以治好壞血病，可大部分船長和水手還是視而不見。著名的探險家詹姆斯·

庫克（James Cook）倒是研究了林德的著作，他也帶著橘子和檸檬上了船。但是水果和蔬菜是很難保存的，沒多久就壞了。肉類通常可以醃製，那種陳年的老臘肉可以保存非常久，例如一八四〇年侵略中國的英國艦隊，船上裝的醃鹹肉還是一八〇〇年左右的產品，都四十年了還沒壞呢。硬餅乾也可以存放很久，儘管那些餅乾像磚頭一樣硬，甚至可以用來刻印章。荷蘭的博物館裡還保存著當年的餅乾，都已經兩百四十多年了，還沒壞呢。

蔬菜和水果的保存是個難題，而庫克船長的解決方法是帶酸菜。德國人愛吃酸菜，但是英國水手死都不肯吃，庫克甚至拿鞭子打他們，他們才肯就範。當然，除了酸菜和橘子，庫克船長還帶了麥芽酒。他也不知道哪一個會管用，反正統統逼船員們吃下去就對了。庫克船長還不許廚師用銅鍋，起到最大作用的可能就是這個不經意的舉動。

庫克船長的航行很順利，居然再也沒人得壞血病。船回到港口的時候，船員們一個個都精神抖擻，在當時引起了轟動，水手們居然完好無損的回來了，這簡直不可思議。其實庫克船長自己也不知道到底是哪一個舉動起了關鍵作用，他最後選了麥芽酒寫成調查報告。這份報告換來了英國皇家學會的最高榮譽——科普利獎（Copley Medal）。

在此之後，大家的經驗也越來越多，新鮮的蔬菜水果就是關鍵所在，不管是船員也好，探險隊員也罷，還是戰俘營裡的戰俘，他們會得壞血病都是因為飲食結構失衡——缺乏新鮮的蔬菜和水果。海軍也開始盡量在船上供應新鮮的蔬菜，供應橘子和檸檬之類的水果。但是保存依然很困難，特別是在熱帶航行時，沒幾天就全都爛了。正巧，拿破崙將軍（Napoleon Bonaparte）為了解決軍用食品保存和攜帶的問題，逼著手下的人研發保鮮技術，一來二去的，法國人便發明了玻璃罐頭，這一下，保鮮問題解決了。

英國人後來發明了馬口鐵（鍍錫鐵）罐頭，這東西比玻璃瓶子輕多了，而且不怕碰撞。船上的伙食不再是吃「地獄料理」了。逐漸的，壞血病就被趕出了航海界。隨著技術的進步，萊姆汁也可以大桶大桶的提供了，水手們根本就喝不完。反正海軍還是習慣性的把大桶的萊姆汁運上軍艦，有一陣子甚至拿萊姆汁來擦地板。因為略帶酸性，去汙的效果不錯。英國水手也因此得到了「萊姆佬」（limey）的外號。

到了十九世紀後，對於水手們來說壞血病已經不再是什麼問題。但是對於醫學界而言，這個問題還遠沒有結束。對於科學研究，必須抱著打破砂鍋問到底的精神，壞血病的病因到底是什麼呢？到底跟什麼物質相關呢？各個團隊也一直在尋找，但是一直沒有找到。

一九〇七年，出現了一個偶然的事件，兩位挪威學者阿克賽爾・霍爾斯特（Axel Holst）和西奧多・佛洛里奇（Theodor Frølich）想用天竺鼠來研究腳氣病，這在當時也是個流行病。天竺鼠又叫荷蘭豬，今天許多人把牠當寵物養，但當時這兩位科學家則是拿天竺鼠來做實驗。本來他們是想讓天竺鼠得腳氣病，這樣他們才能研究，但沒想到這些天竺鼠卻得了壞血病，這是首次發現動物也會得到壞血病。

既然天竺鼠也會得壞血病，那就好辦了，你不能總是拿人做實驗吧？拿動物做實驗就沒這個問題，因此研究的進展大大加快了。大家發現蔬菜、水果裡存在一種水溶性因子C，缺乏了這東西就會導致壞血病。到了一九二八年，當時居住在英國的匈牙利生物化學家阿爾伯特・聖捷爾吉（Albert Szent-Györgyi）從牛的腎上腺裡分離出了一克這種物質。他測定後得出這種物質的化學式是$C_6H_8O_6$，並取了個名字叫「已糖醛酸」，但他不知道這種有機體的結構到底是什麼。

後來，聖捷爾吉到美國著名的梅奧診所（Mayo Clinic）工作，他分離出了更多的己糖醛酸，於是他就寄給英國化學家瓦爾特・霍沃斯（Walter Haworth）研究，看看這東西的分子結構到底是什麼樣子。但是因為分量太少，霍沃斯沒有成功。後來，一九三〇年聖捷爾吉回到了匈牙利，他從辣椒之中提取了大量的己糖醛酸。他拿出一半，大概半公斤的量，又寄給了霍沃斯，霍沃斯這一次終於成功搞清楚己糖醛酸的分子結構。

美國匹茲堡大學的查爾斯・葛蘭・金（Charles Glen King）也在研究有關壞血病的水溶性因子C，他也分離出了這種物質，和聖捷爾吉的己糖醛酸一對比之下，才這兩個化學性質幾乎是完全一樣的。金透過動物實驗證實了己糖醛酸就是水溶性因子C，緊接著聖捷爾吉也宣布了相同的結果。導致壞血病的關鍵因素被找到了。現在大家應該都對它都十分熟悉，其最常見的名字叫做維生素C，也叫「抗壞血酸」。

到底是誰先發現了維生素C呢？聖捷爾吉和金都有可能。反正一九三七年的諾貝爾生理學或醫學獎頒給了聖捷爾吉，哈沃斯則因為發現了維生素C的分子結構和製造方法而獲得諾貝爾化學獎。一九三三年，瑞士化學家塔德烏什・賴希施泰因（Tadeus Reichstein）因發明了有別於哈沃斯的維生素C合成方法，並將其命名為賴希施泰因過程。一九三五年，他將智慧財產權轉讓給羅氏公司（F. Hoffmann-La Roche AG，簡稱 Roche）。一九四二年，庫爾特・海因斯（Kurt Heyns）再次修正並改良這個技術。在後來的幾十年裡，維生素C的量產都是靠這個辦法。

一九六〇年代末，北京製藥廠與中國科學院微生物研究所合作，開發以二步發酵法生產維生素C的辦法。這項技術的智慧財產權在一九八六年出售給羅氏公司，金額高達好幾百萬美元。到今天，全球超過九成的維生素C由四家中國藥廠——東北製藥、華北製藥、石藥集團和江山製藥生產，為此還跟美國人產生貿易糾紛。因為這東西被中國弄成了低價品，歐美大藥廠都賺不到錢，索性也就不生產了。

只有極少物種會得壞血病，偏偏人類就是其中之一

說到底，維生素C和人體內合成膠原蛋白是有密切關係的，假如缺少了維生素C，那麼毛細血管就會變得非常脆弱、容易破裂。血管破了，人就會出現無緣無故流鼻血、身上一碰就瘀血等情況。三個月以上嚴重缺乏維生素C才會出現壞血病，所以現代人並不容易遇到這種問題。維生素C的發現其實是充滿巧合，因為只有包括人類在內的靈長類，以及天竺鼠、土撥鼠等少數動物有缺乏維生素C的可能，因為這些動物全靠從外界攝取維生素，其他動物則能在自己身體內合成，不需要從外界獲取。所以，這純粹是霍爾斯特和佛洛里奇矇到的，正巧天竺鼠也會得壞血病。要是改用其他動物實驗的話，說不定根本就不會出現壞血病症狀，也就沒辦法建立動物模型了。

在四千萬年前，這些動物的祖先，也就是我們的祖先，發生了一次基因突變，體內沒辦法再合成一種稱為「L－古洛糖酸內酯氧化酶」的物質，從此便沒辦法靠自己製造維生素C了。對於原始人來講，從食物中獲取維生素C很容易，壞血病根本不是問題。每天攝取三十至四十毫克維生素C就能保持健康，只需攝取十毫克就不會得壞血病。因此，帶有這個突變基因的人類競爭力並沒有受到影響，直到大航海時代來臨，這個問題才變得這麼嚴重。

有人可能會問，在冰天雪地裡生活的因努伊特人（Inuit）怎麼就不會得壞血病呢？他們也是常年吃不到蔬菜、水果的。那是因為他們吃生肉，他們在冰上沒辦法生火，連想找塊木頭鑽木取火都是不可能的，周圍只有苔蘚，連根樹枝都找不到。由於生不起火，因努特人就只吃生肉，但是生肉裡面其實含有不少維生素。所以當年探險家巴倫支要是敢吃生肉的話，他也不至於因壞血病而死。

庫克船長的成功也是連矇帶猜的。他以為是麥芽酒起了作用，但其實是德國酸菜的效果，每一百克酸菜就含有五十毫克的維生素C。更巧的是，他不讓廚師用銅鍋煮菜，一方面高溫會破壞維生素

C，例如被林德醫生煮過的柳橙汁就完全沒用了；另一方面，銅在高溫下有加速維生素C分解的作用，最終變成「二酮古洛糖酸」和焦糖色素。番茄用銅鍋加熱後會變黑，就是產生了焦糖色素。所以，庫克船長是幸運的，要是用銅鍋煮菜，水手們可能就回不了家了。不過在船上通常會有好幾種病一起發作，比如很多人得了腳氣病，庫克船長自己則有糙皮病（按：兩者皆因缺乏維生素所致）。別以為這些是小事，一不小心也是會死人的，日本水兵差點叛變也跟這件事有關。

不管怎麼說，偉大的地理大發現開啟了各大洲快速交流的時代。畢竟海上貿易可是暴利的買賣，例如瑞典著名的「哥德堡號」（Götheborg）曾從中國運了一船絲綢、茶葉、瓷器等貨物回到瑞典，結果在港口觸礁沉沒了，水手們趕快搶救，最後撈起來的那點貨物還讓股東們賺了三倍的利潤，可見這全都是暴利。所有歐洲人簡直眼睛都紅了，此後成群結隊的去美洲。他們帶到美洲的瘟疫還差點讓美洲原住民絕種，但他們也想不到，從美洲帶回來的傳染病，又在醫學史上留下意義重大的一筆。

這就是地理大發現時代，一個全球物種大交換的時代，也是一個全球傳染病大交換的時代。

7 天花：第一個被人類擊敗的病毒

上一章，我們講到航海家們如何面對，最後又如何戰勝壞血病的。壞血病只是維生素C的缺乏症，只要能正常飲食，很容易就能康復。畢竟壞血病可說是一種職業病，而不是傳染病。

那麼要是船上出現了傳染病怎麼辦呢？沒辦法，只能隔離啊！船隻進入港口前，都要先停泊在某個地方等待，若干天之內沒有發現有人生病，那就是沒有傳染病，這才可以進港。這些預防措施都是用一條條的人命換來的。

即便如此，哥倫布開啟的大航海時代還是把舊大陸的傳染病帶到了新大陸。畢竟這就是一幫海盜，誰還管你什麼隔離不隔離。於是，天花、鼠疫、霍亂、麻疹、傷寒、猩紅熱等一大堆疾病，都被帶到了新大陸。當然，新大陸的傳染病也被帶回了舊大陸，比如梅毒。所以，大航海時代是一個世界物種大交換的年代，也被稱為「哥倫布大交換」（Columbian Exchange）。美洲原住民的人口銳減與此關係非常密切。

天花算是相當出名的傳染病，其歷史並不長，只有四千年左右。天花一開始很可能是動物的疾病，但動物染疫了並不會死亡，直到有一天，這種病毒突然就跑到人類身上生存，上述這套歷程是利用現代技術分析病毒遺傳物質反推出來的。完成從動物到人的這一步跨越，其機率不用說有多小，但碰巧它就是發生了。從此，天花只在人與人之間傳播。據統計，整個十八世紀，光是歐洲就大概有

一．五億人死於天花。

天花有較長的潛伏期，一般來說是十二天左右，且透過空氣傳播。要是病毒進了某人的呼吸道，病毒在他的體內開始大肆繁殖。一開始根本就無法察覺，人還能到處走動，因此這種病毒傳播得很快。等到真的發起病來，那就不得了了，一開始有點像感冒，會發高燒、肌肉痠痛、頭痛，甚至會虛脫。接著，身上便開始起紅疹子，還會鼓起來、變成一個個的膿包，嚴重的話甚至會渾身上下都是。接著，這些膿包都會破，流出不透明的液體，最後慢慢乾癟，形成結痂，結痂掉了就會留下一個麻點狀的疤痕。因為汗腺被破壞了，皮膚不但顏色改變，還變成一個小坑，先別說疤有多難看了，還能活著就已算是萬幸，在古代一般來說，十五到二十天內，三〇%的天花患者就會死亡。

過去人類都是小規模聚居，所以天花並不會大範圍傳播，得過一次就不用怕了，人會產生免疫力。假如一個村子裡死了三〇%的人，剩下的人基本上都已經有免疫力了，天花在這些倖存者之間是無法傳播的。但新生的孩子沒有免疫力，等到子孫一繁衍，人口一多起來，尤其當沒有免疫力的人夠多時，天花就會捲土重來。所以天花的傳播具有間歇性，是一陣一陣的。假如一個村子一次性死光了，那麼天花也無法傳播。天花如果想真正對人類社會形成嚴重威脅，那也要等人類社會發展到一定的程度、人口足夠多的時候。在歷史上，第一個遭遇這種規模天花的地區就是古埃及。

最早被發現的天花患者，是古埃及法老拉美西斯五世（Ramesses V）。他於西元前一一四五年去世，在位四年，當時中國還在商朝時期。因為他

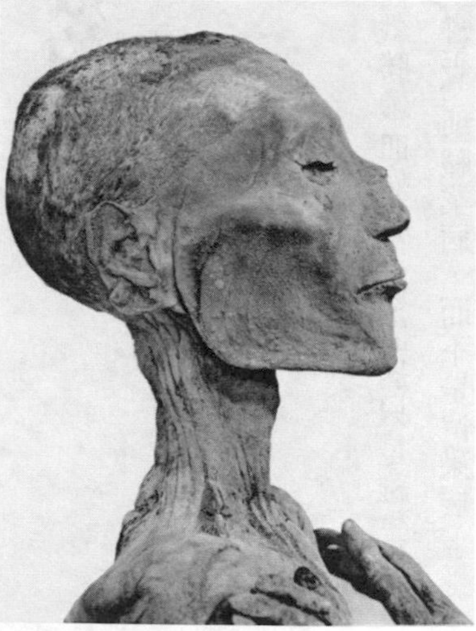

▲拉美西斯五世的木乃伊（圖源來自維基共享資源〔Wikimedia Commons〕公有領域）。

的屍體被做成了木乃伊保存到了今天，科學家們一看，發現他身上有天花的痕跡，似乎就是死因。

天花病毒接著從古埃及傳到了古印度，成了當地的地方病，還從印度傳到了越南。據說，東漢的名將馬援就是死於天花，當時軍隊中不少人也得了天花而死。畢竟當時中國人可能是首次碰到天花，沒有什麼抵抗力。漢軍還接著把俘虜送往北方，由此也把天花病毒帶進了中原。

從東方開始的種痘大法，西傳土耳其

歷史記載總能考據出不同的說法，但醫學家葛洪的中醫典籍《肘後備急方》裡面倒是清楚記錄了天花的症狀。葛洪已經是東晉時期的人了，這就說明在他的時代以前，天花就已經進入了中國。但凡能被醫生記錄下來，十之八九是常見的病症，也就是說那一陣子應該有爆發過天花疫情。五百年後，天花傳到了日本，直接奪去了疫區三分之一的生命，由此可見這種病對沒有免疫力的人有多可怕的殺傷力。

清朝是北方的滿族建立的政權，他們跟天花的接觸也很少，大多都沒有免疫力，因此對天花也是怕得要命。當時清朝前身的後金國碰上天花大流行，清太宗皇太極就規定，凡是得了天花的，馬上滾出去一百里外，滾得越遠越好。他非常怕被傳染，自己也找個「避痘所」自我隔離，或者乾脆出去打獵，在空曠地帶總是比較安全。

皇太極本人身強體壯，不怕折騰，但天花病人可就受不了了，根本走不出多遠就死了，因此也換來大家的怨聲載道。後來的皇帝改成六十里外，直到入主北京後，順治皇帝都還是這麼執行，但大家還是不滿，那就再縮減一點，減到二十里。最後，輔佐順治的攝政王多爾袞下令：「不用跑那麼遠啦，患者不許住內城就好，住在外城還可以。」於是這個隔離制度就逐漸鬆懈下來，天花患者也開始大量增加。

皇太極的兄弟禮烈親王代善的兒子就死於天花；順治的叔父阿濟格的兩位妻子也得了天花；豫親王多鐸本人也死於天花。順治的愛妃董鄂氏同樣也得了天花，順治也被傳染。當時下令，城裡各家各戶都不允許炒豆子，但炒豆子跟天花有關係嗎？古人家裡還供奉痘神娘娘的畫像呢。在全世界好幾種宗教之中都有代表天花的神，求神保佑也是走投無路的唯一選擇。

順治信佛，但求佛爺保佑也沒用，最後還是不治身亡。這就叫怕什麼來什麼，最後還是沒有躲掉。他死時年僅二十三歲，最後傳位於康熙皇帝，也就是玄燁，當時後者還不到八歲呢。

玄燁那時還是個小孩，也曾得過天花，但他命大挺了過來。幾年前他在城裡的一所宅院裡「避痘」，也就是隔離，但那麼小的孩子總要有人照顧，那時負責照顧小玄燁的保姆姓孫，她的老公姓曹，他們就是後來大文豪曹雪芹的曾祖輩。在他們的照顧下，小玄燁挺過來了。正因為康熙得了天花卻沒有死，因此他獲得了珍貴的終身免疫力。於是他繼承了皇位，成為中國歷史上一位雄才大略的君主。說個題外話，那時的蒙古貴族與滿族經常聯姻，但邀請他們來北京，他們也不願意來，說到底還是因為怕天花。當然啦，另一方面也是怕熱，康熙皇帝後來就到關外找了個涼快的地方碰面，這地方也就是承德避暑山莊。

正因為康熙皇帝有切身的經歷，因此他知道對付天花有多重要。好在當時，中國已經有辦法對付天花了，這也是中國在世界醫學史上精彩的一筆紀錄。這個辦法叫「種痘法」。具體上是什麼時候、什麼人發明的，已經不可考了。考據學家們有人說是明朝隆慶年間，也有說是宋朝真宗年間的。看來一時之間也難有定論。種痘法的做法，就是取一點天花病人的結痂，磨成粉後吹進正常人的鼻腔裡，這就等於讓正常人染上輕微的天花。但假如能挺過去，就可以獲得終身的免疫力。上述這招也叫「旱苗法」，而當然也有用水化開結痂，用棉籤沾上後在鼻子裡塗抹的「水苗法」。

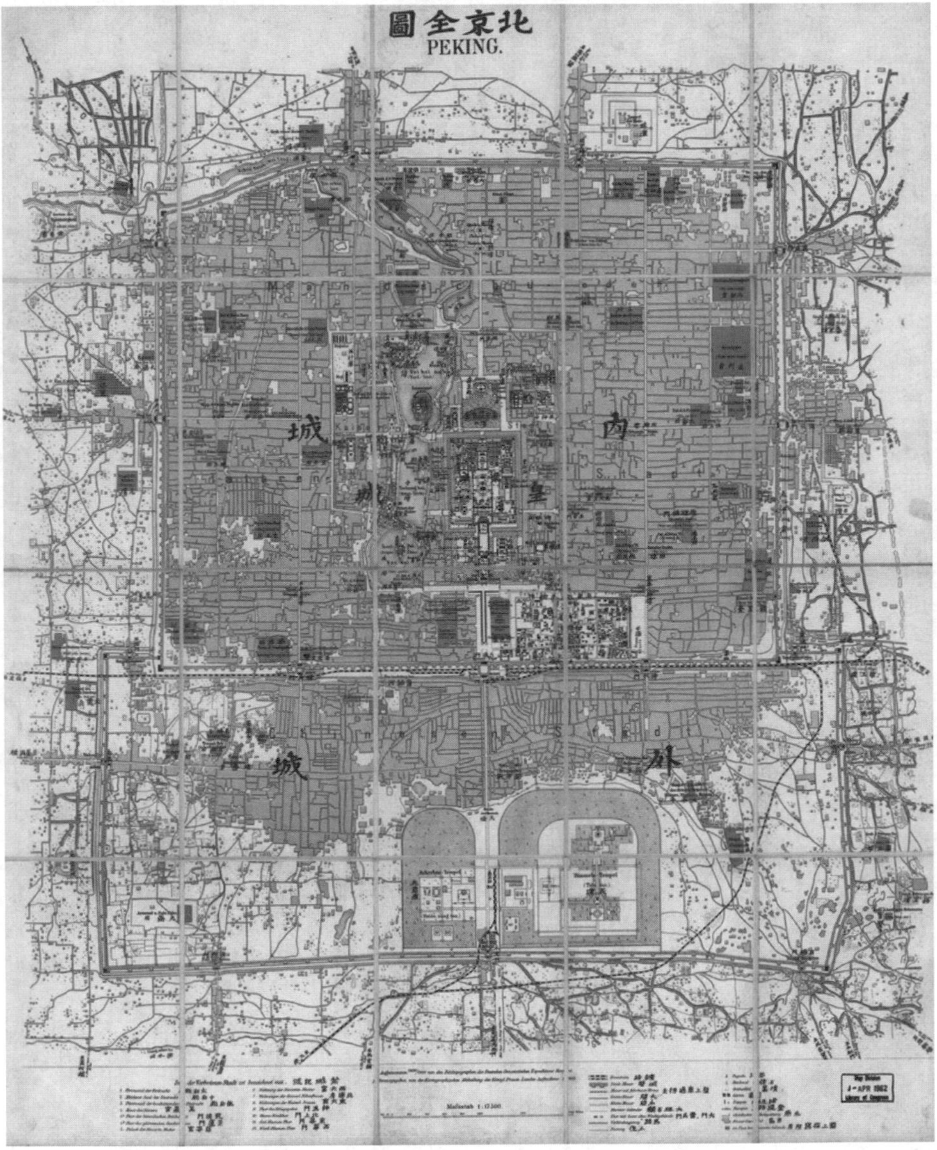

▲ 1914 年由普魯士皇家軍火協會繪製的北京城池地圖，其中可看到內城與外城的分界（圖源來自維基共享資源〔Wikimedia Commons〕公有領域）。

但是這些都是所謂的「時苗」，也就是新鮮出爐的疫苗，毒性都比較大，即便是有經驗的老手也經常搞砸，導致正常人反而染上了天花，甚至就此送命。因此，這種辦法是無法推廣開來的。當然，有些醫生手段高超，想辦法削弱了病毒的毒性。經過養苗、選練，連續接種七代後，就相對安全了。據《種痘新書》記載：「種痘者八九千人，其莫救者二三十耳。」儘管接種的人會發燒，會有症狀，但是都比較輕微。不過種痘的價錢，一般人是享受不起的。當然還有便宜的「衣痘法」，病人患病期間穿的內衣拿出來給別人穿，似乎也能起到免疫的效果。但是這個辦法效率很低，往往是白費勁、沒有任何效果。

皇上當然是資源最充足的，康熙皇帝發現，種痘是個有效預防天花的辦法。他在宮裡選了五十個人來試驗種痘，而且康熙皇帝還知道將每個人的劑量逐次遞減，他想找到劑量的臨界點。可惜代價大了點，參與實驗的人死了不少。當然，實驗結果還是令康熙皇帝滿意的，於是他就開始在皇子之中推廣。後來規定皇子都要種痘，這個制度一直延續了下去，嘉慶皇帝小時候就接受過種痘。後來，康熙皇帝下詔書，在全國推廣種痘之法。不但周圍的藩屬國派人來學習，連俄國也來一起學，透過俄國，這個辦法傳到了中東的鄂圖曼土耳其帝國。中東地區歷來是東、西方交流的集散地，自然而然，消息也傳到了西歐。康熙身邊傳教士多得是，他們也在寄回老家的信件裡提到了中國在推廣種痘。因此西方國家可以透過多種管道了解有這麼一回事。

第一個種痘的歐洲人，與第一次種痘實驗

當時西方國家也面臨著天花肆虐的局面，先前提到的安東尼大瘟疫，就有人認為是天花大流行，但如今根據當時的記載已無法明確判定。後來的阿拉伯人也曾把天花帶到歐洲，不過主要還是由十字

軍東征帶回去的，因為人實在是太多了。歐洲人又不會老老實實的在家待著，世界那麼大，想到處去看看，於是天花就被帶到了世界的各個角落。到了十八世紀末，每年歐洲有四十萬人死於天花，瑞典有一〇%的孩子死於天花，而俄國的比例還要再更高。

但是，歐洲人對於亞洲這邊傳來的種痘法基本無動於衷，為什麼呢？其實歐洲人也不傻。一個孩子一定會得天花嗎？不一定哦，這是個機率問題。那得了天花一定會死嗎？不一定哦，而且如果你主動種痘的話，染疫風險也不低。你怎麼敢保證不會引狼入室？這兩邊風險究竟孰高孰低？凡是涉及誰高誰低的問題，通常都無法準確回答。但是面對天花在歐洲到處傳播，總不能什麼也不做吧？還真的有人坐不住了，這個人就是英國駐土耳其大使的妻子——瑪莉．蒙塔古夫人（Lady Mary Montagu）。這位女性在當時可說是集大膽、前衛於一身，其父母都是貴族，從小受到良好的教育，並能說好幾國語言。為了反抗家裡安排的婚事，蒙塔古某天半夜直接逃出來私奔了，那時的她才二十三歲。

婚後三年，她得了一場天花，雖然沒死，但是容顏不再，臉上全是坑疤。她的弟弟後來也是死於天花。後來，她老公去了土耳其當大使，她也就跟著去了。當時的伊斯坦堡是個大都市，鄂圖曼土耳其疆域遼闊，是個跨亞、非、歐的大帝國，天南地北的人都有。穆斯林都住在金角灣的一邊，而對岸住的是基督教徒。當時還沒有大橋，來往不便，雙方井水不犯河水。亞美尼亞人、猶太人也都是同族相聚群居的，中國人在國外也很喜歡找老鄉群聚，不然哪會有唐人街呢？

當時他們家的女僕全是俄國人，看門的先生是義大利人，打雜的是希臘人，也算是個多民族混居的家庭。蒙塔古夫人各國語言都很熟練，她非常善於社交，一來二去就跟法國大使的夫人成了閨密。她從法國大使夫人那邊得知，當地人會用一種「嫁接術」來預防天花。據說效果不錯，其實說穿了，就是種痘技術。因為自己曾得過天花，她不想讓悲劇也發生在自己的孩子身上，於是打算讓孩子接受這種嫁接術。一七一八年三月，她在當地找一個希臘的老太太來為孩子動手術。老太太做事粗手粗腳的，看得孩子母親心驚膽戰，那根接種用的針甚至都生銹了，這東西到底靈不靈啊？

只看老太太一抬手，用針劃開了孩子的皮膚，切個十字形的小傷口，然後拿出個果殼，裡面裝有從天花病人膿包收集的組織液，小心的幫孩子種進去後，拿貝殼蓋在傷口上，輕輕的包紮起來。由於貝殼是鼓起來的，所以不會碰到下面的傷口。

蒙塔古夫人也有些半信半疑，不過她的孩子才五歲，他才不在乎這些，依然到處去玩。八天後，孩子的身體開始有反應了，臉上開始出現二、三十顆痘痘，而且開始發燒，在床上躺了三天後，基本上就沒事了。痘痘結痂後，逐漸都掉了下來，而且沒有留下難看的疤痕。孩子總算種痘成功，他這輩子都不會再得天花了。

蒙塔古夫人沒多久就回到了英國，她在土耳其總共也就待了短短十六個月。回到英國以後，她馬上就把種痘一事告訴了自己另一個閨密卡洛琳（Caroline of Ansbach）。卡洛琳是德國人，她的父親是侯爵，很早就得天花死了。她和母親相依為命，日子過得不寬裕。後來母親也死了，最後被普魯士國王腓特烈一世（Friedrich III and I）與王妃養大，在王宮內自然是「談笑有鴻儒，往來無白丁」（按：典出〈陋室銘〉，意為僅與文人儒士往來，沒有平民百姓），結交的都是知識分子。她跟德國哲學家、數學家萊布尼茲（Gottfried Wilhelm Leibniz）也認識，天天跟這些哲學家們在一起，學識和一般人可不一樣。

後來卡洛琳嫁給了漢諾威（Hannover）選帝侯喬治一世（George I）的兒子。英國安妮女王（Queen Anne）孩子全死光後，沒人繼承王位，於是就把漢諾威選帝侯請去當國王。喬治的兒子當然也就成了王儲：威爾士親王。一七二七年時，喬治二世（George II）繼承皇位，卡洛琳成了皇后，不過這些都是後話了。

卡洛琳的父親死於天花，女兒也是死於天花，因此她打算讓自己更小的兩個女兒種痘。不過畢竟是皇家，什麼事都需要請示公公喬治一世。於是卡洛琳公主就鼓動皇家學會祕書長兼皇家醫師協會會長漢斯・斯隆（Hans Sloane）去找國王談這件事。順便提一下，就是斯隆把巧克力從藥品變成了食品，推廣以奎寧（Quinine）治療瘧疾也有他的功勞。在一七二七年牛頓去世後，他便接任了皇家學會會長的職務。斯隆醫生可是個重量級的人物。他和幾位醫生聯合向國王提出建議，能不能用囚犯做一次人體試驗。沒錯，他們要自己做實驗來驗證。英國是君主立憲制國家，國王的權力有限。所以，國王詢問了議院議長：「這麼做沒關係吧？」議長大人回答道：「您隨便。」於是喬治一世便下令，開始此次西方醫學史上極為重要的實驗。

他們共選出六個死囚，三男三女，身體健壯，且都沒有得過天花。一七二一年八月九日，由查爾斯・梅特蘭醫生（Charles Maitland）動手種痘，斯隆醫生監督，後面還有二十五位皇家御醫圍觀。這些醫生輪班來看他們，每天記錄他們的身體情況。有一個犯人什麼事也沒有，後來才知道他原來早就得過了天花，他自己忘記了。其他五人都開始發燒，臉上長痘痘、出疹子。等他們完全好了，結痂掉落以後，給他們再次接種天花，結果什麼事也沒發生，這就證明種痘有效果了。九月時，這幾個犯人都被釋放，畢竟他們也為醫學做出了貢獻。另外，斯隆醫生讓一個接受過種痘的女囚犯去照顧天花病人，持續的近距離接觸下，女囚犯卻一直沒有被傳染，看來種痘的確能起到免疫的作用。這次實驗只有一個樣本，卻為後續的實驗增強了信心。

另外一組實驗由卡洛琳主導，她從孤兒院選了五個孤兒，又從慈善機構選了十一個孩子。此次種痘實驗也成功了。而梅特蘭醫生自己也做了一次實驗，讓種痘的和沒種痘的人都接觸天花病人，結果沒種痘的就被傳染了。儘管實驗範圍很小，這仍是一次有力的對照試驗。後來，英國政府讓願意接受種痘的人都來參與、來者不拒，效果也很不錯。

不管別人信不信，反正卡洛琳是信了，讓她的女兒種痘後，她自己也種了痘。喬治一世國王還特地讓梅特蘭醫生跑一趟德國漢諾威，為自己的孫子種痘。就此，種痘開始在英國逐漸推廣。

一七二一年，在美國波士頓地區有一次天花流行，當地的科頓．馬瑟牧師（Cotton Mather）和札布迪爾．博伊爾斯頓醫生（Zabdiel Boylston）便實施了大規模的人痘接種。一萬兩千名感染天花的病人中，自然死亡率從一四％降至二％，這個證據夠有力了吧，對比非常的明顯。但是，很多醫生為了多賺一點錢，把種痘搞得非常複雜。怎麼說這也是個手術，便要病人提前好幾個星期放血。沒有錯，放血，然後還要灌腸，灌好幾個星期。據說這樣才能做好身心調整和手術準備，而這種陣勢也嚇跑了一大堆老百姓。

而英國的羅伯特．薩頓醫生（Robert Sutton）改良的種痘法，則是回歸最簡單的方式。後來，英國皇家醫師學會在一七五四年逐步認可了種痘法的可行性。都多少年過去了，怎麼現在才認可啊？又過了四十多年後，一七九五年皇家醫師學會才宣布，人痘接種法對預防天花有實際的效果。這還用得著學會確認嗎？人痘接種法早就到處都在用了。

人痘接種法儘管是有效的，但還是不安全，完全依賴於醫生的技術，手一滑，接種的量大了，後果可能就很嚴重。在接種人痘以後，病人在完全恢復正常前，也會成為一個潛在的傳染源，比如嘉慶皇帝小時候種痘後，也被隔離了兩個多星期的時間，就是怕他會傳染給別人。所以，許多人對於接種仍然有顧慮，不願意接種，於是天花仍然到處流行。

於是，改變這一切的人終於登場了。他就是英國的愛德華．詹納醫生（Edward Jenner）。他自己就是人痘接種醫生，所以對天花有一定的了解，對人痘接種術的種種問題都很清楚。他偶然發現，擠牛奶的女工們從來都不會得天花，這是為什麼呢？他仔細觀察了擠牛奶的女工，發現她們會得一種病，使皮膚上長水泡，但是很快就康復了，即便是有點發燒也不嚴重。這種病就是所謂的「牛痘」。

完勝天花的最後一哩路

現在我們知道，牛痘其實是從手上破損的傷口進入人體的。但是症狀很輕，一般都不會有什麼大問題，除非免疫系統本身有缺陷，那才可能致命。這種病在英國比較常見，詹納醫生發現，假如得過牛痘後，這輩子就終生有對牛痘的免疫力，同時也會有對天花的免疫力。牛痘可比人痘安全多了，因為牛痘的症狀很輕微，幾乎不會致命，要靠傷口接觸才會感染，也很難在人與人之間傳播，這就消除了人痘的最大缺點。

於是詹納醫生就做了一次實驗。他從一個擠奶女工手上的牛痘膿包裡取了一點汁液，接種在一個名叫詹姆斯．菲利浦（James Phipps）的八歲小男孩身上。幾天以後，這個孩子稍微有點不舒服，但很快就康復了。詹納後來也嘗試在詹姆斯身上接種天花，而這個孩子也完全沒事，就算加大劑量也沒問題。這便證明這孩子從此都不用再

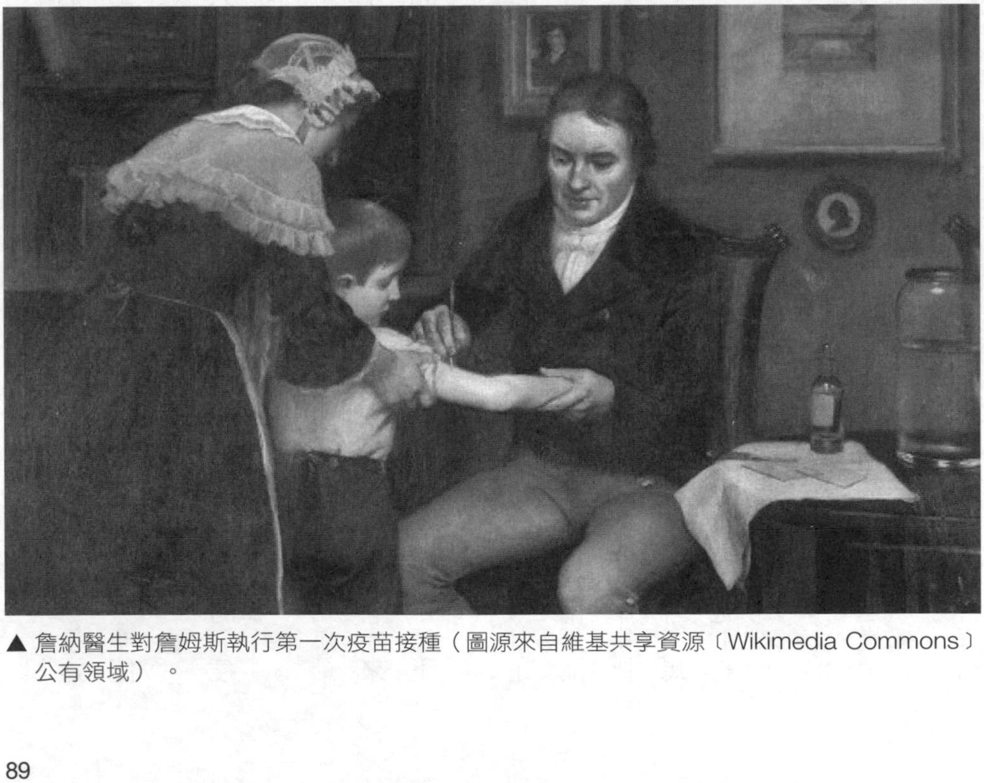

▲ 詹納醫生對詹姆斯執行第一次疫苗接種（圖源來自維基共享資源〔Wikimedia Commons〕公有領域）。

怕天花了，他已擁有終身的免疫力。

現在我們知道，天花是一種病毒，而消滅病毒就需靠人體的免疫系統。免疫系統一般來說，是透過識別病原體上的抗原蛋白，並針對其結構製造「抗體」，以此標記病毒以及受感染的細胞。只要能被辨認出來，那就好辦了，免疫系統就能藉此殺死病毒。但是大部分人的免疫系統不認識天花病毒，所以才一直讓它蒙混過關。**牛痘病毒的抗原和天花病毒非常相似，畢竟它們是親戚關係**。人體的免疫系統也會認錯，便錯把天花當成牛痘消滅了。而這正是我們需要的效果，也是疫苗的基本原理。

就好比人們在學習捕殺老虎時，直接請出一隻「吊睛白額大蟲」（按：《水滸傳》中武松制服的大老虎），你都還沒學會，就已經先被老虎吃了，這樣可是不行的。人痘法就相當是先找隻小老虎來練習，但這還是有一定的危險性。牛痘法則相當於找隻貓來練習，成語都說了「照貓畫虎」嘛！這下就安全多了，當然死老虎也可以，只要能認出老虎的樣子就行。

詹納後來寫了一篇論文寄給了英國皇家學會的《哲學會刊》（*Philosophical Transactions*），但在各個人手裡傳過一輪後，最後還是被拒稿了，理由是樣本太少。詹納立刻火冒三丈，他深怕技術外流出去，萬一榮譽被別人先搶走了呢？於是事不宜遲，他立刻添加了另外二十二個案例，寫成一本小冊子出版，不過這本書，其實也沒有幾頁紙。一石激起千層浪，各國大使館開始盯上了這本小冊子，馬上翻譯寄回國內。這可是個好東西啊！詹納從此成了各國的人氣明星。法國當時正在大革命，他們組成了特別委員會實驗牛痘，首先要求革命軍隊全體接種。為了加快實驗過程，老年人也站了出來，他們是自願承擔風險的革命士兵父母。此後牛痘迅速被推廣開來，拿破崙戰爭（Napoleonic Wars）時，法國軍隊能如此所向披靡、橫掃歐洲，就是因為人人皆已接種完成，不論使用的是人痘還是牛痘，他們都再也不受天花困擾。

由於詹納在法國人氣極高、非常有面子，大家經常請他和法國人談判、要回戰俘，畢竟連當時已登基成為法皇的拿破崙都是他的大粉絲。但他在英國國內遭受的非議卻不少，有人說接種了牛痘會使人頭上長角、腳上長蹄，變成「牛頭人」。另外還有一些妒忌他的人，說牛痘根本不是他發明的，總之各方面的攻擊都有，但這些都不足以撼動詹納在醫學史上的地位。

班傑明．沃特豪斯（Benjamin Waterhouse）是哈佛醫學院的教授，當年上學的時候，曾經跟美國開國元勳約翰．亞當斯（John Adams）當過室友，甚至是睡在上下鋪的兄弟。後來亞當斯當總統了，沃特豪斯當然希望他能在美國推廣牛痘，亞當斯當時無暇管這件事，就讓他的副總統傑弗遜來處理。

當時詹納用羽毛浸泡疫苗的有效成分，並裝在一個菸盒裡，從英國寄給沃特豪斯。到了美國時，這些疫苗仍然還有效。後來傑弗遜一家十八個人全都接種了牛痘，就連鄰居也一起接種了，大家都成了受益者。而後來傑弗遜繼任美國總統後，當然也大力推廣牛痘，甚至還大膽預言：天花終將被人類消滅。這果然被傑弗遜給說中了。**天花後來成了第一個被人類徹底擊敗的病毒**。自從詹納發明了牛痘疫苗，各個國家都陸續跟進推動全民免疫，從嬰兒就開始種牛痘。只要能讓所有人都有抵抗力，天花就不是什麼大問題了。

一八〇三年，西班牙國王要求把疫苗送到遠東的殖民地，並在當地實施防疫工作。美國國會則通過了《一八一三年疫苗法》（*The Vaccine Act of 1813*），保證普羅大眾也能享受得起疫苗。四年後，荷屬東印度公司控制的印尼開始普遍接種疫苗，而英屬印度當然也不甘落後了。不過英國此舉卻在緬甸遭到人民反對，他們還是更相信傳統的人痘。一八三二年，美國開始在美洲原住民身上接種牛痘，而英國逐漸禁止舊的人痘技術，強制要求僅能接種牛痘。

到了十九世紀末時，美國基本上已不再受天花的威脅。一九〇〇年，北歐國家也大致上撲滅了天花。到了一九一四年，各國的天花病人已經寥寥無幾了。歐洲的最後一個天花病人，出現在南斯拉夫，而那已經是一九七二年的事。到二戰結束後，每年仍然有兩百萬人死於天花，主要都是缺少現代醫藥的貧窮國家，例如非洲、南亞等地區。世界衛生組織此時便想盡辦法組織醫療團隊，提供技術與資源協助落後地區，並讓那些國家學會自行製造天花疫苗。到了一九七五年，只有肯亞（Kenya）、烏干達（Uganda）、索馬利亞（Somalia）、衣索比亞（Ethiopia）等地還有天花。

最後一個自然感染天花的案例，是一九七七年一位衣索比亞的小女孩。而人類史上最後一次天花病毒爆發，則是一九七八年，在英國的伯明罕大學（University of Birmingham）醫學院。此次有兩個人不慎在實驗室中感染，其中一個是醫學攝影師珍妮特・帕克（Janet Parker），最後因天花身亡，而負責天花實驗室的教授亨利・貝德森（Henry Bedson）也因此輕生。這是目前已知最後一名死於天花的人。後來，各大機構也不再保存天花病毒，全都集中由世界衛生組織保存。現在世界上已經很多年沒有人得天花了，因為天花病毒只能在人與人之間傳播，這種病毒很笨，不懂得變異，只會傻乎乎的等著被人類剿滅。而感冒病毒的變異能力就強多了。

後來，世界衛生組織曾倡議銷毀天花病毒，此舉在醫學界引起不少爭議，使得銷毀時間一再推遲。直至今日也只剩美、俄兩國的實驗室仍留有天花病毒的樣本，並由世衛組織監督保管。過去只要提到對抗天花，就會提到詹納醫生，但其實在此之前有無數人同樣為此付出。這是一代又一代醫生共同完成的偉大創舉，留下名字的僅是少數人，詹納只不過恰好出現在歷史的轉捩點上。從此，我們多了一種對抗疾病的手段，那就是提前接種疫苗預防。儘管古人總想「治未病」（按：典出《黃帝內經》，指採取預防性治療），但直到牛痘疫苗被發明後，這個想法才真的成為現實。

人類就是這麼逆天改命的物種，當然，我們還是一種會開外掛的物種，動手術就是只有人類獨有的本事。下一章，我們來講一位理髮師的貢獻，他也被稱為「外科手術之父」。

8 恐怖的手術室：三〇〇%的死亡率

上一章我們講到人類如何降伏天花病毒，也說到了這是一場橫跨東、西方的醫學大合作，而其中起到關鍵作用的，就是英國的醫生愛德華．詹納。這一章，我們則會談到詹納的老師，他在外科學史上也是個承前啟後的人物（按：外科學，以手術醫治病患的醫學）。

中世紀的外科一直是理髮師的天下，因為醫生們不願意自己下刀，某種程度上也是因為當時的外科並不是個體面的工作。雖然通常也只是採取放血療法，但房間裡到處都是血汙卻也是不爭的事實。偶爾還會碰上怕痛的病人躺在床上哇哇亂叫，當然沒有什麼體面可言。有一段時期，教會更規定外科醫生不得進入各個大學的醫學院學習，他們只能透過師徒制學習知識與技術。

於是，當時的醫學從業者就呈現出四個不同的樣貌。第一種是極少數受過正規醫學教育的內科醫生，他們學習過解剖學、能開處方，而且還懂拉丁文。第二種則是所謂的外科醫學院畢業生，也會使用拉丁文寫論文，他們是不屑於與理髮師為伍的。而第三種，就是理髮師兼外科醫生，他們一般來說都不懂拉丁文，只會本國的語言。最後一種，就是所謂的遊方醫生。理髮師起碼有一分正式的收入，那就是替人剃頭，人的頭髮總會不斷的生長，於是剃頭便成了市場上的必需。即便不為人開刀，他們還是有錢可賺。最差的一種就是遊方醫生，只能在市場的角落擺個攤。這幾個種醫生之間，大概就是所謂長衫客、短衣幫，和孔乙己之間的關係吧（按：典出〈孔乙己〉，長衫客指讀過書的上流階層、短衣幫則指作工的底層人民。在原文中，孔乙己身著代表上流的長衫，卻十分破舊，並與短衣幫為伍，身分為落魄的讀書人）。

而在那個年代，動手術就像「修腳」一樣，可是個手藝活。相聲裡那種誇張的拔牙法，也可說是當時醫術的真實寫照。拔牙就是一門祖傳的手藝，同樣的，也有醫生專門做白內障手術，他的技術要是家傳的祖傳祕方，就是師傅手把手教的。另外還有醫生專門取膀胱的結石，也有遊方醫生擅長治療疝氣等等，每個醫生精通的領域各有不同。

疝氣是怎麼回事呢？就拿小腸疝氣來說，其實是肚子裡的腹膜破裂了，小腸從腹膜的破口裡擠出來後，把肚皮頂起一個包。這種病通常都出現在腹膜的薄弱之處，比如腹股溝，也就是大腿根部的位置。疝氣如果不治療，最後會很麻煩的。但是這種手術，你可不能隨便找市場裡擺攤的那些醫生，這個位置實在太敏感，要是這位外科醫生手一滑，手術刀不小心轉了彎，那就麻煩大了。不管怎麼說，手術失誤總是大家不希望的，但當時的情況就是如此。那些受過高等解剖學教育的高手，普通人基本找不到，遊方醫生也不安全，只好找中間的理髮師外科醫生湊合湊合了。

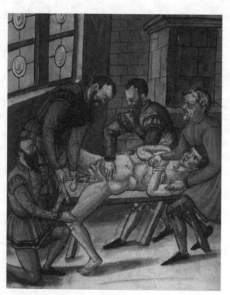

▲ 16 世紀的疝氣手術繪畫（圖源來自維基共享資源〔Wikimedia Commons〕公有領域）。

真正讓外科水準有所提升的人，是法國的安布魯瓦茲．帕雷（Ambroise Paré），他被尊稱為外科之父，本人就是一位理髮師。他大約是一五一〇年出生，一五九〇年去世。他所在的年代，正是歐洲發生軍事科技革命的年代，這個歷程前後橫跨一百年，帕雷的一生恰好就處在軍事科技變革的階段。這場大變革可以說給了帕雷與外科學技術飛躍發展的機會。

大殺器的發明，卻帶來外科技術的曙光

到底發生了什麼樣的變革呢？**那就是火槍逐漸代替了弓箭**，火器逐漸顯露出更大的發展潛力。英國長弓兵十分厲害，射程極遠，訓練有素，但是訓練一個長弓兵是很花時間的。當時歐洲的盔甲已經發展到了顛峰，弓箭逐漸落了下風，對盔甲一點辦法都沒有，再加上兵員素質下降等一系列的因素，導致弓箭走了下坡路，而火器開始興盛。小孩子根本沒有力氣拉開長弓，但是開幾槍還是沒問題的。很多原本上不了戰場的人，現在拿起火槍也能上戰場了，所以哲學家卡爾．馬克思（Karl Marx）才會如此形容：「火藥把騎士階層炸得粉碎。」無獨有偶，日本戰國時期引進了大量火槍，並引起武士階層的強烈反對。畢竟這等於改寫了整套遊戲規則，連刀術高超的宮本武藏和佐佐木小次郎都不用玩了，武士們怎麼可能不反對呢？

當然，火槍也有自己的問題，當時的射速很慢，得先從槍管前端把火藥倒進去、壓進一個鉛球子彈、用通條壓實，把槍端平，在與槍膛相通的火門倒上火藥，再裝上火繩。火繩就是一條能長時間燃燒的引信。不是也有人會用線香點燃鞭炮嗎？火繩就相當於線香的作用。使手扣動扳機以後，就會把火繩按到火門上，使火藥迅速燃燒，並引燃槍膛裡的火藥，於是

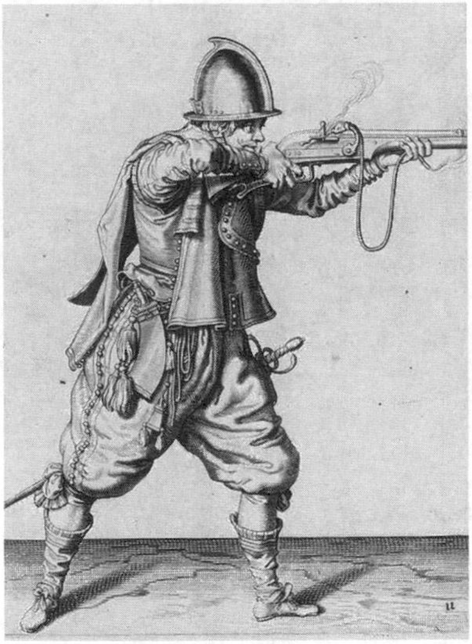

▲ 操作火槍的士兵繪像，繪於 17 世紀（圖源來自維基共享資源〔Wikimedia Commons〕公有領域）。

「砰」的一聲，槍就擊發出去了。

火藥一爆炸、圓球形的子彈發射出去後，通常都會在人身上打出一個洞，就算打到盔甲也能把對方震得受不了，甚至直接震死。我曾看過球形子彈的彈道凝膠實驗，其能在凝膠中打出一條非常直的彈道，口徑不大。球形彈可說是最有良心的子彈了，後來子彈改成其他形狀後，在彈道凝膠內部打出的空腔可就不是又細又直的管徑了，而是一個喇叭狀的大開口：進去的地方是一個小孔，但內部卻被轟得一塌糊塗的。彈道凝膠的密度和人體非常接近，你可以想像一下現代子彈打中人體會是什麼效果。

但即便是有良心的球形子彈，槍傷也與以前的刀砍、棒砸不是一碼事，傷口完全不一樣。不論是希波克拉底斯還是蓋倫，他們都從沒見過這樣的傷口，他們的書裡也沒有提到如何治療槍傷。祖師爺都沒提過，那醫生們該怎麼辦呢？一個現實的問題就這麼擺在了醫生面前。**外科的發展，可以說幾乎是由戰爭推動的**，從弓箭到火器的變化，逼使醫生們不得不升級創傷治療技術，**戰場也成了最佳的外科醫學院**。

那麼這些古代的外科醫生該怎麼辦呢？他們只能採用模擬的辦法。義大利著名的外科醫生喬凡尼·達維戈（Giovanni da Vigo）是首先描述新型戰爭中外科問題的人之一，他認為火器傷是有毒的。而傳統上，有毒的傷口例如被蛇咬傷等，要用燒灼來中和。因此達維戈推薦使用沸油，這樣就可以使火器造成的深度傷口中和。他跟教皇也是老熟人，因此他一言九鼎，這種辦法也就成了標準的做法。所以當時的處理傷口方式，就是往傷口上澆滾燙的油，傷患們當然也會痛得叫出來。不然用烙鐵直接燙上去也行，但是總不如熱油正確。這麼做其實就是把傷口燙糊了，不但止住了血，還順便殺了細菌。古人並不知道細菌，雖然在無意之中起了殺菌的作用，但是代價很大，燒傷也是不小的麻煩。但是除此之外，醫生們也沒有什麼別的辦法了。

現代很多電影中都喜歡描寫類似的橋段：某位硬漢拿出一把小刀，在火上燒了一下後，便自己動手把彈頭挖出來。接著再拆掉一個子彈，倒上少許火藥，然後點著燒一下，傷口也就止了血，道理都是類似的。電影《第一滴血 3》（*Rambo III*）的藍波（Rambo）幹過，《凌凌漆大戰金鎗客》中周星馳也幹過，不過現實遠比電影殘酷多了，哪可能這麼輕鬆呢？

真正改變這個做法的是法國的理髮師帕雷，他小時候的經歷並沒有清楚記載，生卒年月其實也沒有很準確，他自己從來也不提小時候的事，只知道他從小就跟著師傅學手藝。一方面學理髮，一方面也學動手術。但是師傅通常不會全力培養徒弟，只是拚命壓榨廉價的勞動力。後來，帕雷到巴黎的一家慈善醫院裡當了三年醫生，在這裡，他倒是學到很多東西，包括有系統的解剖學，並接觸到大量的病人。但是這個醫院的條件極差，以至於在某一年的冬天裡，有四個病人凍掉了鼻子，帕雷便為他們做鼻子的切除手術。古代的印度人有一種特殊的手術，那就是「鼻重建術」，印度人在整形方面可是先驅。不過，這個方法在將近十九世紀才被英國人傳到歐洲，帕雷當然不可能學到。

他在這所醫院裡主要學習創傷包紮、安裝夾板治療骨折，以及截肢手術。這都是當軍醫必備的能力，後來他就隨軍出征上了戰場。此時正好一五三六年，法國跟西班牙打起來了，爭奪義大利北部的控制權，帕雷也參加了這場戰役。真的上了戰場後，帕雷才發現這裡比醫院殘酷多了。一場大戰剛打完，空氣中便彌漫著腐敗屍體的臭氣，傷患們的傷口開始化膿、潰爛，都開始長蛆了。也經常有士兵因缺少食物和護理，或因低劣的治療手法而死亡。

帕雷一開始也是採用達維戈醫生的辦法，那就是拿沸油澆灌傷口，每個傷患都這麼處理。帕雷這個人心軟，他總想盡量減低傷患的痛苦，能不截肢就不截肢。但是假如不處理傷口，傷患可能連命都保不住，也只能硬著頭皮上了。就在這個節骨眼上，沸油卻用完了。帕雷沒轍，只能乾瞪眼，但也不能什麼也不做啊。他只能死馬當活馬醫，用雞蛋、松節油、玫瑰油等混合調製成一種藥膏，塗抹在士兵的傷口上。

帕雷當天夜裡根本睡不著，他覺得對不起那些受傷的士兵。「兄弟啊，對不起啊！我沒有油了，沒辦法為你處理傷口。」他越想越不放心，萬一在夜裡傷口惡化了怎麼辦？他起來一個個查看，發現那些用沸油澆過傷口的傷患都在哀號。能不痛嗎？被子彈打了一下，然後又被滾燙的沸油澆了一下，人能受得了嗎？反倒是那些上了藥膏、沒有用沸油的傷患都很安詳，有的甚至睡著了，查看傷口也沒發現什麼問題。**難道用沸油，反而效果不如藥膏？**

帕雷無意之中完成了這次對照試驗，他從此明白，過去的經驗是不能完全相信的，要敢於合理懷疑過去的傳統。帕雷又觀察了一陣子後，他發現用藥膏比沸油癒合得更快，這下他有信心了。一五四一年，他回到了巴黎，他的老師鼓勵他把戰場上的經驗寫出來，於是帕雷就寫下《火槍與火器傷口的治療》（*The method of curing wounds caused by arquebus and firearms*），書中認為認為槍傷不能類比為蛇咬，而應該視為挫傷，簡單治療就行了。即便是真的要用燒灼來處理傷口，帕雷也喜歡用烙鐵而不是沸油。後來有個老太太告訴帕雷一個偏方，那就是用切開的洋蔥治療燙傷。帕雷試了試，發現是有效的。而現在研究發現，洋蔥還真的有一點抗菌的作用，也算多少有點道理。

當然，由於帕雷是文藝復興時期的人，儘管沒有系統的學習過，但他信奉的還是四體液學說。所以，他收集的各種另類偏方也有不少是不靠譜的，例如他經常推薦所謂的「小狗油」。就是把兩隻新生的小狗放進百合花油裡炸，一直炸到骨頭溶解為止。把這種油和松節油混合，再放進去一斤俗稱「地龍」的蚯蚓，然後用文火慢慢燉。我們今天當然都知道，這種玩意兒能有效才怪呢。但也沒辦法，當時的知識大多就是這種水準。

當時的內科醫生們要求帕雷解釋，為什麼戰場上一點點黑火藥就能弄死士兵，帕雷化驗了黑火藥的成分，不過就是一硝二磺三木炭（按：典出《丹經內伏硫磺法》的火藥比例，三種材料分別為：硝酸鉀〔硝石〕、硫磺與木炭），也沒有什麼其他成分。這幾種東西都是沒有毒的，哪怕子彈沾上一點黑火藥，打到人體內也不應該有那麼大的作用。因此帕雷相信這是因為戰場上瀰漫著一種毒氣，身上有個小破口後，毒氣就進去了。實在解釋不了，那就推給上帝他老人家吧！因此帕雷說包紮傷口的是他，讓傷患痊癒的則是上帝，一切都是命中註定。

當然，戰場上也有很多嚴重的傷患需要截肢，這時還用滾燙的沸油來燒灼傷口簡直太殘忍了。帕雷想減輕傷患的痛苦，他發現止血並不需要那麼殘忍，只需要用針線把血管縫起來就好了。為此他發明了手術專用鉗，形狀像鴨嘴一樣。用這種鉗把住傷患的血管拉出來，然後用針線縫上，就可以止住血。這個辦法簡單可靠，而且傷患也沒有那麼痛苦，因此算是技術上的重要突破。現在的外科幾乎離不開針線，在大家的印象裡，外科似乎不是開刀就是縫針。

不再是理髮師，而是真正的外科醫生

帕雷前後擔任四任法國國王的御醫，他精湛的醫術也大大提高了外科醫生的地位。帕雷是第一位得到了所有人——除了內科醫生——尊重的外科醫生。他的拉丁文很差，因此他寫書只能用法文，還是處於醫生鄙視鏈的底端。長衫客看不起短衣幫，更看不起孔乙己。這本書如果沒有國王的支持，很可能根本就無法出版。別忘了，那些理髮師外科醫生也不懂拉丁文，平時想看書學習都不太可能。現在帕雷的書便成了他們必備的

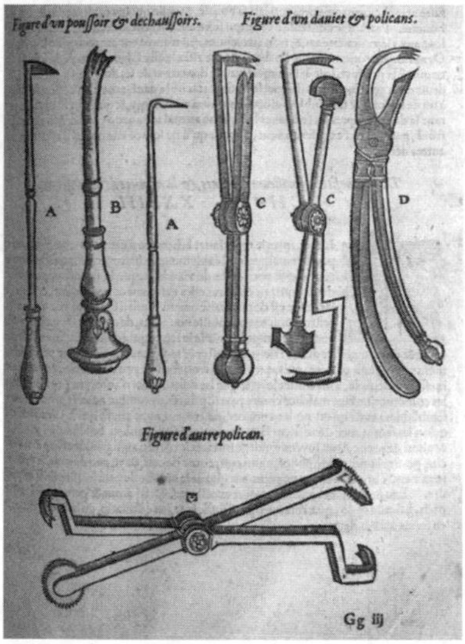

▲由帕雷發明的手術器具（圖源來自維基共享資源〔Wikimedia Commons〕公有領域）。

手冊，這本著作的出版，也標示著外科學正式獨立成為一門學科。

一五九〇年帕雷去世，同年明朝醫學家李時珍出版了《本草綱目》。至此，手術的第一個大麻煩，止血和清潔傷口已得到解決。但是當時的外科醫生只敢在身體外圍下手，例如雙手雙腿等等。就算腦袋讓人開了一個洞，他們也大致懂得怎麼包紮，但是肚子裡的內臟，他們還是不敢動手。

很多書對那個時代外科手術的描寫，都是非常殘忍的，諸如手術室裡到處都是被砍下的胳膊和腿，似乎外科醫生就只知道隨意幫人截肢。但事實上並不是這樣的，日常生活中哪有那麼多要截肢的病人呢？大多都只是來放血或是拔牙，這都算是外科的範疇。那時的外科醫生是有自知之明的，哪些能搞定、哪些事情搞不定，他們心裡都很清楚。到了十八世紀時，外科醫生的膽子才逐漸開始大了起來，而且往往是遊方醫生膽子更大，手術突破也更多，畢竟就算出了事，大不了跑路嘛。

一七〇〇年，人們發現白內障其實就是水晶體的混濁硬化。後來法國醫生發明了一種摘除水晶體的方法，用於治療白內障，他做了上百次這樣的手術，據說都十分成功。而英國遊方醫生約翰．泰勒（John Taylor）也擅長這種手術，他在歐洲許多王宮裡做了大量的手術，不過這傢伙招搖撞騙的本事也不小。一七五〇年，泰勒路過德國萊比錫（Leipzig），著名的音樂家約翰．塞巴斯蒂安．巴哈（Johann Sebastian Bach）正好得了白內障晚期，泰勒做了兩次手術都不怎麼成功。後來巴哈的眼睛竟奇蹟般恢復了，但可惜十天後，巴哈就去世了。一七五一

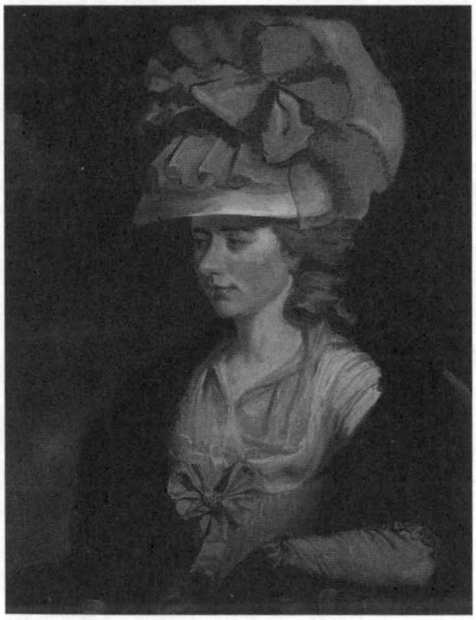

▲范尼．伯尼，全名佛朗西斯．伯尼（Frances Burney），英國文學家。為少數接受沒有麻醉的腫瘤切除手術後，仍能清晰回憶手術過程的患者（圖源來自維基共享資源〔Wikimedia Commons〕公有領域）。

年，另一位音樂家格奧爾格．韓德爾（George Frideric Handel）其中一隻眼睛視力退化時，恰好又是由同一位泰勒醫生動手術。到了第二年，韓德爾兩隻眼睛都瞎了。不過在泰勒醫生晚年時，不知道是不是報應，他自己的兩隻眼也瞎了。這便是歷史上較為著名的其中一個庸醫。

當然，大部分外科醫生還是認真負責的。一八一〇年，英國著名女作家范尼．伯尼（Fanny Burney）接受了乳腺癌的腫瘤切除手術。她後來記錄了當時的感受：臉上被蒙上一塊紗布，隱約看見周圍有七個壯漢和一個護士，手術難道需要這麼多人嗎？可別看范尼是個弱女子，動手術的時候少了這些人根本就按不住她。透過紗布，她看到了醫生那一把亮晃晃的手術刀。她嚇得趕緊閉上了眼，而就在閉眼的這一刻，醫生下了刀。范尼的尖叫聲自始至終一直都沒停過。

試想一下，這可是在沒有麻醉的情況下做的手術，所以她痛得死去活來，即便刀子已經離開了身體，范尼仍然感到自己皮肉被撕裂的那種痛。剛覺得疼痛舒緩了一點，一睜眼，便看見手術刀又要往下落，她嚇得趕緊又閉上眼睛。想像一下她的感受，便會十分佩服這位女作家的勇氣，事後范尼仍能清晰的回憶醫生先在哪裡下刀、後往哪裡下刀，以及她是怎麼尖叫的。真是委屈她了，都痛成那樣，腦子倒是保持得很清楚！她最終活到了一八四〇年，這說明手術算是十分成功的。

當時，取出膀胱結石的手術也越來越成熟，這個技術是一七〇〇年由一位法國的遊方醫生雅克．博利厄（Jacques Beaulieu）改進的，據說他一輩子做了好幾千次這樣的手術。另外幾位著名的外科醫生，例如英國的威廉．切塞爾登（William Cheselden）也把這一招學去了，他們都透過雅克的方法獲得巨大的成功。切塞爾登因膀胱取石術名聲大振，他能夠在短短兩分鐘內完成這一劇痛的手術過程，而同時代的其他醫師在同一手術需要花二十分鐘，也因此他的收費是最貴的。誰叫人家動作快，動作越快，病人承受的痛苦就越少。

經過一代又一代外科醫生不斷的努力，外科學的地位也在逐漸提高。法王路易十五時期（Louis

XV，一七一〇至一七七四年在位），外科醫生和理髮師徹底分了家。後來又廢除了外科醫生的學徒制，也就是說，外科醫生此後也需要經過正規的醫學院培養，外科逐漸獲得與內科平起平坐的地位。

英國的亨特兄弟（Hunter Brothers）為外科也做出了很大的貢獻。特別是弟弟約翰．亨特（John Hunter），他是病理解剖學的奠基人之一。他在哥哥的婦產科醫院當了多年的助手，後來去切爾西醫院（Chelsea Hospital）和聖巴多羅買醫院研究外科學。一七六〇年時，他擔任軍醫，隨軍征戰，回來後自己開業當醫生，並把大量精力投入於比較解剖學領域（按：解剖學中比較生物的相似與差異處的研究，透過觀察分析生物之間的異同，從而了解生物進化的發展規律）。他累積了大量的人體和生物學標本，其中一萬三千件標本成了英國皇家學院亨特博物館（Hunterian Museum and Art Gallery）的基礎。

他寫了四篇重要的著作《人類牙齒的自然史》（*The Natural History of the Human Teeth*）、《論性病》（*A Treatise On the Venereal Disease*）、《對動物個體特定部位的觀察》（*Observations on Certain Parts of the Animal Oeconomy*）、《論血液、炎症與槍傷》（*A Treatise on the Blood, Inflammation and Gun-Shot Wounds*）。正是他的努力，外科從一門技藝變成了科學。他晚年為了研究梅毒，自己接種了其病原體，他後來不少症狀可能都與這件事有關。梅毒這個病，可以說是個「文化病」，說來話長，我們後續會再講到的。而當然，亨特最大的貢獻，就是教出了一個好學生，也就是前文中所提的疫苗發明者——愛德華．詹納。

在沒有麻醉的年代，只能靠醫生的快刀手

在當時，醫院也有相當大的發展。過去醫院純粹是個提供心理安慰的地方，神父和修女會盡其所

能照顧你、安慰你，但就是無法幫你治病。到後來，醫院逐漸變成了隔離場所，比如痲瘋病、天花等的隔離。進入近代後，綜合醫院開始遍地開花，而且還出現了專科醫院。到了一八〇〇年，英國大小城鎮起碼都有一所醫院。醫院開始和醫學教育相結合，也出現了醫學院附屬醫院，就此醫院也成了教學活動的場所。可別小看這樣的改變，為了管理方便，必然會催生完善的紀錄體系，也就是所謂的「病歷」，這就為未來大規模的資料統計打下了基礎。要是到處都只有小診所或遊方醫生，要怎麼統計研究呢？再說，病人集中，醫生累積經驗的機會就多，臨床教學的機會也多，醫學進步的速度就會大大加快。

到了十八世紀末時，一個教授帶著一大群學生在醫院臨床教學這種模式已經不新鮮了。動手術也經常有一大群學生在觀看，現場教學是常有的事。當時沒有電視直播設備，可是離得太遠又會看不清楚手術過程，只好把房間設計得像一口井一樣，一圈一圈、層層疊疊坐滿了學生，大家居高臨下看著老師動刀。人一多就有麻煩，人的表演欲就被激起來了。如果說切塞爾登兩分鐘就能取出膀胱結石，那我羅伯特・李斯頓（Robert Liston）二十八秒就能切除一條腿！當然了，速度越快，病人受到的痛苦也會越少。

李斯頓醫生畢業於英國的愛丁堡大學，是個大個子，身高一百八十八公分，而且是個急性子，不管做什麼都求快馬加鞭。一八三五年，李斯頓成為倫敦大學醫學院的第一位臨床外科學教授。他在手術方面有很多貢獻，比如發明鬥牛犬鉗（一種固定動脈血管的鉗子）和用於穩定股骨脫位和骨折的腿夾板。一八三七年，他發表了

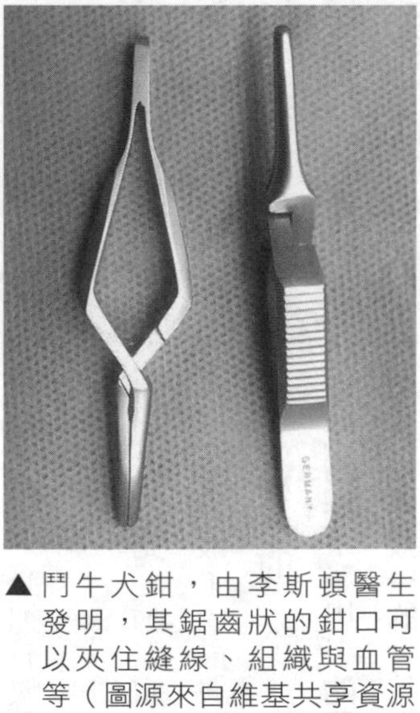

▲鬥牛犬鉗，由李斯頓醫生發明，其鋸齒狀的鉗口可以夾住縫線、組織與血管等（圖源來自維基共享資源〔Wikimedia Commons〕公有領域）。

《實用外科學》（*Practical Surgery*），並在其中論證快速手術的重要性：「這些手術，必須有決心且迅速的完成。」

當然，這個急性子也造成一系列的問題。例如有個小男孩脖子上有個腫瘤，這究竟是動脈瘤，還是一般的瘤呢？李斯頓醫生決定：先切一刀再說，結果這孩子到處噴血，應該是動脈破了。最終導致這個孩子死亡。還有一次，他僅花兩分三十秒就切掉了患者的腿，還順便切掉了生殖器的一部分。

這都還不算什麼，李斯頓醫生曾創下三〇〇%的手術死亡紀錄。他當時飛快的鋸下了患者的腿，患者第二天便因為感染死了。而他同時還切掉了助手的手指，助手也感染死了。現場觀摩的一位名醫因為被他的飛刀擊中，當場死亡。據說，這一刀其實沒有造成嚴重的傷口，但對方還是被嚇死了。

我們絕對想像不到手術器具怎麼滿天亂飛的，可見這些紀錄多少都含有誇大的部分。但是李斯頓醫生絕對是當時「倫敦第一快刀手」，這是無庸置疑的。像李斯頓這樣的醫生可不是個案，俄羅斯外科醫生尼古拉·皮羅戈夫（Nikolai Pirogoff）能在三分鐘內截掉大腿、半分鐘切掉乳房。法國名醫多米尼克·讓·拉雷（Dominique Jean Larrey）曾經連續二十四小時截肢兩百個病人，平均每七分鐘就要切掉一條腿或者是胳膊。連續二十四小時下來，醫生自己也差點扛不住。沒辦法，當時的外科就是個體力活。

當然，醫生也會想盡辦法減輕患者動手術時的痛苦。在他們看來，只有三種狀態的人是沒有知覺的，那就是睡著了、昏過去了、死了。拿棍子把病人打暈這招可沒什麼用，病人還是會醒。用酒灌醉病人？還真的有醫生這麼幹。拿一瓶烈酒來，病人喝半瓶麻醉，大夫喝半瓶壯膽。結果病人沒被麻醉，反而嘔吐外加發酒瘋，好幾個人都按不住。

所以，酒精並不是很好的麻醉劑，它無法起到外科醫生們期望的作用。醫生寧可讓一個人清醒的承受痛苦，也不希望這個人處於意識模糊、身體不能自理的狀態。古人早就知道有些藥物是有麻醉作用的，比如像鴉片和印度大麻等，但是這些東西都不能滿足外科醫生的要求。**如何讓病人不痛，就是手術面臨的第二大難關**。這個問題不解決，手術就沒辦法往更高層次發展，那該怎麼辦呢？

第三章

麻醉、護理和細菌

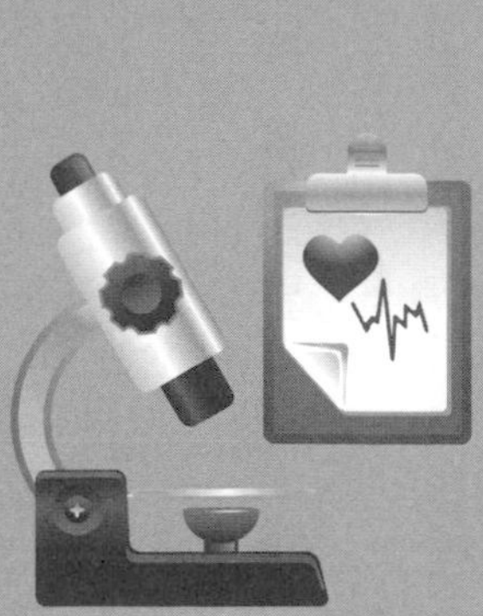

9 麻醉術的發明，讓手術室不再有哀號

上一章，我們講到外科怎麼從原始狀態開始快速發展，以及外科醫生如何從低下技工到和內科醫生並駕齊驅漫長的發展歷程。一直到十九世紀中期以前，外科主要都是在軀幹上動刀，不怎麼敢去動肚子裡的東西。

那段時期，醫生們主要解決了傷口清理、止血和縫合等一系列技術瓶頸，但是病人仍然要承受巨大的痛苦。**所以一般來說，除非是迫不得已，大家是不肯做手術的**。除非病痛已經壓倒了手術的疼痛，病人才會選擇手術。或者是攸關性命的時候，例如如果這個傷口不處理便會致命，那麼再痛也要忍住。所以當時的手術室經常會傳來病人悲慘的號叫。不僅僅是醫院，醫學院的階梯教室裡也經常傳來撕心裂肺的哀號。無論你是個多麼體面的人，在手術臺上也根本沒辦法保持那份從容鎮定。在眾多學生的注視之下，病人會用最大的音量來表達最原始、最純真的個人體驗。那就是痛，痛得死去活來。對於外科醫生來講，他們必須下手迅速，盡量縮短病人的疼痛時間。同時必須有幾個魁武的助手來按住病人以免誤傷病患，可想而知，這種情況下沒辦法做精密手術。

但古人也不是沒發展這方面的技術，他們也希望能解決病人的疼痛問題。傳說中中國古代名醫華佗就是一位手術高手，他給關羽刮骨療傷時甚至沒有用麻藥。當然了，這也是為了烘托出關羽的厲害，這麼硬扛下來的他可是武聖，不是普通人，就是這麼不怕痛！但這些都是小說家的杜撰，其言不

可信。《三國志》裡也有類似的記載。關羽陳年的舊傷總是疼痛，認為可能有餘毒未散，讓醫生為他去除餘毒時，倒是寫到了刮骨療傷。但是，如果真的按照史書上記載的過程來處理，關羽可能連手臂都保不住了。因為史書壓根就沒提到傷口處理，也沒提到消毒。剛做完手術，關羽就像沒事一樣走了，哪有這麼快的？難道不需要恢復嗎？

從「麻沸散」到「通仙散」的植物嘗試

所以，很多歷史傳說都經不起推敲，畢竟古代許多記載都沒有細節。例如，華佗是怎麼幫三國梟雄曹操動手術的呢？華佗給出的方案著實讓人汗顏：用斧頭把曹操的腦袋劈開。史書也完全沒記載術前、術後華佗的詳細配套措施，這一斧下去，曹操大出血，華佗能有辦法解決嗎？即便你有辦法止血，可是輸血這個部分你還沒搞定呢。再說，萬一有什麼亂七八糟的東西跑進曹操的腦子裡，他能受得了嗎？所以在曹操的眼裡，華佗的治療方案怎麼看都像是要行刺。古代雖然可能有過某些膽大的醫生敢於嘗試開顱手術，或是切開肚子查看內臟，但後果通常都很悲慘。只有準備好一系列安全與衛生準備，手術才能安全進行，當時肯定還不具備這樣的條件。

另外，相傳當時華佗所用的「麻沸散」只是一個名字，並沒有具體成分的介紹，因此人們仍不知道它到底是什麼東西。有人考證後認為這是大麻一類的植物，也有人說其主要原料是曼陀羅。曼陀羅的確有麻醉作用，但是效果不好，外傷的情況可能可以應付，但論及開膛剖肚，還是算了吧。總之，現在說法不一。

後來不少人都嘗試製造類似麻沸散的藥，但是都無法達到歷史所記載近乎現代麻醉藥的效果。當然也有人說這並不是史實，只是被神化的一種傳說。不過曼陀羅一類的東西雖然沒有在醫學上當作麻醉藥使用，倒是變成讓人失去知覺的「蒙汗藥」主要成分。起碼在《水滸傳》一書成型的明朝，蒙汗藥就已發展成熟了。

古代中國的很多醫書後來都傳到了日本，受到麻沸散傳說的影響，日本醫生華岡青洲還真的依靠曼陀羅、當歸、烏頭、半夏、川芎、當歸等調製成名為「通仙散」的藥，完成了世界上有據可查的第一例麻醉手術。根據現在研究，可能裡面還有鴉片的成分。大航海時代，荷蘭人來到日本，日本人這才發現世上還有一種和中國文化完全不同的文化體系，日本稱之為「蘭學」。日本人不管三七二十一，先學了再說。自此有許多西方的外科手術技術開始傳進日本，華岡青洲就是在這種文化交融的時代成長的。

他為了測試麻醉效果，用妻子和母親做實驗。結果把母親毒死，讓妻子失明，非常悽慘。在經歷了幾十年的試驗之後，他終於成功了。在一八〇四年，華岡青洲讓一個六十歲的老太太在全身麻醉的狀態下，為她做了乳癌的切除手術。這也是東方在麻醉技術上獲得的最高成就。

從傳說中華佗的麻沸散，到華岡青洲用通仙散實實在在的完成麻醉狀態下的手術，其中相隔了整整一千六百年。儘管比西方同行領先四十年，但是他所延續的技術路徑卻已走到盡頭。因為天然植物之中的成分太複雜，效果太難控制。一般認為，他的配方裡實際起作用的是東莨菪鹼（按：抗膽鹼藥物，可抑制副交感神經，具有劇毒）、阿托品（按：蕈毒鹼受器阻斷藥物，可抑制副交感神經）、烏頭鹼（按：生物鹼毒素）等成分。

像吸毒一樣的「氣體俱樂部」

當時在歐洲，做手術之前都還是靠酒精或者用棍子敲暈，一棍不夠就打第二棍。但是在手術做到一半的時候，病人往往會醒過來，難道要再敲一棍？說不定這一棍下去，命就沒了。不論誰的腦殼都經不起一而再，再而三的敲。但是，歐洲人不經意間有了意外的收穫。只能說當時的歐洲人真是膽大，當時化學開始迅速發展，各種各樣的氣體都能被製造出來。當時流行一種「氣體俱樂部」，人們將各種瓶罐裡的氣體依序吸一口，看看會有什麼感受。當年英國化學家約瑟夫・普利斯特里（Joseph Priestley）製造出氧氣的時候，他就深深吸了一口，感覺好極了。當然，普利斯特里可不知道這東西就是氧氣，法國的化學家安東萬・拉瓦節（Antoine Lavoisier）更發現氧氣是一種獨立的元素。不過發現新氣體後先深吸一口這個壞習慣倒是被流傳下來了。他們也不想想，萬一有毒該怎麼辦呢？

一七九八年，醫學家湯瑪斯・貝多斯（Thomas Beddoes）在布里斯托爾（Bristol）創辦了一間氣體研究所，研究藥物能不能透過呼吸道吸入，以及各種氣體對人體的影響。漢弗里・戴維（Humphry Davy）當時在他那裡工作，戴維按照普利斯特里的書製備各種氣體，其中就包括笑氣。這天偶然湊巧，貝多斯來了，不小心撞倒一個瓶子，玻璃還劃傷了手指。瓶子裡的氣體全冒出來後，兩個人只感覺到一股甜味，原來這種氣體是甜的。貝多斯接著忍不住開始狂笑，戴維自己也跟著狂笑，想停都停不下來。兩人跌跌撞撞跑出門外後，過了好久才平靜下來。從此這

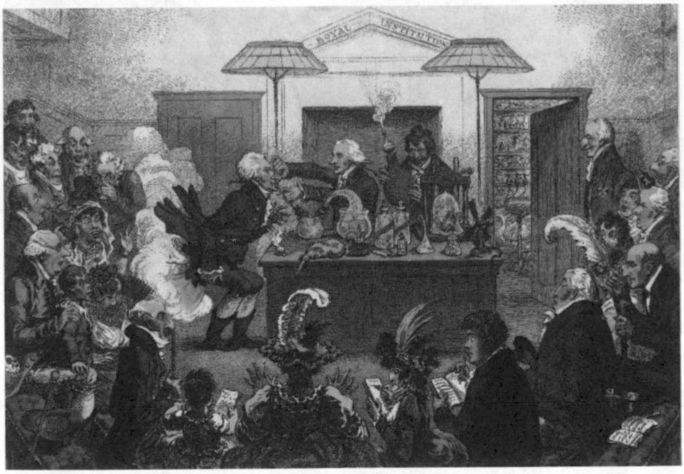

▲ 一幅在英國皇家協會展示氣體新發現的漫畫，圖中拿風箱者為戴維，繪於 1802 年（圖源來自維基共享資源〔Wikimedia Commons〕公有領域）。

種氣體有了個外號，叫做「笑氣」，其實就是一氧化二氮。笑完之後，貝多斯的手指頭也不痛了。戴維這才發現，原來這種氣體有麻醉的效果。人狂笑完了以後，疼痛也會跟著減輕，這倒是個有意思的發現。

又過了一陣子，戴維自己牙痛，牙痛不是病，痛起來可會要人命。逼不得已，戴維只好找別人幫自己拔牙。戴維拔牙的時候渾身冒冷汗，痛得死去活來。他實在是受不了了，跑進實驗室，打開一瓶笑氣，吸了一口狂笑了半天，鬧得附近的人都毛骨悚然。等笑完了，緩過來後，牙就不痛了。看來笑氣真的有麻醉作用啊。

到了一八二〇年代，氣體研究這股風潮刮到了美國，美國人也開始嘗試這種刺激的活動。有一場講座，主題講的就是笑氣，當然也少不了當場演示，日後發明麻醉術的幾個醫生都在現場，看著臺上的表演。當然，他們當時也只是過來湊熱鬧的。

一個叫霍勒斯．威爾士（Horace Wells）的牙醫，敏銳的發現了笑氣麻醉的效果。就在大家玩得正開心的時候，有個藥店的店員吸了笑氣後興奮的上下跳，膝蓋都撞到椅子了也不知道痛。後來威爾士發現他的膝蓋已經破皮出血了，他自己壓根就沒感覺，看來笑氣是有麻醉作用的。威爾士是牙醫，決定自己來嘗試一下笑氣的作用，他吸了笑氣後讓學生拔自己的牙，居然不感覺疼痛，看來笑氣真的可以麻醉。他在牙科診所做了實驗，十二個來拔牙的病人都不覺得痛。於是，他的牙科診所生意出奇的好了起來。

一八四四年，威爾士決定去波士頓找生意夥伴威廉．莫頓（William T. G. Morton），他倆是校友。由莫頓牽線，他們聯繫上了哈佛醫學院的院長約翰．沃倫（John Warren）。沃倫給了他一次機會，讓他向大家展示自己的發現。而威爾士壓根也不想要申請專利，他認為笑氣麻醉術應該「像空氣一樣免費」（as free as the air）。

麻省總醫院的階梯教室跟鬥獸場差不多，最下面是威爾士的手術臺。此時哈佛醫學院的學生全來了。畢竟這是史上第一宗無痛手術，是見證奇蹟的時刻。威爾士用笑氣將病人麻醉，但是當手術動到一半的時候，病人居然哭叫起來，讓威爾士十分狼狽。周圍的學生一看，發現原來這是個騙子，便全走掉了。事後他問這個病人：「先別哭啊，你到底痛不痛？」原來因為這個病人太緊張才哭的，根本就不是痛不痛的問題。再加上威爾士沒控制好笑氣的輸送，大概是漏氣了，因此效果不好。而他的夥伴莫頓則在學校聽過教授查爾斯．傑克遜（Charles Jackson）的課，並經常向他請教問題。有一次兩人閒聊到牙神經手術，傑克遜便告訴莫頓，把乙醚滴進去傷口病患就不會痛了。莫頓一下便有了興趣，並跟傑克遜打聽了很多乙醚的資訊。

莫頓接著便開始做實驗，他可不像威爾士一樣大公無私。他打算一鳴驚人，然後申請專利發財。他先用狗做實驗，狗在聞了乙醚的氣味後，不一會就暈過去了。接著再讓牠透氣一下子後，狗就又醒過來了，看上去沒什麼問題。莫頓接著在自己身上做實驗，他吸了一點後感覺很愉悅，但是因為量太少，並沒有起到麻醉的效果。

有一次，狗在吸了乙醚之後不但沒被麻醉，反而失控了，還把裝乙醚的瓶子打翻，導致到處都是洩漏的乙醚和玻璃碎片。莫頓頓時不知所措，乙醚是易燃物，任其灑在地上是很危險的。於是莫頓拿了塊布來擦拭，順手拿起來聞了聞。哪知道這一聞，他立刻感到天旋地轉、不省人事。等他母親來看他的時候，他在滿地碎玻璃中完全沒有知覺。好在他跌倒時，那塊吸滿乙醚的布已經掉到了一旁。要是還捂在鼻子上，恐怕莫頓的小命就沒了。

有了這次的經驗後，莫頓開始了第三次實驗。這一次他劑量控制得當，他自己被完全麻醉約七、八分鐘。這次經驗讓莫頓非常開心，但是他只能自己暗自竊喜。他可不想讓別人知道自己在研究麻醉，尤其是那個傑克遜，這傢伙經常搶走人家的專利。

追尋名利的醫生們，全都沒笑到最後

有一天，一位患者跑過來，牙痛得受不了，請求莫頓幫他拔牙，並請求用催眠術幫他止痛。當時的確流行用催眠術來止痛，直到今天也有靠催眠術來止痛、拔牙的呢。但是當時莫頓提出了更好的辦法，就是用乙醚麻醉。病人吸了乙醚後果然不省人事，整個拔牙的過程他甚至一點都不記得，也沒有疼痛感。當然啦，等麻藥退去，病人還是會痛的。這是一八四六年九月底的事。

很快這個消息就傳到了哈佛醫學院，一八四六年十月十六日，莫頓被請到上次威爾士演示的大廳裡。由沃倫院長親自執刀，莫頓負責麻醉。參與演示的病人名叫愛德華．阿博特（Edward Abbott），本次手術主要為切除他頸部的腫瘤。莫頓準備一瓶乙醚讓阿博特吸入後，阿博特很快便進入了麻醉狀態。沃倫醫生開始下刀，一下就在他身上開了個大切口，但阿博特卻一動不動，完全沒感覺，現場也沒有過去充斥手術室的哀號聲。學生們也不敢出聲，全場就這麼安安靜靜的，手術現場從未這麼鴉雀無聲過。沃倫接著順利切除了腫瘤，他轉過身對著周圍聚精會神圍觀的學生們說了一句意味深長的話：「這次是真的，這位先生不是騙子。」在場的另一位著名外科醫生亨利．畢格羅（Henry Bigelow）也說出他的心聲：「我今日看到的事，將會傳遍全世界。」果然，莫頓馬上名聲大噪。

但接下來的事情就有點太戲劇化了，莫頓為他的發明註冊專利。但這東西太單純了，不過就是普通的乙醚！莫頓為了掩蓋真實的成分，將其染色後，用希臘神話中亡者需飲用以忘記塵間百事的河流「忘川河」，將它取名為「忘川」。

總之，莫頓這樣的行為簡直是掩耳盜鈴。大家都知道這是乙醚，你以為大家都沒有鼻子啊？那特殊的氣味哪個化學家聞不出來呢？各大醫院也發布聲明，要是不公布成分，他們就拒絕使用，讓莫頓一分錢也賺不到。逼不得已，莫頓最後公開了成分，但又轉過頭來向美國國會申請獎項，畢竟這還是個劃時代的偉大發明。

國會那幫老傢伙也都是陰險的人，他們的確同意設立獎項，但他們設立的獎項名目是「無痛手術」的發明者。只要誰能解決麻醉的問題，就頒給誰，條條大路通羅馬，辦法又不止有乙醚一個。按理來說，笑氣也算！看來國會的老傢伙們各個都熟讀《晏子春秋》，打算用「二桃殺三士」的方式讓報名者相互廝殺一番，十分狡詐。

果然，這幾人之間就爆發了一場輿論大戰。莫頓的同學就跳出來說，自己很早以前就用乙醚作為麻醉劑，為一位女士動過手術了。他當時忘了這件事且沒有紀錄，但現在突然想起來了！傑克遜也跳了出來，說莫頓明顯是受了他的啟發才想出乙醚麻醉，這功勞應該是他的。這個傑克遜經常搶走人家的發明，他還跟塞繆爾．摩斯（Samuel Morse）爭奪過電報的發明權，這種事傑克遜可在行了。莫頓提出要分他一〇%的分成，他還不滿意，繼續跳出來吵。到最後，國會的這筆獎金也就不了了之，誰都沒拿到。

威爾士後來離開家人，一個人住在紐約，在此前他的牙科診所也倒閉了，做其他生意也混不下去。在紐約，他一直在研究乙醚和氯仿，後者是一種新的麻醉劑。實驗做多了，麻醉劑的效果便經常讓他和嗑完藥沒兩樣，時常神志不清。一八四八年，在他三十三歲生日那天，他甚至在迷迷糊糊的情況下衝出房間，向街上的兩個妓女潑灑硫酸，最後被員警抓進監獄。等到進了監獄後，他的腦袋才開始清醒，並要求回家拿洗漱用具。於是員警便跟著他回家取物品。可能當時管理並不嚴格的關係，威爾士最後在監獄用尖銳物割開腿上的動脈，並用氯仿為自己麻醉，就這樣自殺了。沒想到麻醉劑最後是這種用途，威爾士的懊悔讓他並不怕死，但他還是怕痛。

莫頓也沒有很風光，一八六八年時他中風了。那次他也不知道怎麼了，突然就駕著馬車衝進紐約中央公園，跳進湖裡說想涼快一下，後來被人撈了起來。但他接著又趕著馬車狂奔，再度跳車，結果腦袋撞到了欄杆上，被人送到醫院後，沒幾個小時就死了。傑克遜則在晚年得了精神病，於一八七三年死在精神病院。這幾個人都不得善終，卻有一個人笑到了最後。

一八四九年，另一位醫生克勞福德・朗（Crawford Long）站了出來，說他早在一八四二年三月三十日就用乙醚作為麻醉劑，並為一個病人切除了腫瘤。一八四五年，他的妻子生產時，他也用乙醚作為麻醉劑讓妻子感覺不到疼痛。原來麻醉劑還能這樣使用？經過業界和官方的一番調查，朗所說的都是真的，原來他才是最早的那位先驅。

朗的餘生倒是挺不錯的，一直活到一八七八年才去世。美國還把他做乙醚實驗的三月三十日訂為美國的醫師節。所以說，「夫唯不爭，故天下莫能與之爭」（按：典出老子《道德經》）。生命總是充滿了偶然。現代人拚命追尋誰是最早的祖師爺，其實沒什麼意義。越是往前探索，總會發現更早的人。約一千年前，阿拉伯就已經有人用被鴉片浸泡過的海綿來麻醉了。再往前追溯還能一直追到兩河流域的蘇美人（Sumer）那邊去。雖然當時那些老前輩的確有一些天馬行空的點子，但這些一時的種子都因為缺乏發展的土壤而不能生根發芽，長成參天大樹。真正讓麻醉變成一項實用，且影響深遠的技術，其實還真的得歸功於莫頓。

隨著人們的爭論，媒體也跟著煽風點火，麻醉術瞬間變成了新聞焦點。消息迅速傳到歐洲大陸，大家都開始用乙醚作為麻醉劑。從此，手術室裡的哀號聲逐漸消失了，醫生也不需要像過去拚命與時間賽跑，而能從容不迫的動手術。醫生們探索的腳步也沒有就此停止，他們又開始尋找新的麻醉劑。

一八四二年，羅伯特・格羅佛醫生（Robert Glover）發現氯仿也有麻醉作用，並用動物做了實驗。氯仿就是三氯甲烷，由於乙醚太容易著火，甚至有爆炸的危險，且比酒精還更易揮發，相較之下氯仿更安全一點。一八四八年，蘇格蘭醫生詹姆斯・辛普森（James Simpson）想把乙醚引入婦產科，讓產婦在生產時不要那麼痛苦。但他發現乙醚的劑量非常難掌控，且效果不理想，因此他也開始尋找各種能作為麻醉劑的氣體。他在家裡做實驗時，就會和朋友吸入某種氣體，接著用針互相戳刺，看彼此能不能感覺到疼痛。一來二去，他們便選中了氯仿，這東西一八三一年才剛剛被人製造出來，真是個好用的新玩意兒。

此後，辛普森醫生就開始用氯仿作為麻醉劑施行許多手術。一八四七年，他在一位產婦身上使用了氯仿。這位母親骨盆變形，前一個孩子甚至在手術三天後才被生出來。但這一次，她卻在沒有意識的情況下生下了一個孩子，她幾乎不相信是她自己生的。隨後辛普森將他的發現公開出版後，一下子就賣掉四千冊，就連當時英國維多利亞女王（Queen Victoria）也知道這件事。氯仿作為麻醉劑也開始流行起來。但是好景不長，氯仿麻醉引發了醫療事故，還被《泰晤士報》（*The Times*）大幅報導。

事件中，十五歲的女孩漢娜·格林納（Hannah Greener）一直有腳痛的毛病。一八四七年十月，她在新堡（Newcastle）的一家小醫院拔除受感染的腳指甲時，使用的是乙醚麻醉。然而在一八四八年，她需要拔除另外一個腳指甲時，用的是氯仿。在吸入氣體後，漢娜開始昏迷。在手術途中，她的腳突然抽動了一下，眼睛死死閉緊，肌肉也很緊張。醫生發現不對勁，撐開她的眼睛後卻發現再也闔不上。漢娜嘴唇發紫、臉色慘白。

面對緊急情況，醫生還是採用了放血療法，但根本就放不出血來，才剛流出一點點血，漢娜就死了。從吸入氯仿算起，前後不過僅三分鐘的時間。因為這件事鬧得很大，醫學界也想搞明白是怎麼回事，就派格羅佛和約翰·法夫（John Fife）兩位醫生來做屍體解剖。格羅佛是最早在動物身上實驗氯仿的醫生。當他打開漢娜的肺部後，發現肺部嚴重阻塞，和當初他做實驗用的老鼠非常類似。老鼠在被大劑量的氯仿麻醉後也是這個樣子，看來氯仿還是有一定的危險性。一八四八年時，又發生了六例氯仿麻醉的死亡事件：英國一例、美國兩例、法國三例。但氯仿還是被當時的醫學界所接受，只是使用時需更加小心謹慎。從全世界的觀點來看，有些地方開始習慣使用乙醚，有的地方則仍然習慣使用氯仿，這種差異將持續很多年。

連女王陛下都愛用的麻醉術

維多利亞女王此時又懷了孩子，這是她第七次生產了。估計是前幾次都痛得不得了，讓她對麻醉這種新技術很感興趣。皇家御醫們意見不一、無法決定，他們便前去請教一位專門研究麻醉的醫生約翰·斯諾（John Snow），請他幫忙為女王實施無痛分娩。這位斯諾醫生可不是一般人，此人就是流行病學之父、倫敦霍亂的終結者，他的故事會在後續篇章中講清楚，我們已經開了太多支線了。

不過，這一次還是保守派的意見占了上風。一八五〇年五月一日，女王第七次生孩子時仍然沒有使用麻藥，她是自然分娩的。等到第八次生孩子時，維多利亞女王還是決定使用麻醉。斯諾醫生後來回憶了當時的場景：他在兩塊手帕上滴了十五滴氯仿，然後給女王陛下吸，女王果然感覺好多了，不怎麼痛，感覺痛的話就再吸一次。在五十三分鐘後，孩子順利降生，母子平安，全程女王陛下都沒感受到什麼痛苦。儘管御醫們都不希望消息走漏，但還是擋不住小道消息的流傳，很快大街小巷就全知道了。就連女王都信任的麻醉術，那還有什麼好質疑的？大家便逐漸接受以氯仿作為麻醉劑。

當然，事情一鬧大，保守勢力當然會跳出來興風作浪。他們指責醫生們置女王陛下於危險之中，氯仿還是有危險性的。再說，根據宗教的解釋，女人生孩子為什麼會痛？就是因為當初上帝不讓人類偷吃禁果，但我們不顧一切的吃了，當然就要受到懲罰。既然是懲罰，你怎麼能耍花招躲過去呢？但辛普森醫生也從《聖經》上找到了理由：「上帝使得亞當昏睡過去，然後取下他的一根肋骨做成夏娃。」你看，麻醉術連上帝都在用！老天爺能用，我們難道不能用？保守派這下徹底無話可說了。三年後，女王陛下生第九個孩子時，又一次採用了無痛分娩。這次再也沒人說三道四，產婦們當然也開心了，這可是天大的好事啊。

一八七二年，法國的歐雷醫生（Pierre-Cyprien Oré）使用靜脈注射水合氯醛的方式麻醉，創下靜脈注射全身麻醉的首例。一八九二年，德國醫師卡爾・施萊希（Carl Schleich）創下用皮下注射可卡因（Cocaine，又稱古柯鹼）的方式實現了局部麻醉，但由於毒性太強，此方法最後沒有普及。直到一九〇五年，同樣為德國醫生的海恩里希・布勞恩（Heinrich Braun）改採用以腎上腺素和可卡因合成的普魯卡因（Procaine）後，這種局部浸潤麻醉法才有了實用價值。

後來，各種麻醉劑和麻醉方法被逐漸發現，現在早已經不是乙醚或者氯仿的時代了。最新的麻醉劑已經變得非常安全可靠。一般情況只需要局部麻醉就可以了，不需要全身麻醉，畢竟全身麻醉還是有一定風險。現代麻醉術是一們非常複雜的學科，不是一般人想像中打一針讓你睡著，接著醫生就能隨便下刀那麼單純。現代麻醉可不是只用一種藥就能解決的，通俗點來說，就相當於蒙汗藥加上「十香軟筋散」（按：《倚天屠龍記》中使中毒者全身無力的毒藥），這才是麻醉藥的完整版本。

現代的全身麻醉，需要完成三件事。首先是讓病患感覺不到疼痛，然後用肌肉鬆弛的藥物讓全身肌肉放鬆，這裡的肌肉通常指的是平時能隨意運動的骨骼肌。這種藥物會讓人渾身無法動彈，但人還是有思想和感知。一旦攝入過量，想呼吸都不行，因為呼吸也是靠肌肉運動完成的。研究人員當初用最原始的箭毒做動物實驗時就發現了這個現象，做實驗的猴子假如中毒太深，並且不做任何處置的話，就會被活活悶死。只有透過輔助人工呼吸，這條命才有辦法撿回來。所以，假如麻醉中用了肌肉鬆弛的藥物，那麼呼吸也得交給機器了。病患此時沒有辦法自主呼吸、全身動彈不得，對溫度和疼痛的感覺都喪失了。此外，還必須用鎮靜類藥物使其失去意識，說白了就是暈過去。這三個效果疊加在一起，才是全身麻醉。儘管沒有疼痛感、全身肌肉不能動，但是身體還是會有反應。只有讓病患失去意識，這些反應才會停止。

換句話說，麻醉以後，許多生理反應都會停止，病人沒辦法靠自己來掌控身體，只能全交給麻醉醫師，麻醉醫師也必須全神貫注的監控病患所有生理指標。一開始是誘導階段，也就是讓病人進入全身麻醉狀態，然後主刀醫生開始下手。有些時候手術時間是無法確定的，可能本來以為是個小手術，但把肚子切開後才發現問題大了，時間必須延長。萬一病人中途醒過來，麻煩可就大了。因此麻醉醫師要根據實際情況及時調整，精確下藥。等到手術結束，還要把病患喚醒，最好是讓三種藥的藥效同時結束，這才算大功告成。假如病患意識恢復了，身體也開始感覺到疼痛和溫度，但是全身肌肉仍然動不了，猶如鬼壓床一般，他肯定會恐慌的，所以最好讓藥效一起消失。最近已經出現了一些能抑制肌肉鬆弛劑的藥物，也就是說十香軟筋散有解藥了，麻醉醫師的選擇也更多了。

一般來講，**在大手術過程之中，人千萬不能醒過來**，也絲毫不能動彈。**但有一種特殊情況**，在全身麻醉後，手術進行到一半時，需要把病人從全身麻醉中喚醒。醫生還得一邊跟你聊天、一邊動手術，**這種手術通常是腦部手術**。

假如你腦子裡長了個腫瘤需要切除，用核磁共振等儀器便能大致知道是什麼問題、應該切掉什麼部分，但是這仍然不夠精確，萬一不小心切太多了呢？所以只能打開腦袋以後現場探測，先全身麻醉並把頭骨給切開、再打個洞，接著切開硬腦膜，這時就能看見裡面的腦組織了。人腦沒有痛覺，但是硬腦膜有，所以要將硬腦膜局部麻醉。最痛的開顱階段，病人處於全身麻醉沒有感覺，在準備好後，就需要把他喚醒了。

人在沉睡狀態下，沒辦法判斷其腦袋是否正常，因此必須先將病人喚醒。病人就這麼迷迷糊糊的醒了過來，其實頭上的洞還是開著的呢。病患就這麼跟醫生聊天，醫生一邊用帶電的探針不斷探測。假如電流通到的地方讓病人產生異狀，那就說明這塊腦組織是有必要的，不能切除。又例如有的病人學習過音樂，萬一把他的音樂技能給切掉了，那有多糟糕啊？因此就讓病人帶著吉他進手術室，或者在手術室拉小提琴，甚至唱歌的都有。萬一探針捅到的部位讓病人唱歌跑調了，那就說明這塊是管音樂的，不能碰。總之，能少切就少切、能不切就不切，這是腦手術基本的原則。

我們再把時間拉回十九世紀中期，也就是麻醉技術剛誕生的時代。既然有了麻醉技術，那麼當時手術的成功率提升了嗎？其實沒有，因為還有兩道關卡沒過呢！

有一道關我們前面提過，那就是輸血，假如這個問題不解決，大型手術還是沒法執行。另一個關卡就是感染，當時很多病人在手術後死亡，但醫生們根本就不知道是怎麼回事！這些還只是技術面的問題，還有些問題來自人性。因為麻醉術被發明了，過去不敢動手術的醫生，現在也敢下刀了，過去怕痛的病人現在也不怕了，結果導致一大群新手衝進了手術室，基數擴大了，死亡人數當然不降反升。不過這都是暫時現象，初期總會有一些亂象。

在一八五三年，克里米亞戰爭（Crimean War）打響了，麻醉藥也被迅速應用於戰場，士兵們的醫療條件也有極大的改善。在戰爭中，一門新的醫學學科誕生了，而且這次的主角，是一位女性。

10 女王也認識的大小姐，把護理變成一門學問

上一章中，我們講到了麻醉的歷史。麻醉術可是外科手術歷史上的一個重大轉折，而且後續的相關發展，也十分耐人尋味。

在十九世紀中期，乙醚和氯仿麻醉術逐漸成熟，並且開始在醫療界持續被推廣。但是還是有一些醫生對其保持懷疑態度，麻醉畢竟是有風險的，乙醚的濃度沒有掌握好，就容易造成中毒。英國人以保守著稱，因此很多英國醫生都仍採取觀望的態度。他們可沒想到，這樣的態度會在接下來的戰爭中造成什麼樣的後果。

就在麻醉術誕生不久後的一八五三年，俄羅斯帝國和鄂圖曼土耳其帝國打了起來。俄國和土耳其可是一對老冤家，前前後後共打過十一場戰爭，雙方為了爭奪高加索（Caucasus）、巴爾幹半島（Balkans）、克里米亞、黑海這些地盤而大打出手，簡直就是世仇。為什麼呢？因為俄國原本是完全不靠海的莫斯科大公國，為了尋找出海口一直打仗，就連當時的首都聖彼得堡（St. Petersburg）都是從瑞典人手裡搶來的。這下總算靠海了，但是波羅的海太小了，出海口還被丹麥海峽卡得死死的。北方的北冰洋沿岸千里冰封、萬里雪飄，可沒占到什麼便宜。所以，俄國人便想在南方找個溫暖的出海口，黑海也就成了必爭之地。

想控制黑海，就必須先控制處於黑海核心位置的克里米亞半島。沙皇凱薩琳大帝（Catherine the

Great）發動戰爭併吞了克里米亞汗國，並建立了黑海艦隊。這波動作後誰最吃虧？當然是土耳其啦。因為黑海是個封閉的內海，雖然比較溫暖，但是俄國仍然沒辦法隨意進入大洋，黑海的出海口被土耳其把守著，那就是博斯普魯斯海峽（Bosporus），也就是鄂圖曼帝國的首都伊斯坦堡。俄國當然對這塊地虎視眈眈，土耳其能坐視不管嗎？當時的鄂圖曼帝國是個橫跨亞、歐的大帝國，在巴爾幹半島有一大塊地盤，希臘也還在鄂圖曼的統治之下。俄國動手去搶巴爾幹的地盤，於是俄國和土耳其之間就爆發了一場大戰，這就是第九次俄土戰爭，一般稱為「克里米亞戰爭」。

兵馬未動，糧草先行，如果想運送後勤物資給在巴爾幹打仗的軍隊，最簡單的辦法就是從多瑙河（Donau）河口沿河而上，黑海就成了關鍵中的關鍵。黑海艦隊大敗土耳其海軍，奪得黑海的制海權，這同時也是老式風帆戰艦史上的最後一次大戰。

但是，土耳其不是一個人在戰鬥，他的身後站著兩大帝國，一個是大英帝國、一個是法蘭西第二帝國。大英帝國的女王是維多利亞，法蘭西第二帝國的皇帝是拿破崙三世（Napoleon III），一位全力模仿他叔叔拿破崙本尊的皇帝。英國當時控制著印度，因此英國要盡一切手段保住這顆「皇冠上的明珠」。從好望角繞到印度得花好幾個月，此時埃及的蘇伊士運河也還沒通，想要去印度，最好用鐵路從土耳其往敘利亞、伊拉克這一條道路穿過去。俄國人要是占領了黑海地區，那麻煩就大了，整個黑海地區

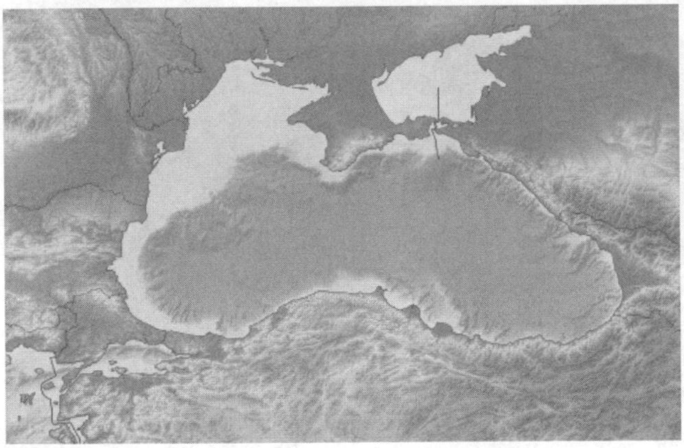

▲ 黑海地圖，黑海北臨俄羅斯帝國、南面鄂圖曼帝國，其中央半島便是克里米亞半島（圖源來自維基共享資源〔Wikimedia Commons〕公有領域）。

的貿易通道豈能讓俄國人掌握？

於是，英國和法國決定出兵幫助土耳其。當時的歐洲列強真的是分分合合，沒有永恆的朋友、只有永恆的利益。早年間英國和俄國還是一隊的，一起對付拿破崙，如今卻聯合拿破崙的侄子來對付俄國人。不過英國自從上次拿破崙戰爭後，就有點鬆懈了，今天突然要打仗，各位將領頓感一個頭兩個大，軍需物資更是一團亂，簡直糟透了。一八五四年，女皇下達了命令，於是英國湊了四萬三千人，法國湊了四萬兩千人，一起加入戰爭。這一次是英國工業化之後第一場大戰，也是第一次在戰爭中動用鐵路、蒸汽戰艦和電報線，士兵們手裡也變成裝載能穩定旋轉的新式子彈的來福槍。新技術會為戰爭帶來哪些變化，大家心裡其實都沒有預期。

英國士兵就這麼上了戰場。但還沒打仗，霍亂就開始在軍隊裡大流行。一八五四年，英國國內也爆發大規模的霍亂。當時霍亂的爆發是世界性的，但是大家都不知道這東西到底是怎麼一回事。士兵還沒到克里米亞，就已經病倒了一大堆，得了霍亂的就有一千多人，大量部隊不得不重新編制。調集人員的火車車廂也不夠，區區二十一節車廂能幹什麼？只能運輸三萬名士兵！野戰醫院的帳篷和藥品就只能堆在後方，運不上去了。

英軍在土耳其的斯庫臺（Scutari）軍營建立了一個醫院，病人和傷患都被運送到這裡來。但是這地方根本沒多少醫護人員，運來也只是等死罷了。這個地方如今是個博物館，就在伊斯坦堡市內，博斯普魯斯海峽的東岸，位置上算

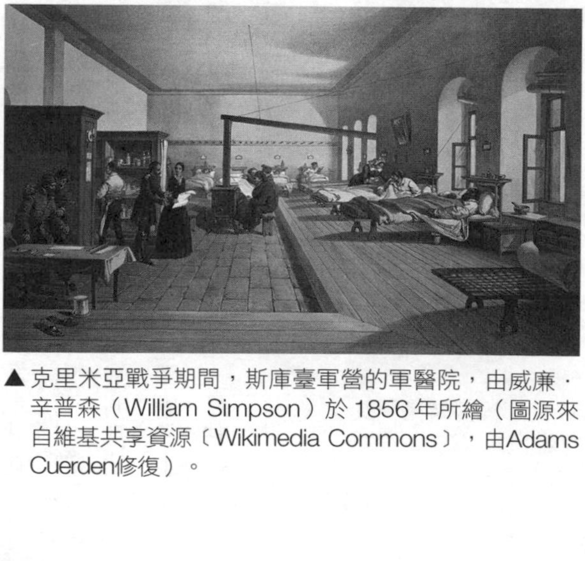

▲克里米亞戰爭期間，斯庫臺軍營的軍醫院，由威廉．辛普森（William Simpson）於1856年所繪（圖源來自維基共享資源〔Wikimedia Commons〕，由Adams Cuerden修復）。

是位於亞洲。青石蓋的樓房圍成一個方塊，中間是操場。與其說是軍營，倒不如說是堡壘。內部十分寬敞，但是空空如也，什麼設施也沒有。

前線在克里米亞半島，醫院卻設在伊斯坦堡，距離足足有五百多公里遠呢，使得許多傷患還沒運到醫院就掛了。沒辦法，只能找一艘船當作醫院船。原本能裝兩百五十人的船，結果硬是塞了一千五百人，這有多擠啊？還以為是沙丁魚罐頭！不管是在醫院還是船上，傷患們都得不到很好的照顧。要吃的？對不起，沒有！要水喝？對不起，也沒有！沒桌子、沒椅子，就連床也沒有，傷兵們只能裹著毛毯躺在地上，毛毯都被鮮血浸透了。有的人已經好幾天滴水未沾、粒米未進，一直餓著呢。當時士兵得的最多的毛病就是痢疾、胸悶、凍瘡、發燒和壞血病。發個燒就能要人命，一天下來能發燒死掉十幾個人。一八五四年八月，醫院著了一場大火。這簡直是雪上加霜。醫院成了一片停屍場和廢墟，死亡的馬匹發出惡臭卻無人清理，珍貴的藥品和物資就這麼被老鼠啃食。

後方的陸軍本部也養了一堆「肥貓」官員，各種荒唐事都有，淨是一堆沒完沒了的公文來往。一件事情在各部門之間推卸責任、互踢皮球，簡直沒有盡頭。例如英軍規定，吃飯的刀叉和湯匙必須自己攜帶。但是行軍打仗時，士兵負了傷、掛了彩，誰還顧得上吃飯的刀叉呢？到了後方的醫院後，後勤部門就是不補發，因為條文上沒有相關規定。

類似的事情還有很多，如醫生沒權利採購藥品、負責採購藥品的人不能制訂預算、制訂預算的人不能採購、負責採購的人不知道要買什麼藥。後勤部門的弊病暴露無遺，無止境的出紕漏。

總之，英國人當時的最大問題就是以下四條：

- 沒有做好戰爭準備。
- 衛生狀況極差，缺乏醫護人員。

● 陸軍本部後勤部門管理混亂，行政效率低下。
● 陸軍形象不佳、地位低下，生命沒有得到重視。

克里米亞戰爭打了很長的時間，英國人也好好領教了當地的冬天。到了一八五五年二月，英國傷亡總人數高達到兩萬六千人。不到七個月的時間，英軍就喪失了三五%的力量。

越是混亂的時代，越會有英雄的誕生。在這場戰爭中出現了好幾個著名的人物。第一個登場的是《泰晤士報》的前線戰地記者威廉・拉塞爾（William Howard Russell），他是個蘇格蘭人，是英國歷史上第一個被軍方批准的戰地記者，正是他在斯庫臺看到了上述各種令人震驚的景象。軍醫院居然連繃帶都短缺，還是當地老百姓不忍心，捐獻了大量的舊衣服和床單才能頂著用。但這些東西怎麼能當繃帶來用呢？那個年頭，還沒有消毒的概念呢。

軍方被揭露慘狀當然不開心，於是他們便拒絕發給拉塞爾通行證，也不提供口糧。但是拉塞爾仍堅持採訪，從戰地發回大量的報導。倫敦的民眾這才知道克里米亞戰爭打成了什麼樣子，從議會議員到街頭老百姓都知道了前線部隊殘酷的生活、醫院的髒亂和高死亡率。在一波接一波的譴責聲中，喬治・漢密爾頓－戈登（George Hamilton-Gordon）首相帶領的政府最終倒臺。後來，新一屆政府一上臺就建立了戰時書信檢查制度。誰敢洩露機密，那就立刻抓起來。果然，拉塞爾就因此被遣送回國並接受調查，理由是他的戰況報導可能對俄國有利，當當權者想找理由刁難人，總是能找到的。

但不管怎麼說，軍方也因此開始重視前線情況，他們迅速開始行動，陸軍大臣席德尼・賀伯特（Sidney Herbert）開始著手改革軍隊醫療。他需要一個合適的人選去前方的斯庫臺軍醫院，該選誰呢？最終他選定了一位女士，她就是佛蘿倫絲・南丁格爾（Florence Nightingale），現代護理學的奠基人之一。

想不開的大小姐，竟親手將護理變成專業

南丁格爾出生在義大利佛羅倫斯（Florence），父母以她的出生地為她命名。她的外祖父是英國政治家，並對女兒嫁給土財主的決定很不滿意。女兒、女婿小倆口為了避免老父親在耳邊嘮叨，於是在法國和義大利長住，所以南丁格爾從小就會好幾國語言。不過，後來父母還是帶著一家人回了英國居住。南丁格爾家境十分優渥，她在當時就是一個典型的英國上流社會千金，甚至用「白富美」來形容也一點都不誇張。

不過這個女孩和一般人不一樣。她從小就非常喜歡數學和自然科學，這在當時的女孩中很不尋常，但家人也並沒有阻攔她。後來南丁格爾目睹了當時的一場饑荒，她才發現這個世界並不是像她從小熟悉的那樣。她在良好的環境中成長，可當時大部分的老百姓卻活得十分悲慘。

南丁格爾被觸動了，毅然決然決定成為一名護士，卻遭家裡堅決反對。南丁格爾去醫院學習護理知識時，先被家長帶回家、又再次跑出來。這種事來來回回發生了很多次，最後家人把她軟禁在家裡，她仍然毫不妥協，和家裡對抗了好幾年。英、法兩國上層的社交圈都知道南丁格爾家的佛羅倫絲小姐有點古怪，放著大小姐不當，非要去當護士不可。

要知道，護士在當時可不是什麼正經職業，通常是下層階級的女性才去當護士。她們根本沒有受過教育，也談不上什麼專業。來幹這一行，

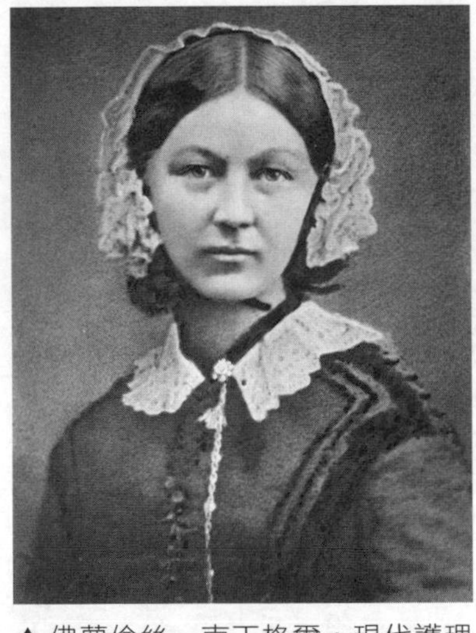

▲佛蘿倫絲．南丁格爾，現代護理學的先驅與奠基者之一（圖源來自維基共享資源〔Wikimedia Commons〕公有領域）。

就只是因為窮，為了混口飯吃，人員因此良莠不齊。南丁格爾當然也目睹了這一切，護士的工資非常低，但好在她有家裡接濟，還算過得下去。她和家裡的冷戰持續到了一八五二年，她那時都三十二歲了，家裡終於鬥不過她，就隨她去了。南丁格爾立刻收拾行李去了倫敦，並把自己的簡歷遞給倫敦市的貧戶患病婦女委員會。

他們一看來了一位千金小姐，當時就嚇了一跳，因為從來沒有上流社會的人能屈於這種不體面的職業。況且，這位千金小姐能做得下去嗎？委員會這時剛好要籌建一座醫院，就把南丁格爾給留下了，雖然還是疑慮重重，但先試試看吧。

沒想到，南丁格爾在參與籌建這座醫院的過程中，展現出了非凡的才能，裡外事務都一手包辦。從醫院選址到醫生、護士的管理，她都處理得井井有條，資金的使用上她也能精打細算，確實是個管理人才。很快的，她帶領的護士們就面臨第一場考驗。一八五四年，倫敦霍亂大流行。當時英國人根本就不知道霍亂是如何傳染的，都說是瘴氣所致。但南丁格爾仍然近距離接觸、護理許多霍亂病人，一點都沒有退縮的樣子，大家都佩服她的敬業。透過這一次考驗，她對如何護理病人，與如何帶領護士團隊，有了不少切身體會。

拉塞爾在《泰晤士報》上發表的文章，南丁格爾也看到了，她認識陸軍大臣賀伯特，也認識倫敦許多上層人士，這就是她的優勢。她便提筆向賀伯特寫了一封自薦信，要求上前線服務。正巧這天賀伯特也寫了一封信，要請南丁格爾去克里米亞戰場，並認為她是最合適的人選，這兩人想的是一樣的。於是，南丁格爾被任命為「英國駐土耳其野戰醫院婦女護士隊隊長」，這個職務理論上是官方任命的，擁有一定的權力。但事實上根本沒人放在眼裡，頂頭上司的各種命令，下面都可以陽奉陰違了，更何況這個不知從什麼地方冒出來的弱女子呢？好在當時群情激憤，南丁格爾利用她自己的人脈募集到一批捐款和物資。因為這筆錢不是由政府撥款，所以不需要走那些繁複的審批程序，這使得南丁格爾可以做到很多體制內的人做不到的事情。

南丁格爾首先需要組織護士團隊。一方面從基督教的慈善組織裡選拔，另一方面也向社會公開招聘。她是有發給護士薪水的，而且金額還不低。護士人員除了免費供應飲食、住房和制服外，每週薪資都不低於十二先令，表現好的話還可增加到十六至二十先令（按：當時倫敦的週薪約為六到九先令，倫敦以外地區的薪資則更低）。

這個薪資條件非常有吸引力，大批年輕女性都前來報名，也讓南丁格爾有足夠的選擇餘地。如果想扭轉當時的護士在大眾心目中的卑賤地位，那就必須提高自身的形象，也必須提高待遇和收入。有了體面的收入，才能吸引高品質的人才加入。最後，南丁格爾選拔了三十八位護士一起前往土耳其。

當時英國軍隊的醫療環境為什麼會那麼差，就是因為醫務工作者和士兵的比例實在是太不協調了，已達到一比九十五，即便來了三十八位女護士，也只是杯水車薪，大家也沒指望這群年輕的女性能做出什麼成績來。南丁格爾帶著大批採購的物資和女護士們到達土耳其的軍醫院時，正好碰上前線吃了敗仗，大量的傷兵被送到醫院，南丁格爾便帶著護士們投入軍醫院的整頓工作。

南丁格爾主要做了四件事：

● 嚴格執行護士的紀律和作息制度。

南丁格爾在護士的體態、服裝、行為舉止、巡邏制度上都嚴格要求。不但禁止年輕護士進入輕傷病患的房間，晚上八點後，未經允許，護士也不得在任何病房逗留。護士就是護士，是專業的護理人員，過去那種混亂的私生活風氣必須改變。曾有女護士在夜裡酗酒，也被她毫不留情的開除了，並從伊斯坦堡當地招聘新人頂替職位。

當時醫院裡有兩千五百人，很多人連日常飲食都成了問題，要不就是水沒燒開、要不就是肉沒煮熟，導致當時的士兵怨聲載道。這一批女護士來了以後，情況大有改善。「白衣天使」的稱呼開始在士兵之中流傳，其實南丁格爾所規定的護士制服是黑色的，只是有件非常大的白色圍裙，使其看上去大部分面積都是白色。

● 醫院大掃除，清理所有房間和一切汙穢之物。

護士們不僅幫士兵洗衣服，連床單被套、毯子被子也全都清洗一遍。醫院要有乾淨衛生的環境，在此之前，醫院都是髒亂差勁的代表。那些陳年的繃帶也都要清理掉。

南丁格爾在土耳其忙碌時，漢密爾頓－戈登首相倒臺，坦普爾首相（Henry Temple）上臺了。這位坦普爾曾兩次拜相，包括鴉片戰爭時期，過去中國曾以他的爵號「Palmerston」把他翻譯為「巴麥尊」，熟悉中國史的人應該知道是誰了吧？第二次鴉片戰爭就是他和拿破崙三世共同發動的，當時他在幫土耳其打敗俄國以後，便立刻轉個彎來對付清朝。

坦普爾首相也開始在英軍內部改革，其中醫療系統的改革大多是以南丁格爾的措施為藍本，並把這些做法變成制度與規定。南丁格爾所影響的是整個英國的醫療體制，她可不僅僅是一位護士長。

● 對抗官僚主義。

南丁格爾自己手中就有一筆錢，而且是從各界募捐來的，不受政府的控制。她在政府高層也有很多人脈，因此可以直接寫信給上層官員彙報前線實際情況，這也讓她爭取到不少資源，畢竟連維多利亞女王都認識她，誰敢不給她面子呢？

她還一次次的向英國國內寫信，呼籲募捐。她的人氣逐漸開始上漲，擁護者越來越多，捐款自然也不會少。因此她可以用這筆錢做更多的事，例如興建新的病房，原本軍醫院只能安頓一千七百人，現在已經擠進了兩千五百人。後來護士們大幅度調動資源，硬是塞進了四千人。如果不蓋新房子，傷患就再也塞不下了。經過這次擴建，軍醫院可以容納上萬個病患。

南丁格爾還提供了六千件襯衫、兩千雙襪子、五百條褲子，她還按比例為病患提供了拖鞋、盤子、湯匙、肥皂、窗簾……幾乎涵蓋了飲食起居所需的一切，等到冬天來了，士兵們還能換上厚實的棉襖。這些都是南丁格爾動用自己的資金購買，要是照政府流程，估計要明年六月才能批下來，到時候夏天還用得著穿棉襖嗎？

南丁格爾還發現很多士兵都有酗酒的惡習，導致手裡的錢都花光了，個個意志消沉、生活頹廢。所以南丁格爾還建立了戰地郵局，鼓勵戰士們為家人寫信，這樣便能撫慰他們的心靈。而且她還鼓勵他們寄錢回家，畢竟很多士兵都是窮人家的孩子。這一招果然奏效，士兵的情緒逐漸開始好轉，而且也不再成天喝得酩酊大醉，畢竟錢都寄回家了嘛。

● 科學化管理。

南丁格爾從小就喜歡數學，在土耳其，她更充分發揮了數學天分。因為護理學仍在草創期，一切都不完善，到底什麼措施是有效的呢？其實南丁格爾心裡也沒有答案，但是她了解統計學，她便收集與整理了大量的資料，並對每個病人詳細記錄。這樣一來，她就能掌握狀態的變化，各種措施是否有效，都能反映在統計圖表上。

南丁格爾一開始到達土耳其時，一切都還沒走上正軌，傷病員的死亡率飆升到了四二%。後來她逐漸扭轉局面，死亡率開始迅速下降。一八五五年四月，戰地醫院的死亡率下降到一四．五%，五月時更下降到五．二%。南丁格爾的工作非常辛苦，她總是向政府彙報前線戰場的真實情況，寄回國內的許多信件也把克里米亞戰爭的真實狀況告訴了國內民眾。很多人肯定對此不悅，她手下的護士們也一批批的被調走。所以南丁格爾的工作越來越繁重，但她堅持每天晚上都提著燈查房，照顧她的病人。很多士兵掩飾不住對她的感激之情，甚至跪在地上親吻她的影子。

一批批的士兵養好傷後回到英國，南丁格爾的事蹟也被他們帶回去廣泛傳播。她都還沒回到國內，就已經成了人氣明星，成了士兵們傳頌的「提燈天使」、「提燈女士」。在英國傳統習俗中，只有好妻子、好母親才能被稱為「天使」。可是南丁格爾一輩子也沒結婚，也就不可能成為什麼好妻子、好母親了，所以還是「提燈女士」這個稱號流傳得最廣。

當時中產階級興起，媒體也開始扮演舉足輕重的角色。貴族階層認為她是貴族家的小姐，是貴族的光榮。平民階層也很喜歡這個為他們服務的女護士，欣賞她對抗官僚主義的態度。民族主義者則歌頌她願意為國家挺身而出的愛國情懷。自由主義者讚揚她救死扶傷的人道主義精神。宗教人士誇讚她對宗教的虔誠，她的崇高行為的確少不了宗教的影響。女權主義者更表示她的形象激勵了女性的解放，南丁格爾是個職業女性，衝破了男性主導的天花板，而且，她一輩子也沒結婚！

總之，一個南丁格爾可以做多種解讀。正因如此，南丁格爾的人氣飆升，成了紅得發紫的全民偶像。其實她在土耳其也就僅待了二十個月，不過一年多的時間。她回國的時候，大批的粉絲都到碼頭迎接她。但是她避開了這些狂熱粉絲，第一件事就是先回家，她好久沒有得到家庭的溫暖了。女王為了嘉獎她，讓自己的丈夫艾伯特親王（Albert, Prince Consort）親自設計了一枚胸章給她。土耳其蘇丹（穆斯林國家君主的稱呼）送她一只精美的手鐲，她此時已功成名就。

不過，南丁格爾並不是一個完美的人，她也有缺點，後人對其也有不少爭議。比如為什麼她剛到土耳其初期，死亡率會飆升呢？她的具體做法究竟是對是錯呢？其實還有很多值得商榷的地方。

後來研究發現，當時南丁格爾其實被誤導了，斯庫臺軍營事實上選址不當，排水系統有不少問題，才導致許多傷患不斷受到感染。而且很多人都是到了醫院以後，因染上「克里米亞熱」而死亡，克里米亞熱也就是「剛果出血熱」，是靠一種叫「蜱」的吸血昆蟲傳播的傳染病，但南丁格爾她哪知道這些？直到英國國內派人來前線調查，這幾個人都是醫學界的老手。打開下水道以後，發現裡面有馬的屍體，周圍的供水水源也被汙染了，難怪士兵們老是上吐下瀉。調查委員會在衛生工程兵的協助下，用半個月清除了五百五十六車垃圾、二十四匹死馬屍體，並對駐地消毒。等到徹底打掃完畢，殺滅周圍的害蟲後，一切才慢慢好起來。

南丁格爾也不怎麼提起在土耳其的事情，只除了她發明的玫瑰圖（按：一種圓形的直方圖），這是一種統計圖表的形式。南丁格爾在統計學方面的水準很高，從土耳其回來以後，她就被英國皇家統計學會接納，成為唯一的女會員，後來她也成了美國統計學會的名譽會員。

南丁格爾回國後也參與了英國許多公共衛生事務，例如促進第一座陸軍醫院的成立、設立護士的資格考試，此後可不是什麼人想當護士都能當，必須統一經過嚴格的考試。護士的地位也在一點點改變，從打雜的雜工逐漸變成專業人士，成為一個職業，乃至於成為一門學科。當時甚至為「皇家護理學院」（Royal College of Nursing）這個稱謂糾纏不休，到底應該歸屬皇家，還是歸屬內閣，為此爭論了很長一段時間。

南丁格爾的《護理筆記》（*Notes on Nursing*）是一本護理學的經典著作，於一八五九年出版後，馬上成了護理學的教材。一八六〇年，南丁格爾開辦了一所護理學校，學校依託於倫敦聖湯馬士醫院（St Thomas' Hospital），以便護士們有地方能夠實習。而出於健康原因，她只去過學校兩次，另外聘任了校長管理一般性事務。

但南丁格爾也有自己的不足之處，她認為，疾病是一個修復的過程，疾病的痛苦並不來自疾病本身，而護士應該幫助這個修復過程。在當時，尚有很多疾病沒有治療方法，所以南丁格爾會產生這樣的錯覺，她認為照顧甚至比治療更重要。例如她對霍亂的認識就是錯誤的，她以為是營養問題，卻絲毫沒發覺，這是一種透過水源傳染的疾病，所以她對印度霍亂的建議也不正確。

南丁格爾晚年非常關心印度的衛生問題，正如她一輩子對護理衛生的貢獻，但是她年紀大了，大家表面上很尊重她，卻把她的話當作耳邊風，印度殖民地的衛生狀況沒有什麼改善。不過，我想這不怪當時的英國人，換誰來可能都沒用。直到現在，印度的衛生狀況也還沒改善多少。

南丁格爾一直活到九十歲，一生獲得了無數的榮譽。相比之下，另一位在克里米亞戰場上堅持工作的女護士則沒沒無聞。打從一開始，這兩個人的道路就是天壤之別。這位女性叫瑪莉．西柯爾（Mary Seacole）。她出生在牙買加的京斯頓（Kingston），母親是一位黑人醫生，父親是來自蘇格蘭的海軍軍人。從小，西柯爾就耳濡目染學會大量的醫學知識，也有護理病人的經驗。長大以後，她結了婚，和老公一起在巴哈馬（The Bahamas）、英國和美國等地學習醫學知識。

與南丁格爾一樣奉獻，卻被歷史遺忘

一八四三年，也就是南丁格爾和家裡冷戰的時候，西柯爾的家著了一場大火，老公後來則因病去世。沒多久，她的母親也得病去世。接連如此遭遇打擊，西柯爾還是堅強的挺了過來。當時牙買加正在流行黃熱病，她便回老家為人民服務了一段時間。

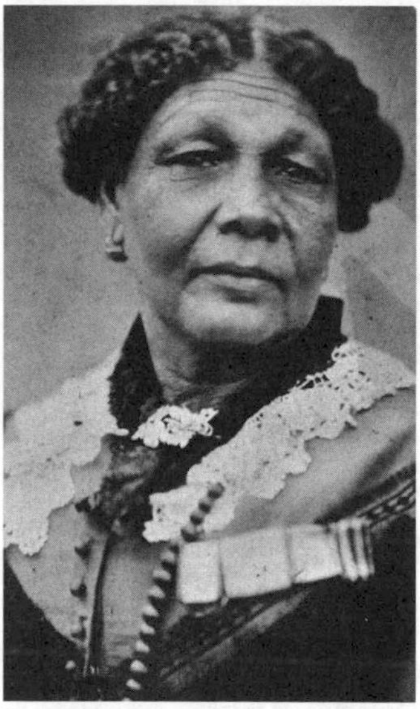

▲ 瑪莉．西柯爾，在克里米亞戰爭期間傑出的護士，卻因膚色問題一度被歷史淡忘（圖源來自維基共享資源〔Wikimedia Commons〕公有領域）。

一八五四年，南丁格爾正在組織去土耳其的醫療隊。西柯爾也報了名，但最後沒被錄取。後來她將申請資料遞交給相關部門，也沒有獲得批准。幾乎每個部門都拒絕了她，包括南丁格爾的助手。原因很簡單，她是黑人，一輩子注定因為膚色問題吃虧。她在倫敦受夠了委屈，一再的被拒絕，她當時一點也不年輕，都已經五十歲了。西柯爾再也撐不住了，這個年過半百的大嬸就這樣坐在地上號啕大哭起來。

但哭沒有用啊，總得要做點什麼，西柯爾還是沒有被擊倒。出人意料的是，她和另一個親戚最終自費去了克里米亞戰場。大家怎麼樣都沒想到，竟有人為了這種事自掏腰包。她們開了一家小旅館，一樓有個小型商店，二樓則收治傷患。這地方離兩軍交火的地方並沒有多遠。

西柯爾在護理方面很有一套，單就經驗上來說，她是超越南丁格爾的。她的小旅館就在前線，她甚至深入被占領的城市去收容傷患，在殘垣斷壁之下把受傷的士兵抬出來，管他是哪個陣營的，他們首先是人，其次才是國家的軍人。

她無微不至的照顧這些傷患，但是她只靠自己，能調動的資源實在是太少了。她和南丁格爾不是同一個階級的人，她是窮人家的女兒，沒有什麼政治資源。**而且她還遭到南丁格爾的惡評，原因很簡單，南丁格爾看不慣西柯爾向每個士兵收取護理費用**，但如果不這樣，西柯爾自己要怎麼活下去呢？誰來發薪水給她？況且還有醫療器械和藥品的開銷，這些全都要花錢的。

當西柯爾撤離戰場的時候，很多東西都帶不走，她一貧如洗，回到倫敦時，口袋裡一分錢都沒了。好在倫敦《泰晤士報》大聲疾呼，幫幫這位傑出的女士。後來很多好心人幫助她，她才得以渡過難關。後來西柯爾出版了一本書，講述自己在克里米亞的見聞，以及自己如何救護傷患。她還獲得了克里米亞獎章，也得到女王的推薦。但是很快的，她又變得沒沒無聞，被英國人所遺忘。在二十五年之後，她去世了，死前貧困潦倒。

直到最近，西柯爾的名字才再次被公眾知曉。原來，在克里米亞戰爭之中還有一位和南丁格爾並駕齊驅的傑出女性，所有一切不公的待遇，都可能僅因為她不是個白人。二〇〇四年，西柯爾在「英國百大傑出黑人」的投票中獲得第一名。為了紀念她，許多大學、機構、建築都以她的名字命名，歷史終究是公正的。

其實，在克里米亞戰爭之中被遺忘的不僅僅是西柯爾。英國為什麼對南丁格爾推崇備至？並不是因為英國的醫療水準多高，而是**因為英國在這場戰爭之中醫療水準墊底，全靠南丁格爾為國家找回面子**。法國設立在當地的醫院就以乾淨整潔而聞名，事實上，法軍不僅在戰地急救、醫療組織上優於英軍，在護理上也領先。天主教會的慈善組織就有很多優秀的女護士在法軍服務，南丁格爾其實也借鑑了歐洲大陸的護理學經驗。

令人想不到的是，對面的俄國軍隊的醫療水準竟然比英、法都高。因為俄國負責戰地醫療的皮羅戈夫（前文中能在三分鐘截斷大腿的名醫）可是個劃時代的人物，他在戰地手術引入了麻醉技術。就連英國人的戰地醫生當時都還不敢，仍在顧慮乙醚的副作用。有什麼好怕的呢？連女王陛下都不怕了。皮羅戈夫把女護士們分成三組，各司其職，工作得井然有序。

俄國人當時是在家門口作戰。塞瓦斯托波爾（Sevastopol）的要塞裡面有許多俄軍的家屬，女性們全都被動員了起來。這些人並不是專業護士，頂多只能算是志願者，但她們也無路可退。她們的工作熱情不是拿薪水的英國人能與之相提並論的，甚至有十七位女護士相繼在前線陣亡，可見當時戰爭的慘烈。

克里米亞戰爭最後以沙皇慘敗收場。奧匈帝國在最後時刻參戰，給沙皇補了最後一刀，那時奧匈皇帝法蘭茲・約瑟夫一世（Franz Josef I）剛和茜茜公主（伊莉莎白・歐根妮〔Elisabeth Eugenie〕，小名茜茜〔Sisi〕）結婚。英、法只能算是慘勝，付出的代價很大。英、法士兵從港口上船，開半個月就可以到黑海。而沙皇的軍隊只能在地上徒步行走，雖然在自己家門口，但從莫斯科出發，要走三個月才能到黑海，當時俄國的鐵路還很少。

戰後，俄國那些發揮巨大作用的女護士和志願者就全都鳥獸散了，她們本來就是不拿錢的志願者。所以俄國的醫療事業迅速被打回原型。英國的護士倒是逐漸走向正常化、職業化，畢竟一開始就是拿薪水的。經過南丁格爾的改造後，護士行業非常適合中等教育程度的年輕人。當時的英國恰好可以源源不斷的提供這樣的人員，俄國顯然跟不上了。俄國經過這次慘敗後，便開始改革農奴制，不改革看來是不行了！

現在的護理已經是高度分工的專業工作。我們舉個例子，比方說一位肝癌晚期的患者，快要走到生命的盡頭了，那麼一個比較理想的護理團隊的配置將包括：高級臨床關懷師（有註冊的專科護士）、臨床護士長、臨床護理專家、註冊護士、諮商師、醫療經理、個案管理人員等。如果接受臨終關懷的患者的年紀還小，將還有一位「兒童生活專家」作為照顧團隊的一員（按：此處提及之護理人員配置、職稱為中國制度與名詞。在臺灣，常見的護理團隊人員則包括護理師、專科護理師、照顧服務員、社工師等）。

11 準媽媽的鬼門關：保大人還是保小孩

南丁格爾因為在克里米亞戰爭之中的優異表現，成了萬眾矚目的偶像，她也成了護理學的代言人。當時的護士女性很多，但是資質普遍不高，作風也不好。南丁格爾最初在招收護士時，就特別強調護士的品質，她選拔一批受過中等教育、年輕有活力的女性。從此逐漸形成傳統，導致護士大多數都是女性，較少有男性。

還有一個傳統職業，也清一色都是女性，那就是「接生婆」。傳統印象裡，從事這種行業的都不會是年輕人，起碼都是大嬸級的女性長輩。長期以來，接生並不被其他醫學所接納，所以接生婆普遍來說也都沒受過多少教育。在古代，無論東、西方，都不太主張女性接受教育。長期以來，女性醫生都是鳳毛麟角。醫生們不但都是男性，也都不願意與接生婆為伍。

但是，就在十七世紀的歐洲，有一個家族的男性，居然在以女性為主的接生婆行列中闖出了一片天下。過去生孩子一般都是找接生婆，不然就是自己老媽或女性長輩來幫個忙就解決了，怎麼能讓男人插手呢？男女授受不親啊！這就說來話長了。

電視劇中非常常見的一個橋段就是產婦難產，到底要保大人還是保孩子呢？現在很多醫生或醫療行業的媒體都已經出來闢謠了，醫生根本不會這麼問。畢竟母子同舟，如果船翻了，誰都保不住，這個道理再明顯不過。再說，從法律上和醫學倫理上看，都不可能只保孩子。當然不排除某些家屬非要問這種問題，弄得護士都不耐煩了，直接回了一句：「孩子還在娘胎裡，媽都保不住，孩子怎麼可能保住？」沒錯，這話說得直接了當。

我也感到很奇怪，既然醫生護士都不會這麼問，那麼這個橋段是從哪裡來的呢？有人說，這是一九八〇年代日本電視劇的橋段，後來便被到處沿用。我書讀得少，找不到確切的來源。不過，這是一個普遍的誤解。但是凡事都有例外，話可不能說死。讓我們把時間推回到古代，到底會不會出現要保大人還是保小孩的問題呢？

從前，只有母親已死，才會動用剖腹產

在古代，這問題一般來講不用懷疑，就是全力保小孩。那大人呢？孩子他媽難道就不保了嗎？不用保了，孩子他媽已經死了！在古代，生產一般來說都是女性自己的事。不會輕易請來醫生，畢竟醫生通常都是男性。如果到了必須請醫生的程度，通常就是大人性命垂危之時。要是真的保不住了，孩子他媽都已經死了，那麼就必須趕快動手術剖開肚子，把孩子取出來，說不定孩子還能活著。

在全世界的名人之中，有誰是剖腹產的呢？傳說中，夏朝大禹的兒子啟，就是母親變成石頭以後，石頭裂開誕生的，當然這肯定是個傳說。在印度同樣有剖腹產的記載，古印度的孔雀王朝（約西元前三二四到西元前一八七年）的第二位國王賓頭娑羅的母親，在臨產前中毒死亡，賓頭娑羅就是靠剖腹才活下來的。早在西元前七〇〇年，古羅馬就有施行剖腹產的法律規定，也就是母親死了，就必須趕快把孩子從母親的肚子裡取出來，然後才能安葬。傳說，羅馬的凱撒就是剖腹產出生，因此英語裡的剖腹產（Caesarean section）按照字面意思翻譯就是「凱撒切」，又稱「帝王切開術」。

但是這只是個傳說，大概是大家覺得凱撒太強大了，一定是命特別硬，畢竟當時剖腹產只有危急

情況才會使用，能活下來的孩子都是命很硬的。不過別忘了，只有在母親死後，才會實行剖腹產，但凱撒的母親在凱撒出生時還活得好好的。要是在凱撒他媽還活著的時候就實施剖腹產，能夠活下來的機率並不大，因此凱撒很大的機率並不是剖腹產。反正在古代，有關生孩子的事都是女性的事，孩子他爹只能在外面等消息。儘管準媽媽們痛得死去活來，但是醫學並不介入，因為生孩子不是病，而是自然而然的物種繁衍過程。

當然，仁慈之心誰都有。中國古代也有一些醫生著書立說，一條條列出一大堆生孩子的注意事項。產前保養和產後恢復他們可能也能幫上忙，唯獨生孩子的過程，他們只能從理論上探討，沒有插手的機會。「男女之大防」，彼此不能隨意接觸，讓大夫們只能乾瞪眼沒轍，而接生婆們可能連大字也不識一個，因此不可能會留下紀錄，更不可能著書立說。於是，理論和實踐仍處於相互脫節的狀態，這一點在東、西方都一樣。

到了一五五四年，瑞士醫生雅各．魯福（Jacob Rueff）寫了一本《論人類的生育》（*De conceptu et generatione hominis*），本書在接下來一個世紀內都是醫學界與助產士的重要教材，總算有醫學界人士涉足生產的領域了。當然了，這本書以現在的觀點來看也是錯誤百出，很多內容這位魯福醫生可能並沒有親自接觸過，也許是抄古人的紀錄，或是向接生婆們打聽來的。

魯福這本書的大多數內容，還是在教導準媽媽們如何保養、如何恢復，這些都是相對容易研究的部分。魯福醫生最大的發明，是一種分娩用的椅子，外觀十分類似今天的馬桶。中間有一個大圈，產婦就坐在椅子上、兩腿分開、身體往後靠。兩邊由兩位助手扶著產婦，接生婆就在前方坐著，正對著產婦，這樣才好作業。魯福醫生的書中還有不少的插圖，其中人物的表情畫得都十分到位，接生婆們都相當粗壯，她們準備好熱水，和用百合花、油脂等調製的藥品，這些都是都是祖傳祕方，一般不會告訴外人的。旁邊的桌子上放著稍後會用到的剪刀，接生婆後腰上還掛著一包工具，不知道會不會派上用場。

而插畫裡也有男性，接生的椅子擺在臥室床邊，後方就有兩位男性在夜觀天象，指著天上的星星，不知道在說些什麼。魯福醫生本人就是個占星術士，他從來不會忘記推廣自己熱衷的占星術，甚至在書中插畫也順便置入隱性宣傳。

魯福醫生其中一項重要的貢獻，就是發明了一套工具，也有人說這件工具是從阿拉伯流傳過來的，魯福醫生只做了改進。**這套工具可以用來破壞孩子的屍體**。假如胎死腹中時，該如何把死胎取出來呢？如果不破壞，就出不來啊。畫面上接生婆後腰掛的工具包，估計就是為這件事準備，裡面都是帶鋸齒的鉗子。當然，假如胎位不正，魯福醫生也有辦法矯正。當孩子頭朝下時就比較容易出生，但假如顛倒過來，是腳向下的方向，那可就麻煩了。魯福醫生的書中就有提到對付顛倒胎位的方法，管用不管用就是其次了，反正不是他本人直接操作的。

前文提到的外科之父帕雷，也曾開辦過產科學校，並親自指導學生執行剖腹產。而帕雷的其中一個女學生，長大以後嫁給了英王查理一世，成了王后。

帕雷並不是最早對活人實施剖腹產手術的醫生，最早這麼做的是德國的一個閹豬匠。某次他的妻子難產，他沒什麼知識，求神問卜也不管用。最後他看著妻子難受的樣子，忍不住就用刀剖開妻子的肚子，並取出了孩子。算他妻子命大，居然還活下來了。他們後來又生了

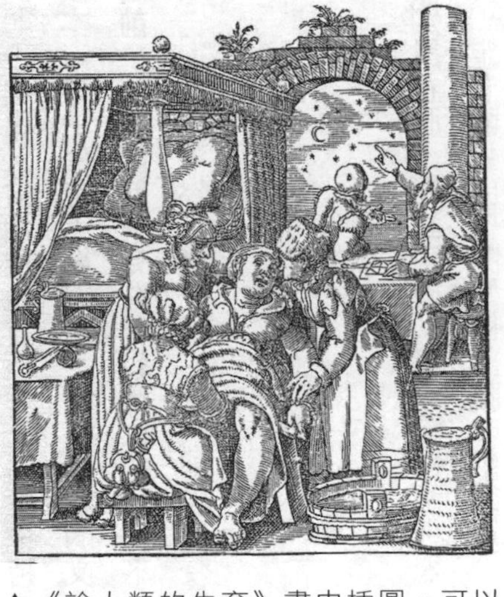

▲《論人類的生育》書中插圖，可以看見當時接生團隊與產婦的相對位置，後方還有兩位男性正在夜觀天象（圖源來自維基共享資源〔Wikimedia Commons〕，由Christianherlo上傳）。

五個孩子，全都是順產。剖腹產的那個孩子還活到七十七歲。當然還是有不少人對此抱持異議，認為這是不可能的。一五〇〇年時什麼措施都沒有，根本沒辦法保證手術安全。而且相關的文字記載是在一五八一年，事情都過去八十一年了。**十六世紀之前，剖腹產都只有在母親死亡的情況下才會施作。**十六到十七世紀時，剖腹產的傳聞便開始多了起來，但這些都只是傳聞，紀錄者都是道聽塗說的。

對抗難產的祖傳祕器，被保密了一百多年

即便到了帕雷的時代，大手術仍然不安全，更別說在肚子裡動手術。但也沒辦法，總不能眼睜睜看著一屍兩命吧，總得要做點什麼。我相信，當時一定有醫生已經開始做剖腹產手術了，但是結果應該並不樂觀。醫學的進步，某種程度上都是受現實的殘酷所逼，每前進一步，都需要付出血的代價。

帕雷在法國正好碰上天主教徒對胡格諾教派的大屠殺，據說，是國王亨利二世（Henri II）本人把他藏在櫃子裡才讓他躲過一劫。這場教派衝突，是由太后凱薩琳·德·麥地奇（Catherine de Médicis）一手策劃。而這場教派衝突，也把一個傳奇的家族給嚇跑了。這個家族，在婦產科的歷史上不可不提，不僅因為他們是十分罕見的男助產士，更因為他們把祖傳祕方隱藏了一百年之久。這個家族，就是張伯倫家族（The Chamberlen's）。

當時的人在給孩子取名字方面絲毫沒有想像力，只有幾個名字重複的用，因此很容易混淆，這也算是歐洲的傳統習慣。第一代，叫威廉·張伯倫（William Chamberlen），一五六九年，他和妻子老倆口帶著三個孩子，從法國逃到英國。到了英國以後，生了個兒子叫彼得（Peter Chamberlen），排行老四，但其實他三哥也叫彼得。我實在想不通，他老爸為什麼就這麼喜歡彼得這個名字？為了區分，歷史上只好把這個老四叫「小彼得」（Peter Chamberlen the younger），他三哥叫「大彼得」

（Peter Chamberlen the elder）。大、小彼得都跟著父親學習他們家祖傳的技藝，也就是男性助產士，當然也要學習外科技術。當時的外科手術主要還是理髮師外科醫生的事，和內科醫生不能相提並論。而他們家又是男性助產士，因此更是處於鄙視鏈的底層。理髮師外科醫生只是沒有文化、不懂拉丁文，又天天見血而已。男助產士就不是沒文化這麼簡單了，有些人甚至會認為他們是「好色之徒」，不然一個男人為什麼要來幹這一行呢？

就在一六〇〇年左右，這個家族發明了一種獨門兵器，每當有產婦難產的時候，這東西就可以救她一命。但是這個東西究竟是誰發明的，外界一無所知。具體時間外人也都不知道，因為家族嚴格保守這個祕密。要是產婦難產，並請張伯倫家族的人來協助，他們便會帶著一個鍍金的盒子前來，裡面裝的是什麼沒人知道。接著他們便將閒雜人等全都趕出去、不許偷窺，就連產婦也要用帶子遮住眼睛。當時的男性助產士為了避嫌，也為了洗刷好色之徒的壞名聲，他們還用毯子將產婦的下半身蓋住。就連他們的眼睛也看不見，全都靠觸覺來操作。

當然，門外的人一方面雖然關心產婦，一方面也好奇，全都在門縫旁偷聽。房間裡的聲音可十分熱鬧，一方面有產婦的呻吟聲、助產士說話聲，但竟然怎麼還敲梆子？一會又有人在敲木魚，再仔細聽聽，居然還有三角鐵，裡面到底在幹什麼呢？其實這是張伯倫家族的障眼法，他們不想讓人聽見任何相關的聲音，便全力干擾想偷聽的人。他們家族保守祕密的能力太強大了，就這麼保密了將近一百年時間，也沒人知道他家用的到底是什麼招數，反正只要這個家族的人一出手，孩子就能順利生產、母子平安，說來真是神奇。

當時佝僂病在英國十分盛行，使其又有個別名叫「英國病」。假如女性患了佝僂病，骨盆就有可能變形，導致生產時非常麻煩。也因此張伯倫家族的潛在客戶就非常多，賺得盆滿缽滿。每當接生婆遇到麻煩就會去找他們，沒錢的人家他們還不一定去呢。大、小彼得和當時英國醫學界關係不好，一方面男性助產士的職業本就被人瞧不起，另一方面，他們因為給患者開藥，而侵犯了內科醫生的專業。當時開藥方可是外科醫生沒有的權限，更何況是助產士呢？不過他們家是皇室的御醫，曾經幫英國和法國的王后接生過，就算張伯倫家越界了，你也拿他們沒轍。

大、小彼得退休後，彼得三世（Peter the Third）便接下了這份重擔，他是小彼得的兒子，他們家的名字真的非常容易混淆。彼得三世受過正規的醫學訓練，因此也算是正式邁入醫學界了。但他與醫學界的關係也很差，後來甚至和皇家醫師學會決裂了。彼得三世便搬到英國東部的艾塞克斯郡（Essex），這地方學會可管不到。彼得三世接著宣導一種理念，那就是只有在男助產士的幫助之下，產婦才能順利生下孩子。這理念背後，其實就是想要擴大市場，建立壟斷機制。

不得不說，這個策略是有效的，當時男助產士開始逐漸流行起來了。因為他們受過醫學教育，儘管在內科醫生看來，他們的水準根本不入流，但是總比接生婆強多了。當時的女性很少有機會能接受醫學教育，所以助產士的性別天秤便開始向男性這邊傾斜。就連法王路易十四（Louis XIV）的情婦生產時，也是找男性助產士來協助。

後來，彼得三世的大兒子休·張伯倫（Hugh Chamberlen）接了班。他想，既然法國需求這麼旺盛，他們當然不會放過這個機會，便想把這個祕密賣給法國人。但是，法國人卻希望先請休演示一下技術。休去了法國後，為一位三十八歲、身體有畸形的產婦接生，她同時患有侏儒症和骨盆畸形，已經分娩八天了。但是，這次休搞砸了，三個小時以後，產婦仍因難產而死。大人、小孩一個都沒保住，於是法國人便禁止他在法國銷售這種工具，誰叫你把演示搞砸了呢？

那麼他們家發明的到底是什麼東西呢？這個工具如今已經一點都不神祕，那就是「產鉗」。過去要是孕婦難產，只能用帶鋸齒的鉗子或特殊的鉤子把胎兒拆解後鉤出來。也就是保大人，不保孩子，因為根本就沒辦法保孩子！現在有了產鉗，就可以夾住孩子的頭，然後慢慢拉出來。產鉗的外形符合嬰兒的頭型，鉗子十分狹長，可以從頭頂一直包裹到臉頰，如此一來就安全許多了。

儘管休一直是皇家御醫，曾為英國的安妮女王（Anne）和瑪麗二世（Mary II）服務過，但是皇家醫師學會仍指控他無照行醫。休不得不離開英格蘭，前往蘇格蘭行醫，後來又跑到了荷蘭。產鉗在法國沒賣出去，卻在荷蘭賣出去了，這可是產鉗技術第一次流到外人手中。荷蘭醫生亨德里克（Hendrik van Roonhuisen）買下了這個技術，但是據說休賣給他的鉗子只有半片，另外半片請你回家自己研究去吧。這個傢伙也把產鉗當作自己的祖傳祕方，就這樣，這個祕密又保守了六十年。

休後來老了，他的兒子也叫「休」（Hugh Chamberlen），他們家取名字的能力實在貧乏得讓人髮指。為了區別，爸爸在歷史上便稱為「老休」（Hugh Chamberlen the elder），兒子則稱為「小休」（Hugh Chamberlen the younger）。到小休老了之後，家族再也沒有男性繼承人，所以他就把祖傳祕方公諸於世了。大家這才發現，原來還有這麼一種法寶，這個祕密甚至被保守近一百六十年了。

張伯倫家的這種產鉗，其實也在一代代不斷的改進升級，統稱為「張氏產鉗」。蘇格蘭醫生威廉・斯梅利（William Smellie）對產鉗做了第二次大升級。過去的張氏產鉗只照顧到孩子的頭型，但是沒有照顧到媽媽的產道，於是斯梅利醫生設計了一款在外形曲線上兼顧兩者的新產鉗。

斯梅利醫生的產鉗還有一個新升級，那就是鉗子的連接處可以打開。就像今天許多人在廚房使用的多功能剪刀，兩片刀片可以打開分離。斯梅利醫生的設計與多

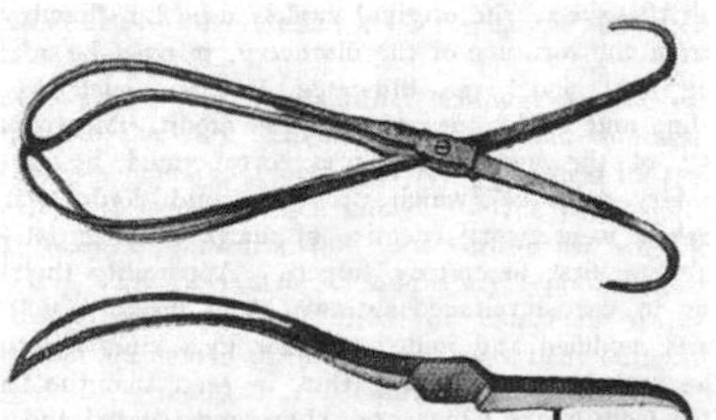

▲張伯倫家族發明的獨門兵器，其實就是產鉗，在剛發明的一百多年以來一直都是家族祕密（圖源來自維基共享資源〔Wikimedia Commons〕公有領域）。

功能剪刀有異曲同工之妙，這樣一來，就可以先把兩片產鉗分別插進產道，對準位置以後，再把中間的轉軸扣上。醫生握著鉗子往外拉，助手在後方壓住肚子往外擠，一推一拉，問題就解決了。

一八七七年，法國醫生史蒂芬．塔尼爾（Stephane Tarnier）對產鉗又做了一次大升級，添加了額外的彎曲把手，以往鉗子在夾住孩子的頭以後，手柄方向和孩子的身體方向不一致，斜著拉多費力氣啊，這個額外的把手剛好在身體軸線方向上，這樣施力起來比較順手。塔尼爾還有個重大發明，那就是**嬰兒保溫箱**。他某次在參觀了養雞場的恆溫孵蛋裝置後突發奇想，如果可以模擬一個乾淨的、溫度類似母體的環境，這個東西似乎也能應用在早產兒身上？其實這種裝置最早也不是他發明的，但是**他第一個應用於早產兒。嬰兒的死亡率一下子就下降了二八%**，這是個很了不起的成就。

產鉗是非常重要的發明，也正是從產鉗開始，生產變成了醫學領域的問題。如今生小孩都得去醫院，醫院也都有專門的婦產科，就是從那個時代起逐漸形成。當然，產鉗也是有其風險。照理來說，兩片鉗子應該一片左臉、一片右臉，對準後夾好，再慢慢往外拉就行了。可是有些早期的助產士並不熟練，某位一知半解的助產士一開始就弄錯了，鉗子一片墊著胎兒後腦勺、另一片扣在臉上，就這樣往外一拉，嬰兒的鼻子受得了嗎？即便方向是對的，夾的部位也是對的，產鉗仍然有一定的風險。萬一力氣沒控制好的話怎麼辦呢？胎兒的頭骨並沒有完全閉合，仍然有一定的縫隙，以容忍輕

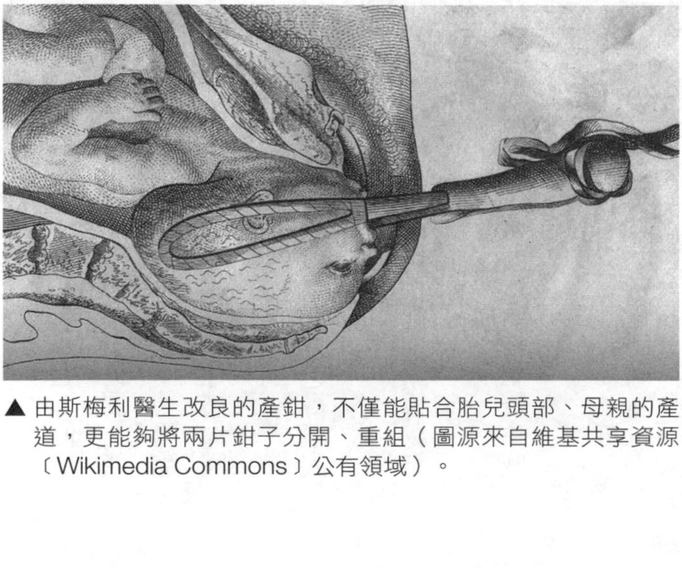

▲由斯梅利醫生改良的產鉗，不僅能貼合胎兒頭部、母親的產道，更能夠將兩片鉗子分開、重組（圖源來自維基共享資源〔Wikimedia Commons〕公有領域）。

微的變形，這是為了能夠順利通過產道，也是自然選擇下的結果。

切除子宮、自行切腹，母親為生產幾乎付出了一切

還記得我們講麻醉的那一章嗎？蘇格蘭醫生辛普森是最早把麻醉引入婦產科的。其實他還有一個貢獻，那就是發明了最早的分娩用真空吸引機。前端是一個橡膠的吸盤，後面接著一個管子，伸進產道後吸住胎兒的頭，確保不漏氣後，便開始用針筒抽氣。這樣一來，吸盤就能牢牢吸在孩子頭頂，並用這個工具把孩子拉出來。等孩子出生以後，抱過來給媽媽一看，只見孩子頭頂上有個大包，這就是吸盤吸出來的，但一般來講不會有什麼大問題，沒多久就會自己消掉了。這個辦法似乎比產鉗還要安全，畢竟沒有任何堅硬的工具。但很可惜辛普森醫生的做法並沒有流傳開來，不久就被遺忘了。

一直到百年後的一九五三年，瑞典的婦產科教授塔格．馬姆斯特倫（Tage Malmstrom）才重新發明了這個方法，當時他使用的是金屬吸盤。不過，現在使用的則以柔軟的材質居多，例如橡膠、塑膠製的都有，這些都是現代的技術了。吸盤從此占領了不少產鉗的市場，學名叫「真空吸引術」。

各種技術都有自己的優點，也有缺陷，彼此之間不能完全代替。那麼除了用產鉗和吸盤之外，還有其他的辦法嗎？當然有，就是剖腹產嘛，這是最後的辦法了。古代的剖腹產手術要不是給死人用的，就是膽子非常大加上運氣好到不可思議，否則沒辦法實施。因為剖腹產是一場不折不扣的手術。假如止血沒搞定，麻醉沒搞定，怎麼開刀啊？況且還有感染的問題沒解決。只要動了刀就不是小事，往往會帶來感染和大出血，並最終要了母親的命。

一六一〇年，德國醫生耶利米．特勞特曼（Jeremias Trautmann）就曾為一位產婦做了剖腹產手術。孩子保住了，但是大人沒保住，產婦後來大出血，很快就去世了，孩子倒是活到了九歲。究其原

因，是由於當時的醫生不敢縫合子宮。你「唰」一下劃開個大傷口，然後就不管了？這怎麼行啊？當時的剖腹產手術，死亡率超過一半也是正常的。當然兩害相權取其輕，有人還是硬著頭皮去做，不過大多數人其實都不怎麼敢。

一直到一八七六年，義大利醫生愛德華多．波羅（Eduardo Porro）乾脆一了百了，直接把子宮給切除，這樣傷口就小多了，很容易止血，產婦的存活率也就大大提高了。但很可惜，下一胎的希望也沒了。要是不打算再生孩子，那還可以接受，但若還打算繼續生，可就不妙了。

一八八二年，馬克思．桑格（Max Sanger）採用子宮壁縱切及縫合法，開創了古典式剖腹產，肚子上的傷口都是豎著切的。後來一九一二年克羅尼格（Kronig）首次施行子宮下段剖腹產，對剖腹產做出了革命性的貢獻。經過不斷的改進，現在常用的手法已經不是豎著切了，而是在下腹部橫向切開。剖腹產的技術變得越來越成熟。

現今，採用剖腹產的準媽媽也越來越多。有些人是迫不得已，有些人則是自我選擇，當然也有各式各樣的原因。不過，有一位墨西哥的媽媽伊內斯．拉米雷斯（Ines Ramirez）倒是做出了令人出乎意料的舉動——她自己為自己動了剖腹產手術。並不是因為她有多厲害，實在是無奈所致。墨西哥婦女拉米雷斯，生活在缺少醫療資源的貧苦農村。她養育七個子女，並和老公以種地為生。她又一次的懷孕了，肚子裡有了第九個孩子。第八個小孩很不幸，之前胎死腹中了。都已經第九個了，拉米雷斯經驗當然非常豐富。她自己已經感覺到臨盆的徵兆，肚子開始陣痛。但是醫院遠在八小時車程之外，最近的助產士也有八十公里之遠。

前幾次，她生產都是靠老公幫忙，這一次很不巧，老公出去喝酒了，連個人影都找不到。拉米雷斯在家也沒辦法，陣痛持續了整整十二個小時，但是一點進展都沒有。前一次生產失敗的教訓歷歷在目，上次就是這樣，陣痛之後遲遲無法分娩，最終導致孩子胎死腹中。這一次，拉米雷斯說什麼也不想重蹈覆轍，她決定自己為自己做剖腹產手術。她沒有任何醫學知識，有關解剖學的全部知識僅來自屠宰雞鴨。就這樣，她在廚房裡找出一把十七公分長的尖刀，看著都讓人不寒而慄。她接著拿出老公私藏的烈酒，仰頭幾口下肚後，藉著酒勁，她狠心下了刀。

剖腹產可不僅僅是劃個傷口，肚皮是很厚的，皮膚下面還有脂肪、肌肉，再下一層才是子宮。子宮也是肉，也有厚度啊。這一層層的切下去，拉米雷斯不知得忍受多大的疼痛。她一層層切開，花了足足一個小時，接著用盡力氣把孩子從子宮裡拉了出來。在剪斷了臍帶以後，孩子終於哭了出來。幹完這些事後，拉米雷斯實在撐不住了，就暈了過去。也不知道過了多久後，她才醒了過來，肚子上的傷口還開著呢，她只能找來衣服包住肚子，不然腸子都要流出來了。然後，她叫自己六歲的孩子去找醫生。

過了七個小時後，孩子終於把村裡的醫療助手給找來了。來的這兩位一看嚇了一跳，趕緊拿縫衣服的針線先把肚子縫起來，然後七手八腳的把拉米雷斯送去醫院。路程八小時，一路上拉米雷斯居然都撐得住，離手術都過了多久時間了。到了醫院，醫生也被嚇了一跳，這位母親真是太英勇了。接著醫生便拆開線重新處理傷口、縫好子宮、結紮輸卵管。然後再使用藥物和抗生素，最後將傷口縫上。隨後的幾天拉米雷斯恢復得不太理想，醫生又再一次打開肚子找原因。但這次之後，拉米雷斯總算沒問題了，這真是個英雄母親啊。

現在選擇剖腹產的比例，在全世界都有上升的趨勢，例如中國二〇一一年的數據顯示，剖腹產比例達到了四六．七％，相當的高（按：台灣近年的剖腹產率約在三五％至三七％）。有些人是因為怕痛，但她們可能不知道現在還有無痛分娩技術，怕痛未必要選擇剖腹產。當然，還有很多情形必須剖腹產，並非主動選擇。例如有些人因為營養太豐富了，胎兒長得比較大，自然分娩會有困難，所以不得不剖腹產。

但現在越來越多的研究發現，剖腹產對胎兒和孕婦並非完全無害。二〇一二年五月，醫學期刊《兒童疾病檔案》（*Archives of Disease in Childhood*）上就發表了一項研究，指出剖腹產的孩子在三歲時，出現超重症狀的機率是順產孩子的兩倍。另一項研究則發現，剖腹產會導致孩子日後更容易發生呼吸道疾病。那麼剖腹產和順產差在哪裡呢？原來因為孩子沒有經過產道，所以沒有充分接受來自母親的菌群。還好，在經過廣泛呼籲後，剖腹產的比例也逐漸下降，到二〇一八年時，僅剩三六．七％。

為什麼人類生小孩這麼困難呢？其他動物似乎都沒這麼麻煩。有一種進化上的說法，認為因為人是直立行走的，因此骨盆的形狀不適合生產。人又特別聰明，腦容量相對更大，頭的比例也大，因此母親生孩子就更加費力。

12 產房中的幽靈：大夫，你洗手了嗎？

法國在經歷了一場暴風雨式的大革命後，整個政府機構都大換血，社會風氣也和以前不太一樣了。過去的醫學機構，總是掛個「皇家」的名諱，後來用不著了，連法王路易十六（Louis XVI）都被拉出去砍頭了。舊的醫學院也都關門了，新的、倡導自由的醫學協會也開始興起。

所以，法國的醫學水準也不斷突飛猛進。法國接替義大利，成了解剖病理學（按：Anatomic pathology，藉由研究與分析組織、血液以診斷疾病的學科）的沃土，巴黎成了歐陸的醫學中心之一。而另外一個能和巴黎平起平坐的醫學中心，則是奧地利的維也納（Vienna），維也納大學醫學院也是人才輩出。

醫學是個龐大的體系，隨著知識的不斷累積，內部也不斷細分出許多學科。當一個人死了，他是怎麼死的？得了什麼病？身體發生了哪些變化？作為醫生，這些當然是要搞清楚的。當時流行的瘟疫也為醫院提供了大量的案例，與大量屍體解剖的機會。當時，很多醫生白天為病人看病，晚上還要繼續解剖屍體做研究。

當時維也納大學醫學院已有人把溫度計引進醫學領域。人們意識到，溫度是疾病和健康的寶貴標誌。溫度也是當時為數不多、可以精確測量的生理指標，其他能測量的生理指標就是心跳脈搏，再不然就只能聽聽聲音，像肚子裡的聲音、胸腔的聲音等。

對於死人，可以毫無顧忌的打開身體仔細檢查，但是活人該怎麼辦呢？總不能把活人的胸腔打開看看吧？為了了解活人身體內部的情形，不能靠眼睛，只能靠耳朵。曾有人寫了一本小冊子，裡面就專門講了**如何靠耳朵診斷病情**。這本書雖然不厚，但是**在醫學史上卻非常重要**。這本書的作者叫利奧波德·奧恩布魯格（Leopold von Auenbrugger），曾在維也納大學醫學院學習。一七五二年畢業後，他先在一家西班牙醫院工作了幾年，後來成為主任醫師。又幹了幾年以後，他便離開獨立開業了，醫學院的畢業生差不多都是走這樣的路。

不能切開看，那就用聽的：聽診器的發明

奧恩布魯格的父親是個客棧老闆，客棧裡有許多大酒桶。要怎麼知道這些酒桶裡還剩下多少酒呢？他老爸用手指敲一敲就知道了，空桶和裝滿酒的桶敲出來的聲音可不一樣。他老爸甚至能輕鬆判斷水位線的位置，從小，奧恩布魯格就對父親這個本事印象深刻。

後來，奧恩布魯格解剖了很多病人的屍體，他發現很多死於胸部疾病的患者，其胸腔內部都有大量液體，要不是滲進胸腔的，就是膿液。但是在病人還活著的時候，醫生根本就沒辦法知道病人肚子裡的情況。他在音樂上很有造詣，從小又看慣了他老爸敲酒桶，於是他就把這個辦法移轉到人的身上。別以為這事就只靠靈光乍現，一下就搞定了。他還要做大量的實驗來驗證自己的想法，他把水注入屍體的胸腔，看看能不能用敲擊聲音的方式測定水位線。他不斷透過屍體解剖來驗證他的方法。為了摸索出一套有規律方法，奧恩布魯格足足研究了七年之久。

一七六一年，他寫了一本書出版，書名叫做《新發明》（*Inventum Novum ex Percussione Thoracis Humani Interni Pectoris Morbos Detegendi*）。這本書只有九十五頁，詳細描述了醫生該如何敲病人的

肚子、胸部，以及如何判斷聲音，連敲的方法都有規範。這種診斷病情的方法叫做「叩診法」，是一種簡單實用的技術。這本書在當時沒有引起什麼關注，甚至連他的老師和同學都沒注意到這本小冊子的價值。直到維也納醫學院的一位名師喬瑟夫．斯柯達（Joseph Skoda）發現了這本書後，才開始大力推廣這種診療。他在自己的書裡也提到了叩診法，這樣一來，叩診法逐漸流傳開來了。一七〇年法國人把這本冊子翻譯成法文，但剛開始流傳不廣。

而對推廣叩診法影響最大的人，是科維薩爾（Jean-Nicolas Corvisart），他是拿破崙皇帝的御醫，當然也有巨大的學術影響力。叩診法開始在法國流傳，法國人也曾經稱讚叩診法是「照亮胸部疾病的火炬」。

科維薩爾不僅推廣了叩診法，他在病理學方面也做出非常大的貢獻。而且，他還是一位名師，帶出了不少優秀的學生。其中有個學生叫勒內．拉埃內克（Rene Laennec），他二十三歲時就獲得了醫學生的最高榮譽。他也是第一個使用「黑色素瘤」（melanoma）一詞的人，而且還觀察到了黑色素瘤的轉移。雖然他年輕時就初露鋒芒，在學校裡也是學霸（按：中國網路用語，指學識豐富、成績優異的人），但是就業卻很不順利。拉埃內克一直無法獲得政府的聘用，只能當私人醫生，一直到三十五歲才去一家醫院就職。

一八一六年時，他為一位年輕的貴族小姐看病，看著病人的姿勢，恐怕是心臟出了問題。她眉頭緊鎖，手捂著胸口，十有八九是心臟痛。拉埃內克便用向老師學過的叩診法檢查胸腔的情況，這是當時最好用的辦法了。但很無奈，這個辦法在這位貴族小姐的身上失效了。為什麼呢？這位貴族小姐實在太胖、肉太多了。按理來說，叩診法需要用手指關節墊在患者身上，用另一隻手輕輕的敲。但無奈不論怎麼敲，都跟敲在棉花上一樣，下手也不能太狠，否則就可能變成非禮了。

叩診法在聽聲音時，耳朵是不需要靠近病患身體的，因為聲音夠大，只要環境安靜就可以聽見。

但是現在叩診法失效了，該怎麼辦呢？只有一個辦法，那就是「直接聽診法」。沒錯，醫生們就直接把耳朵貼在病人身體上直接聽取聲音。但男女授受不親啊，病患的正面是不能碰的，只能從背面聽。過去的醫生都是這麼做的，也就是耳朵貼在女患者的後背上，這樣就好多了。恰巧的是，這位拉埃內克臉皮太薄，他不好意思這麼做。這也難怪，他可是拖到四十三歲才結婚。

好在拉埃內克想起，早上路過羅浮宮（Louvre）門前廣場的時候，看見兩個孩子拿著一根棍子在玩，一個孩子用耳朵頂著棍子的一頭，另一個孩子用別針在另一端刮著木棍，聲音透過棍子便清晰的傳到了另外一端，拉埃內克小時候也玩過這種遊戲。他靈機一動，用紙卷成一個管子，再把這個管子頂在病人的心臟部位，接著把耳朵貼到管子的另一端，果然聽到了清晰的心臟跳動聲，甚至比直接用耳朵貼著病患後背還要清楚。耳朵貼在背上時，醫生們恐怕也不敢貼得太緊。現在用管子代替，便可以壓得非常穩固，聲音傳遞效果非常好。世界上第一支聽診器就此誕生。

拉埃內克從此開始不斷改進聽診器。他發現木管的效果特別好，一端還有個喇叭狀的開口。為了便於攜帶，拉埃內克也把管子做成兩截，可以分解、組裝。這東西也被取了個外號，叫做「醫生手中的長笛」，拉埃內克也被人尊稱為「胸腔醫學之父」。他甚至能用聽診器辨別出媽媽肚子裡胎兒的心跳聲，這在當時是非常了不起的成就。

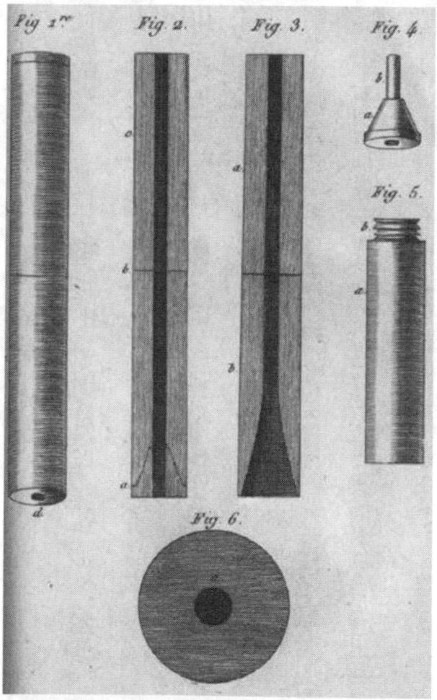

▲由拉埃內克發明的聽診器設計圖（圖源來自維基共享資源〔Wikimedia Commons〕公有領域）。

當然，拉埃內克還是需要結合屍體解剖來驗證自己的聽診法，聽診和叩診逐漸成了當時醫生最常用的診斷方式。一八五五年，紐約的喬治・卡曼（George Phillip Cammann）用軟管代替了硬管，並改良成用兩個耳朵同時聽的模式。聽診器的型態就此定型，聽診器和後來的白袍便成了醫生的經典形象。當然，拉埃內克那個時代還沒有白長袍，那是後來的事。

聽診器是一個偉大的發明，醫生們第一次獲得這種簡單方便的診斷器械，而且也改善了醫病關係。因為在當時，男醫生占了絕大多數，給女性病人看病時多有不便，有了聽診器後，起碼大家可以保持安全距離了。聽診器也防止了接觸性傳染病的傳播。當時，巴黎和維也納都建立了許多規模龐大的醫院，隨著病人集中，醫院不知不覺間成了傳染病的集散地，很多醫生也成了疾病傳播的載體。聽診器能避免醫生和病人直接的接觸，便降低了傳染病傳播的可能。

拉埃內克在病理學方面也有重要的貢獻。他在研究酒癮患者的肝臟時，發現他們的肝臟上都有一個個富有暗棕色光澤的疙瘩，這種症狀後來被稱為「拉埃內克氏肝硬化」。他還研究過當時流行的結核病，在胸腔疾病的研究方面也成了權威。一八一九年，拉埃內克出版了一本書《論以聽診診斷肺心疾病》（*Auscultation or Treatise on the Diagnosis of Lung and Heart Diseases*），講述如何利用聽診器來診斷疾病。但是他本人壽命不長，四十五歲就去世了，遺產留給了他的侄子，其中最珍貴的就是他親手製作的世界上第一個木質聽診器。

從叩診法到聽診法，我們可以看到歐洲大陸的兩大醫學中心，巴黎和維也納之間學術交流的過程。當然，這兩邊也在不斷的競爭。科學發展中心先從英國逐漸移到法國，然後再轉移到德意志地區，醫學上也大致呈現這樣的規律。後來新維也納學派開始興起。一七八四年，維也納總醫院建立，這所醫院在皇家的支持下，立刻成為當時最好的醫院。這所醫院是維也納大學醫學院的附屬醫院，也是當時醫學教學的重鎮。維也納總醫院有獨立的眼科、皮膚科等，專業分工比巴黎還更精細。這也是科學的一個特點，人類會在科學領域不斷發現新的知識，但沒人能精通所有的知識，每個人只能專精其中一部分，所以醫學也越來越細分，逐漸變成一個個專門的學科。

巴黎的醫生們一方面要為病人看病，一方面還要做屍體解剖研究病理學。維也納大學醫學院設立了專門的教職，專門從事病理學的研究和教學。其中最重要的一位是卡爾．羅基坦斯基（Carl von Rokitansky），他幾乎只負責研究，很少參與臨床醫療。羅基坦斯基可是相當了不得的人物，以他命名的醫學名詞有一大堆，例如：羅氏結節（Rokitansky nodule）、羅氏－庫欣潰瘍（Rokitansky-Cushing ulcer））、羅氏綜合症（Von Rokitansky's syndrome）、羅氏憩室（Rokitansky's diverticulum）、羅氏三聯症（Rokitansky's triad）等。

他一輩子做了七萬次屍檢，其中有約三萬次是他親自解剖，其他則是助手們幹的。平均下來一天兩次，一週七天，總共堅持了四十五年。這個人幾乎一輩子都貢獻在屍檢的研究上。

維也納的社會在當時是相對多元的。奧地利帝國在當時是個大國，不僅管轄奧地利本土，連匈牙利王國、波西米亞王國都是它的，而且在義大利、波蘭都還各占有一塊土地。所以維也納在當時不僅吸引了德意志諸邦的人才，還吸引了大批的捷克人、匈牙利

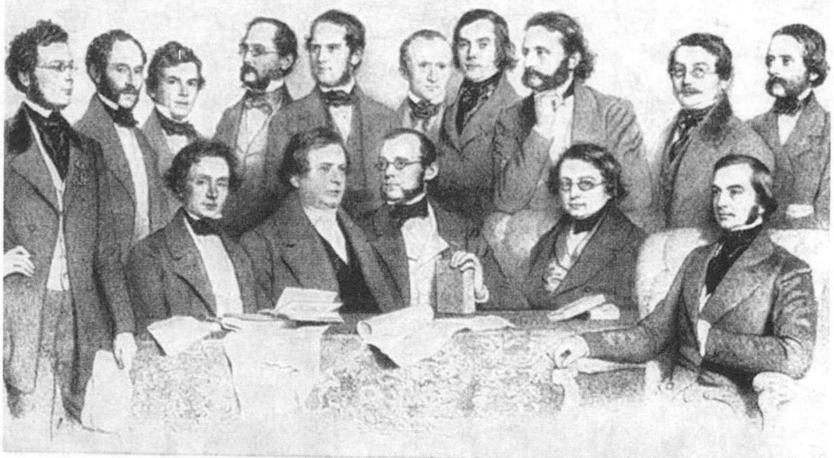

▲ 1853 年，維也納總醫院的教授們，其中下排正中央戴眼鏡的男子，即為羅基坦斯基（圖源來自維基共享資源〔Wikimedia Commons〕公有領域）。

人、猶太人、波蘭人等，人才濟濟。

一八一八年，一個小男孩出生在匈牙利的首都布達佩斯（Budapest）的商人家庭，他叫伊格納茲·塞麥爾維斯（Ignaz Semmelweis）。一八三七年時，他進入維也納大學學習法律，但後來他覺得醫學院也不錯，於是就改學醫學。一八四四年，他拿到了醫學博士學位，但是沒能獲得內科醫生的職位，於是他決定專攻產科。他的老師就是當時大名鼎鼎的羅基坦斯基，還有一位老師就是前文提過的斯柯達，他除了自己學術卓著之外，他的侄子後來還建立蘇聯了大名鼎鼎的斯柯達兵工廠。一八四六年時，塞麥爾維斯成為維也納總醫院第一產科病區的助教。

第一個提倡洗手的醫生，卻慘遭迫害進精神病院

前面我們已提過男性如何走進「接生婆」這個行業，這邊就不再贅述。在當時的醫療條件下，產婦住院分娩後，得到產褥熱，也就是產後感染的機率非常高。塞麥爾維斯工作的第一產科病房，產婦的死亡率在某些月分甚至能達到三〇％。那個時候，塞麥爾維斯還是個小夥子，做的都是些打雜的事。他的主要工作就是為每天早上教授的查房準備，管理一些難產患者，順便指導產科的學生、做做紀錄等。

在婦產科的發展歷史上，除了上文提過的助產器具的發明，還發生過一件非常重要的事情。十九世紀時，在奧地利最好的維也納總醫院裡，幾乎所有的產婦都不希望進入第一產科，她們甚至跪下央求醫生讓她們去第二產科。按理來說，第一產科都是醫學院畢業的正規醫生，第二產科則都是接生婆，為什麼產婦們說什麼都不肯去第一產科呢？真是奇怪。

當時維也納總醫院兩個產科病區的產婦數量差不多，但是產褥熱的發病率卻相差懸殊。第一病區

主要是由醫生管理，除了助產工作外，還要負責學生研究與教學，例如屍體解剖；第二病區則由助產士管理，只負責接生工作。然而奇怪的是，由專業醫生管理的第一病區，產婦的死亡率卻遠遠高於第二病區。僅僅是一八四六年這一年，第一病區的死亡率就高達一一．四％，而第二病區則僅有二．八％。這些死亡患者的死因，幾乎都是產褥熱。

當時醫生們對產褥熱的理解還不是很完全，沒人知道為什麼有的產婦會高燒不退，還打寒顫，忽冷忽熱，不然就是嘔吐不止，過沒多久就過世了，只好籠統的把這種病稱作「產褥熱」。還流行著各種理論來解釋這種現象，有人認為是空氣不好（那時候流行瘴氣說，很多事情都能怪到空氣頭上），也有人認為這是過度擁擠造成。還有不可靠的學說認為，這跟地球磁場有關係。

醫院已經盡可能的改善產婦居住環境，但似乎沒有什麼用。也有人說，那是因為第一產科病房的產婦很緊張，畢竟為她們檢查的都是男醫師，於是醫院就開始減少第一產科病房的醫生。外地人也就成了代罪羔羊，很多外地來的醫生都被開除，理由是他們檢查病人時比維也納人粗暴。好在塞麥爾維斯沒有被波及，雖然他也是外地來的。

塞麥爾維斯當時留下了很多筆記，有的產婦說自己報錯了病區，堅決要求轉到第二產科去；有的產婦則已經得了產褥熱，脈搏跳得飛快、渾身冒汗、肚子腫脹，但是她們仍然堅持自己沒事。因為她們害怕醫生，醫生一旦來診治，死期就到了。但不治療，她們也只能多活幾小時罷了。

有個神父經常在醫院裡走動，穿著長袍為垂死的病人主持宗教儀式。因為時時刻刻都有人死去，神父簡直忙不過來。塞麥爾維斯時不時就聽到神父搖動鈴鐺的聲音，每一聲鈴響就代表一條生命又去見上帝了。鈴聲對他來講是一種煎熬，也是一種鞭策，促使塞麥爾維斯下決心找出產褥熱的病因。

一八四七年時，塞麥爾維斯去義大利旅行，看看義大利優美的建築和藝術品，也順便散散心，在第一產科實在是太鬱悶了。當他回到維也納的時候，又聽到一個噩耗，他的好朋友雅各．克勒斯卡

（Jakob Kolletschka）被笨手笨腳的學生劃破手指，得了敗血症去世。克勒斯卡是個法醫學教授，經常帶著學生在醫院裡解剖屍體。他去世時的症狀和產褥熱的產婦們十分相似，塞麥爾維斯不由得心頭一動，難道敗血症和產褥熱有相似之處嗎？

儘管維也納有專門研究解剖病理學的教授，比如羅基坦斯基和斯柯達，但是大部分醫生還是透過屍體解剖來做研究。維也納總醫院還承擔著教學任務，學生們在這裡跟著老師實習，順便也當老師的助手。塞麥爾維斯聯想到，第一產科病房待產室旁邊，有一間病理解剖室，醫生和實習生們的習慣，一般是每天早晨先到屍體解剖室（塞麥爾維斯自己早上也在解剖），做過病理解剖後隨便洗個手，就直接到產房實習，比如為產婦做常態性陰道檢查。有時候醫生們正在解剖，隔壁房的產婦要生了，原本的醫生忙不過來，找他們幫忙，他們就過去為產婦接生。產婦分娩後被送回病房，但幾天之後又因產褥熱死亡而被送入解剖室，形成了一個惡性循環。

塞麥爾維斯逐漸明白，醫生們做屍體檢查時，手上沾染了某種屍體上的毒素，**這些毒素要是進入傷口就會造成敗血症，進入產婦體內就會造成產褥熱。醫生的雙手無意之中成了傳播疾病的幫凶**。要是醫生經常幫某個產婦看病，十之八九是躲不開產褥熱的。這就是第一產科產婦死亡率高居不下的真正原因。而相反的，那些助產士怎麼會來解剖屍體呢？根本沒有他們的事，因此第二產科病房反而沒有這麼高的死亡率。雖然整體來說，過去在家裡接生比不上醫院的產科，但是在家裡，產褥熱反而不會那麼頻繁的發生。

既然如此，最簡單的解決方法就是好好洗手。過去醫生們並不是不洗手，但是那種簡單的清潔無法發揮消除毒素的作用。所以，他要求每個實習醫生和醫生在進產房前，一定要徹底洗手，不僅用肥皂洗，還要用氯水浸泡，直到手上再也聞不到屍體的味道。而病房一定要用氯化鈣消毒，特別是產前或產後為婦女檢查的時候。就這樣，第一病區發病率迅速下降。一八四七年四月時，產婦死亡率還停留在一八．三%的高峰。在五月中旬，塞麥爾維斯堅決要求大家嚴格洗手後，六月的死亡率大幅降至二．二%，七月為一．二%，八月為一．九%。一年之後，甚至創下了兩個月死亡率為零的紀錄。

既然效果立竿見影、成本低廉，這麼好的辦法，應該大力推廣才對。但是塞麥爾維斯卻遭到同行的排擠。儘管老師斯柯達支持他，還有幾個從事病理學研究的醫生支持他，但是大部分同行都很排斥。說白一點，能來學醫學的都不是等閒之輩。要從醫學院畢業都必須過五關、斬六將，我們都是有學問的人，難道連最基本的洗手都不會嗎？還要你來教？

要知道，一旦吵架演變成維護自己的江湖地位，那就已經不是什麼洗不洗手的問題了。塞麥爾維斯指責其他的醫生都是殺人犯，而對手們也不客氣，用古羅馬暴君的名諱，罵他是產科界的尼祿（Nero）。雙方的關係差到谷底，塞麥爾維斯本來想推廣洗手的規範和要求，現在根本推行不了。

一八四九年，他的工作任期到了，他便申請延期，儘管他的兩位老師都支持他延期，但是頂頭上司不同意，便暗中動了手腳。他在維也納大學醫學院也沒有晉升的機會，他要求開設講座，但是校方不同意。後來雖勉強同意了，但是要求他照本宣科，不得自由發揮。也就是說，推廣洗手、消毒可是不行的。塞麥爾維斯只做了五天就辭職了。

一八五一年，塞麥爾維斯回到了匈牙利的首都布達佩斯，這是他的老家，還是在熟悉的環境舒服一點。他在家鄉的聖羅切斯醫院（Szent Rókus Hospital）擔任榮譽醫生，這個職位沒有薪水，可見他當時的狀況有多不樂觀。一八五一到一八五五年，在他工作的四年間，聖羅切斯醫院共有九百三十三位產婦分娩，僅有八例患者死於產褥熱，死亡率僅〇．八五%。但是，當地的醫生還是不相信他的理論，他們仍堅持產褥熱是因為腸道問題造成的。

做了四年以後，他終於成為布達佩斯大學的產科教授。據說瑞士的蘇黎世（Zurich）有人提供他更優渥的條件，但是他不想離開家鄉，還是在布達佩斯更舒服。一八五八年，他寫了一本書，名叫

《產褥熱的病因、概念和預防》（*Die Ätiologie, der Begriff und die Prophylaxis des Kindbettfiebers*）。但直到此時，還是沒人認可他的理論。塞麥爾維斯更加不能忍受，因為他知道如果洗手規範不能推廣，那麼產婦還是會在鬼門關前徘徊，不知道要再死多少本不該死的人。可惜，他就算氣到跳腳也沒人肯聽他的。他越罵，別人越是不聽。

我們可以想像他的心情糟到什麼地步。他後來開始出現抑鬱的情緒，從一八六一年開始，他的脾氣越來越古怪，隨便什麼人跟他談話，他沒幾句就把話題扯到產褥熱的問題上。他一遍又一遍強調，產後的子宮就是個巨大的傷口，外界的毒素很容易進去。可是要他說清楚到底是什麼毒素，他又說不清楚。就這樣折騰好幾年後，家人受不了，就把他送進精神病院。在精神病院，他和看護人員打了起來。要是他住在維也納總醫院的精神病房，恐怕就不會跟看護人員打起來了。那棟大樓的造型有點像中國福建的圓形圍樓，病人要是跑出來的話，看護人員連追的必要都沒有。反正走廊是環形的，病人跑一圈會回到原地，追他幹嘛？

可惜，塞麥爾維斯住的不是維也納總醫院的精神病房，而是老家布達佩斯的精神病院。他不但跟看護人員打起來，還受了傷。諷刺的是，他也因此死於年輕時研究過的敗血症，這年他才四十七歲。就在這一年，一位九歲的男孩進入維也納的學校上學。他的人生軌跡和塞麥爾維斯幾乎一致，後來也考進了維也納大學法律系，再轉而學了醫學，成為精神科的醫師。要是塞麥爾維斯能碰上這位精神科醫師，也許就不至於那麼不幸了。這位精神科醫師叫西格蒙德．佛洛伊德（Sigmund Freud），他也是維也納大學醫學院畢業的。

塞麥爾維斯就這麼離開了人世。當他去世之後，他所在的醫院因不再有人重視他的做法，產婦的死亡率很快又上升了。有關產褥熱的問題還是沒有解決，那麼解決問題的是誰呢？別忘了，歐洲的兩大醫學中心維也納和巴黎仍在不斷的競爭，這一次，輪到法國人出手了……。

13 看不見的微生物：發現傳染病之源

前面我們講到塞麥爾維斯的悲劇，當時產褥熱的發病率非常高，但是大家都不知道為什麼。塞麥爾維斯不管怎麼強調洗手，醫生們依然我行我素。因為醫生是體面人，是紳士，紳士肯定是乾淨的，儘管他們的衣服上到處沾染了亂七八糟的東西。醫院裡用的繃帶也是陳年老貨，都快變成古董了。在當時醫學界的眼裡，沾滿上一位病人膿血的繃帶，是會帶來好運的。

當時醫學界也認為，流膿是人體康復的必經之路，沒什麼好大驚小怪的。當然，也並不是所有人都這麼認為。古代的理髮師醫生雖然知識水準不高，但也有豐富的個人經驗。傷口要是長了蛆倒沒事，因為蛆會吃掉那些膿液；如果不長蛆，任由膿流出來，病人恐怕性命難保。

於是，外科醫生就面臨這樣的抉擇：到底是讓蛆在傷口裡生存，一直這麼啃，雖然不會死，但是傷口卻無法痊癒；還是要清理這些蛆，讓病人自己自求多福呢？這是個艱難的抉擇。

為什麼長了蛆的傷口反而沒事，流膿的卻會喪命呢？差別在哪裡？解決這個難題的就是我們這一節要講的主角，電視節目《最偉大的法國人》（*Le Plus Grand Français de tous les temps*）中，排名第二名的路易．巴斯德（Louis Pasteur）。

巴斯德的家庭很普通，他的父親是拿破崙軍隊的老兵，在鄉下開了間修鞋的店鋪。他父親本來也沒寄望孩子要有什麼大成就，上學念書能認識幾個字、能算帳，回來幫自己經營店鋪就好了。沒想到，小巴斯德把當地學校能拿的獎全都拿了一遍，是個不折不扣的「學霸」。他父親雖然教育程度不高，但隨著拿破崙大軍橫掃歐洲，他也去過不少地方，因此見識算挺廣的。他明白這個孩子讀書會有前途，應該讓他繼續上學，可見人的眼界真的很重要。例如當年法國攻打俄羅斯帝國，結果慘敗而歸。跟在後面追打的那批俄國青年軍官打到了西歐後，在巴黎保留了一支駐軍。這批人從此開了眼界，頓時覺得家鄉俄國落後得不像樣，回家後就開始改革了。

巴黎是當時非常重要的文化中心之一。小巴斯德也想去巴黎，想要考上巴黎的好學校，並到那裡學習最先進的知識。於是，他瞄準了巴黎高等師範學校，簡稱巴黎高師（Ecole normale superieure，簡稱 ENS Paris）。巴黎高師可是法國最難考的學校，是法國高等教育的明珠、頂尖的大學，出了十三個諾貝爾獎得主、十四個菲爾茲獎（Fields Medal，數學領域最高榮譽）得主。

巴斯德考了兩次，才如願以償進入了巴黎高師，他學的是化學。畢業以後本來要當老師，但他最後沒去，反而留在學校的實驗室裡當短期助手。當時他研究的是結晶學。什麼叫結晶？可能大家都沒注意過，超市裡賣的冰糖，其實就是糖的結晶體。看上去一個個都長得差不多，似乎糖的晶體都有非常相似的幾何形狀，其實這跟糖分子的結構有關係。而巴斯德當時研究的是酒石酸晶體，這東西是葡萄酒酸味的來源，巴斯德也發現了酒石酸溶液的異常特性。

「偏振光」聽起來很陌生，但其實我們天天接觸，像液晶螢幕就是靠偏振光顯示的。打個比方來說，提款機的卡片插口是橫的，卡片要是豎著插，那就沒辦法插進去，只有橫向的能透過。光也一樣，光是一種橫波，有固定的振動方向，假如振動方向不對，那就無法通過偏振片，而振動方向完全一致的光就是偏振光。

但是科學家們發現，偏振光在透過了酒石酸溶液以後，振動方向會扭轉一個角度。這倒也不奇怪，在石英和其他一些晶體上也有這種現象。但奇怪的是，生物合成的酒石酸溶液會有這種效應，化學合成的卻沒有，怎麼會時好時壞呢？這兩種不同的酒石酸的分子式，經測定後確定一樣，那到底是怎麼回事呢？誰也說不清楚。

巴斯德有個好習慣，那就是喜歡用顯微鏡看東西。他第一反應就是拿顯微鏡來，看幾眼再說。酒石酸晶體很小，跟鹽粒差不多大。他發現，有兩種酒石酸晶體，這兩種是左右對稱的。晶體太小了沒辦法做實驗，他就乾脆在顯微鏡下用鑷子把酒石酸晶體分成兩堆，就只有他有這種耐性。接著，他把兩種晶體泡成溶液後再用儀器檢測，果然，這兩種不同的酒石酸晶體溶液一個讓光往左偏，一個讓光往右偏。要是將兩種混在一起呢？那就不會偏了。

這個實驗在化學史上可是十分卓越的。為什麼呢？因為這個實驗直接開啟了一門新的化學學科，那就是立體化學。這種光性差異是怎麼造成的？其實就是兩種酒石酸分子成分一樣，但原子結構排列不一樣，兩個結構互為鏡像，也就是「同分異構物」，而化學性質也會被原子排列的立體結構影響。巴斯德因為這個發現，在化學界聲名大噪。他後來到法國科學研究院下屬的里爾第一大學（Universite Lille 1）當校長。

法國的里爾（Lille）是個工業區，該地釀造工業非常發達，無論是酒還是醋，都需要依賴釀造生產。很快，當地酒廠的人來找巴斯德。發酵槽裡有一股酸味，導致釀酒的品質非常差，酒精含量很低，他們不知道是怎麼回事。釀酒是個古老的技術，只要把酒麴和麵團或果汁混在一起，儲存在那裡，液體就能自己發酵產生酒精。家裡做酒釀也是差不多的原理。近代化學之父拉瓦節曾經說過，釀酒的過程不過就是糖分變成酒精，這是個純粹的化學變化，沒什麼神祕的。

但是，巴斯德可是個內行人，他知道看上去平淡無奇，但是糖分為什麼會變成酒精？不加酒麴的話，還能變嗎？放著一點米飯不管，就只會發霉，所以奧祕一定就在酒麴裡面。所以巴斯德又一次拿出了顯微鏡，弄了點啤酒汁液來觀察後，發現裡面有一些小圓球。這些東西是什麼，巴斯德也不知道。以前也有人用顯微鏡看到過這些東西，當時覺得它們都是些無機物雜質。但是巴斯德沒有放過這些小球，他用啤酒原液來培養這些小球。很快他就發現，這些小球根本不是無機物，而是有生命的東西，它們主導著整個發酵的過程。就是透過它們，糖分才能夠變成酒精。

現在我們知道，這東西就是酵母菌。後來巴斯德分辨出了兩種不同的酵母菌，一種是小球，專門產生酒精。另一種是桿狀的，專門產生乳酸。為什麼酒廠的發酵槽裡有酸味呢？其實就是因為桿狀酵母菌產生了大量的乳酸。照理來說，發酵的酒麴應該全是酒精酵母，但是裡面卻混進了乳酸酵母，味道當然就不對了。

該怎麼解決問題呢？用高溫殺死乳酸酵母，只留下酒精酵母，問題就解決了。有了這一次的經歷，巴斯德從化學轉向研究生物領域，後來又從生物領域轉向醫學。他不是正統醫學教育出身，但也算是歪打正著了。巴斯德開始逐漸深入了解這個微生物的世界。他發現，原來這是一門非常龐大的學問，其中有些微生物不喜歡氧氣，有的離不開氧氣。它們有的會游動，有的則不會。在適合的條件下，全部都會迅速繁殖。微生物是活的，它們都是微小的生命。得益於巴斯德和其他科學家的發現，微生物學逐漸建立起來。未來有許多學科都離不開微生物學，可說是基礎學科，可見巴斯德的發現有多重要。

一八五七年，巴斯德回到母校巴黎高師當老師。而且這次還當了官，法國也有「學而優則仕」的傳統。他當上了行政長官，大概是類似教務主任的角色，這種角色從來不被學生喜愛。別看巴斯德是個法國人，脾氣性情怎麼看都像他們的死對頭德國人一樣古板，對學生這個不准、那個不准，別忘了這些

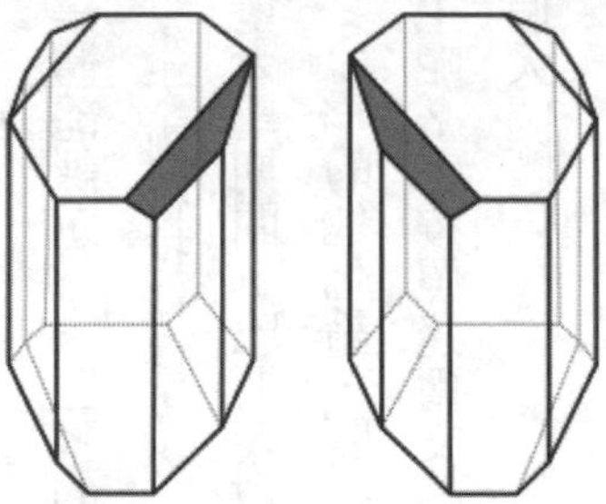

▲巴斯德發現的兩種酒石酸晶體型態，兩種結構互為鏡像，但分子成分卻一模一樣（圖源來自維基共享資源〔Wikimedia Commons〕公有領域）。

是法國學生，哪會吃你這一套？他們可是「不自由，毋寧死」的。

巴斯德後來開除了幾個學生，這一下鬧出了大麻煩，導致學生集體罷課遊行。巴黎的教育部壓力也很大，最後還是由皇帝拿破崙三世出面調解，讓巴斯德打包走人，去史特拉斯堡大學（Universite de Strasbourg）當教授，還有了自己獨立的實驗室。就在史特拉斯堡大學期間，巴斯德做了名垂千古的「鵝頸瓶實驗」。當時，生物學家查爾斯・達爾文（Charles Darwin）的進化論，開始在歐洲流行起來。有個嚴重的問題就擺在大家面前：「生命究竟能不能自然產生呢？」按照達爾文的理論，生物都在不斷的進化，那麼倒推回去，最早的生命是如何產生？這可是個大問題。

自然產生vs.微生物，眼見不一定為憑

當時自然歷史博物館的館長菲利斯・波卻（Felix Pouchet）就做了一個實驗，他用高溫處理了一捆乾草，然後塞進玻璃瓶裡，灌進開水。他認為這裡面應該不會再有任何生命存在了，就把瓶子封了起來。過了沒幾天後，裡面就又長滿了微生物。因此，波卻認為生命是可以自然產生的。本來這瓶子裡應該任何一點生命都沒有了，但現在又長滿了微生物，這些微生物是從哪裡來的呢？肯定是自然產生。而與他針鋒相對的人，就是巴斯德。因為巴斯德對微生物非常了解，他堅信生命不可能無中生有，所以他就做了著名的鵝頸瓶實驗。

巴斯德首先在玻璃瓶裡放進肉湯，再放在酒精燈上煮開，消滅其中的微生物。接著再用火焰燒灼瓶口，拉長瓶口的玻璃，把玻璃管彎成S形。這個瓶子裡的肉湯便持續很長的時間沒有腐敗，巴斯德認為，這是因為瓶口被彎成一個橫著的S形，即便有微生物進了瓶口，也會沉積在第一個轉彎的地方，進不了瓶子深處，所以肉湯不會腐敗，微生物並不會自己從肉湯裡長出來。但是，波卻不這麼

認為，他認為是巴斯德的這個奇形怪狀的瓶子不適合生物誕生，微生物都嫌這個瓶子難看。本來想投胎當微生物的，一看到這個瓶子太醜了，他就不來了。

那麼巴斯德該怎麼辦呢？簡單，只要打碎那個S形的瓶頸，肉湯果然就開始腐敗了，並長滿各種微生物。這就說明瓶子本身是不會排斥微生物的。此外還有一個辦法，那就是傾斜瓶身，讓肉湯進入S形的瓶頸中，接觸最前面那個轉彎處，那裡應該沉積了很多微生物。果然，肉湯也開始腐敗了。這說明什麼呢？不是瓶子的形狀勸退了微生物，而是微生物就存在於外部的空氣之中，生命是不會無緣無故從瓶子裡長出來的。

波卻還是不同意巴斯德的觀點。如果空氣之中有大量微生物，為什麼還是透明的呢？巴斯德沒有辦法，只好弄了七、八十瓶肉湯，全都煮開後密封好。並在巴黎的大街上打開幾十瓶，接著在地下的洞穴裡打開另外幾十瓶。最後一組在阿爾卑斯山（Alps）的白朗峰（Mont Blanc）冰川上打開，巴斯德費盡千辛萬苦才爬到那麼高的山頂上。最後巴黎那些瓶子全都長毛發霉了，地下洞穴中打開的也有一半如此，在勃朗峰上打開的則只有很少的微生物繁殖。這就說明問題了，假如微生物是自己長出來的，那應該跟地點沒有多大關係。可是實驗結果並不是這樣的，結果說明，這跟實驗地點的空氣品質有關係。巴黎空氣太髒了！就這麼簡單。

波卻不服氣，便拿著他的乾草開水瓶去了所有巴斯德去過的地方，但每次瓶子裡都能長出微生物，似乎表示這與地點是無關的。雙方當場就吵了起來，到底誰對誰錯，法國當時還成立了委員會來評估兩個人的實驗。巴斯德當場再做了一次實驗，但是波卻棄權了，於是巴斯德贏了這一局。

巴斯德的運氣實在是太好了，他的人生就像作弊一樣順遂。原來枯草裡面有一種枯草桿菌，這種東西在熱開水裡也能存活，它根本不怕煮，只當作在洗澡。波卻以為沸騰的開水能殺滅所有的微生物，但他錯了。這個實驗即便是換巴斯德來做，結果還是一樣。倒楣鬼波卻一開始就選錯了實驗材料，第二次又錯誤的棄了權，把揚名立萬的絕佳機會拱手讓給了巴斯德，使他成為公認的微生物學之父。不過，到現在為止，我們還是不知道最原始的生命如何開始，如何跨過自我複製這道門檻。這個大問題就不是當時的巴斯德能解決得了，再怎麼作弊也沒辦法。

巴斯德有一項發明一直沿用到今天，那就是巴氏消毒法（Pasteurization）。把牛奶煮開就會破壞味道，而葡萄酒就更沒辦法煮開了。因此在一八六四年，巴斯德發明了一種短暫高溫加熱的辦法，溫度在攝氏六十到九十度，具體溫度要看消毒的液體而定。例如消毒牛奶時就需要加熱到攝氏七十二到七十五度之間，保持十五到三十秒，然後迅速降溫到攝氏四到五度左右，消毒就完成了。經過巴氏消毒以後，液體就可以保存一陣子不變質，但最好還是盡快喝掉。因為當時巴斯德還不知道，他的方法雖能消滅一部分的細菌，但是有些細菌會金鐘罩鐵布衫，滿身都是功夫，巴氏消毒法就無能為力了。

巴斯德四十歲時，成了法國最著名的科學巨星，名氣越來越大，上至皇帝，下至販夫走卒都很尊重他。就在這個時候，法國的蠶病大流行席捲了當時的絲綢行業，一下子把大家弄得措手不

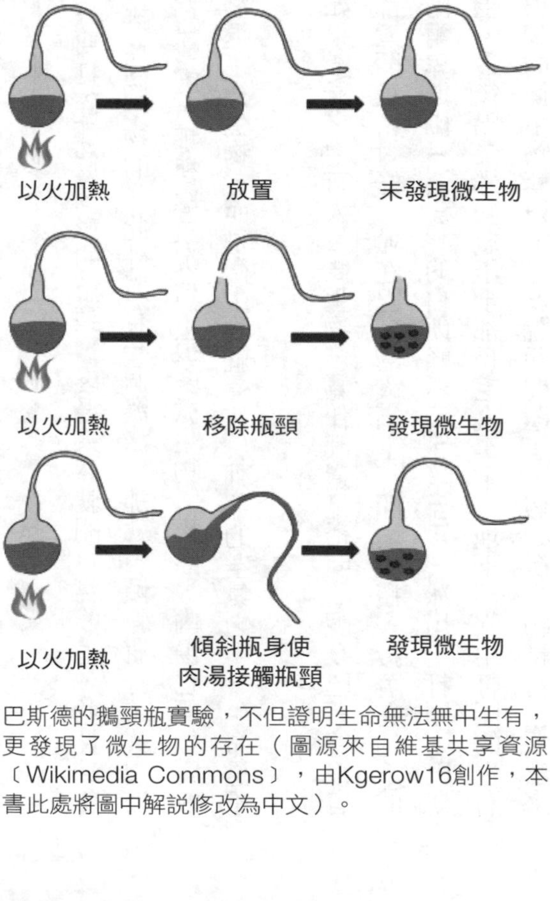

▲巴斯德的鵝頸瓶實驗，不但證明生命無法無中生有，更發現了微生物的存在（圖源來自維基共享資源〔Wikimedia Commons〕，由Kgerow16創作，本書此處將圖中解說修改為中文）。

及。當時的法國南部是絲綢紡織業的重鎮，這裡的氣候非常適合養蠶紡絲。從一八五〇年起，也不知道怎麼了，白白胖胖的蠶寶寶開始一個個都不肯吃飯，全都開始減肥。最後大批大批的死亡，也不知道有什麼毛病。這十年來，讓法國的絲綢紡織業萎縮到只剩原來的二〇%。絲綢行業萎縮，服裝行業當然也跟著倒楣。絲綢可都是用來做高級服裝的，達官貴人們也受到影響。所以全國從上到下都大聲疾呼，要求巴斯德想辦法救救這些蠶寶寶和養蠶業。

所以，巴斯德不得不又一次轉行了，從化學轉向生物學，現在又變成獸醫了。巴斯德來到法國南部的加爾省（Gard），正好碰到法國著名的昆蟲學家尚—亨利．法布爾（Jean-Henri Fabre），他的著作《昆蟲記》（*Souvenirs entomologiques*）非常有名。在他看來，巴斯德完全就是個菜鳥，連一天蠶都沒養過，他怎麼可能知道蠶得了什麼病呢？看來法布爾還不知道巴斯德有多厲害。

外行人想進入一個領域，付出的代價是非常大的，巴斯德不得不在加爾和巴黎之間來回奔波。也在這期間，他的兩個小女兒得了傳染病去世了。巴斯德還得平復自己悲痛的心情，最後只好把老婆孩子一起接到加爾，順便當他的助手。就這樣折騰幾年後，巴斯德逐漸找到線索了。即便蠶和蛾都是健康的，牠們仍然會攜帶致命的病原體，也仍然會把病傳染給蠶卵，到了下一代，蠶病仍然會爆發。而且這種病傳染性極強，絕對不能接觸。

巴斯德也沒別的辦法，只能用顯微鏡觀察，找有沒有致病的細菌。只要發現細菌，那整批蠶都要銷毀，各種養蠶的器具都要消毒。在巴斯德的努力下，他終於篩選出一批沒有攜帶病原體的蠶卵。只要保證養蠶的場地徹底消毒，篩選出不帶病原體的蠶卵，就可以逐漸恢復養蠶業。很快的，他就把所有的技術重點全都傳授給了養蠶戶，法國的養蠶業也開始恢復。

但是就在這期間，巴斯德卻突然腦溢血。雖然經過醫生搶救後救了回來，但還是留下了後遺症。他得了輕度的癱瘓，在巴黎休養了兩個月後，他馬上又返回加爾。這一年，法國養蠶業迎來了久違的大豐收。就連義大利和奧地利的人都來了，他們把巴斯德的管理方法給帶回自己的國家，中國也有人把巴斯德的做法傳回了蠶的故鄉。直到現在，很多養蠶的要訣都還是當時由巴斯德發現的。

巴斯德從蠶開始便逐漸轉往研究醫學領域，獸醫也是醫學嘛。他思考著，如果這些細小的微生物入侵人體，會發生什麼樣的事呢？巴斯德的嗅覺很敏感，他已經很熟悉酒廠發酵的氣味。他覺得，似乎人的傷口化膿也多少有一點發酵的氣味，這兩者間有什麼關係呢？

消毒之始，終於開始洗手的醫生們

在當時，做手術的死亡率太高了，比戰爭的死亡率還要高。處理傷口和用針線縫合這一關是過了，麻醉的這一關也解決了，但是術後感染這一關還沒有過，不少人都是做完了手術後，因為術後感染而死去。有一派醫生認為化膿是正常的，是人體的傷口開始癒合的跡象。另一批醫生就顯得相當前衛，他們把一切責任都推給了講不清楚、說不明白的「瘴氣」，只有用瘴氣才能解釋，為什麼在醫院生產的婦女得產褥熱的機率，遠比在家生產的婦女高得多，因為空氣很差嘛！鄉村裡的空氣總是比城市裡好多了。

在巴斯德看來，傷口化膿根本不是什麼人體的自癒，實際上是微生物入侵傷口導致的，跟發酵或者腐爛沒有差別。蛆蟲能分泌輕微的殺菌物質，因此可以抑制流膿，但是蛆蟲本身也在啃食傷口，這只不過是兩害相權取其輕罷了。但是巴斯德說什麼醫生也不聽，醫學界的人只要問一聲：「巴斯德先生，您有醫師執照嗎？」巴斯德就徹底沒話說了。不過，我們不妨反過來想一想，如果巴斯德是醫學界的人，會不會遭遇和塞麥爾維斯同樣的命運呢——被同行排擠打擊，最後走投無路。好在巴斯德不是他們的同行，他仍然可以繼續去做研究和實驗。

就在這時候，有個叫做約瑟夫．萊斯特（Joseph Lister）的英國人來找巴斯德。萊斯特發現，假如骨折的病人皮膚沒有破損，那就不太容易感染，但要是皮膚破了，那就不好說了。這個現象說明什麼問題呢？那就是感染是因外部原因造成，不是來自人體內部。巴斯德有一篇文章被萊斯特看到了。巴斯德告訴大家，食物在缺氧的環境下，裡面的微生物會瘋狂生長，這就是食物腐敗的原因。要消除微生物，只能用高溫殺菌，不然就靠過濾，或者靠化學殺菌。

萊斯特想來想去，過濾肯定不好處理。而高溫，難道要恢復古代的方法，拿烙鐵燙嗎？那也不行。只剩下一條路可走了，就是化學。能殺菌的化學藥水很多，早年還有人拿硝酸來殺菌呢。但是硝酸能用於人體嗎？用完病原體是全死了，但人也順便脫了一層皮，脫層皮都算還好的下場了，濃硝酸可不是好惹的。不行不行，萊斯特必須找到更溫和的消毒藥品。偶然的機會下，萊斯特得知有人用石炭酸來淨化汙水。石炭酸又叫苯酚，是從煤焦油裡提煉出來的物質。萊斯特發現，石炭酸果然好用，既可以殺死微生物，又不傷人體，溫和多了。

萊斯特所在的格拉斯哥皇家醫院（Glasgow Royal Infirmary）來了一個小男孩，他只有七歲，因為被手推車輾過而骨折。萊斯特在男孩的傷口上蓋了一層用石炭酸溶液浸泡過的棉花，過了四天後再來為他換藥，傷口完全沒有任何化膿的跡象。在六個星期以後，孩子的腿已經差不多癒合了，而且沒有任何化膿，也沒有什麼敗血症和壞疽，萊斯特成功了。

他寫了幾篇論文陸續發表在醫學期刊《刺胳針》上，他在一八六七年發表的論文中提出，手術後導致病人傷口化膿的病毒來自外界的傳播。他指出**醫生應仔細洗手、手術工具要高溫消毒、手術室需保持乾淨、病人的傷口要消毒並綑綁繃帶、醫生要穿潔白的衣服，以免病毒進入傷口等**。

很多醫生還是不聽萊斯特的，覺得他太離經叛道，別人都穿黑色的禮服，就只有萊斯特穿白長袍。萊斯特非常強調乾淨，衣服總是雪白，他認為那些血肉模糊的東西怎麼能殘留在衣服上呢？其他醫生衣服上沾染的膿液都好幾層了還不洗！甚至有些人還覺得，那些是光榮的行醫見證，但其實是害死病人的罪魁禍首。

經過巴斯德和萊斯特的呼籲，很多人開始逐漸轉變，並開始注重醫生個人的清潔。當然，要改變習慣是很難的，巴斯德的朋友受影響後，開始注重手術前的消毒。手術刀也做了清潔，結果在下刀前，卻順手在髒兮兮的布上擦了一下。這一下，前面的清潔準備都白做了。他習慣了，下意識就這麼做，可見改變習慣有多難。

後來，萊斯特來到巴黎講學，終於見到了巴斯德，他倆一起工作了兩個多月，互相之間的影響非常大。後來巴斯德轉往研究疫苗，萊斯特則是對微生物深入了解。萊斯特的外語能力很不錯，英、法、德三國語言他都會，這就是他的優勢。

就在萊斯特訪問歐洲大陸期間，阿佛烈．諾貝爾（Alfred Nobel）在瑞典的研究所發生了爆炸。在諾貝爾的研究所，爆炸是很正常的，但這次有個助教非常倒楣，爆炸時他正好站在玻璃器皿架後面。一炸之後玻璃碎片到處亂飛，可想而知，他的身上已經找不到幾塊完好的皮肉。先不算皮肉傷，光是非常深的傷口就有二十七處。在當時來說，這樣的傷勢基本上等於一隻腳進鬼門關了。但是這位助教也非常幸運，剛好遇上了萊斯特。萊斯特就為大家演示一次精細的無

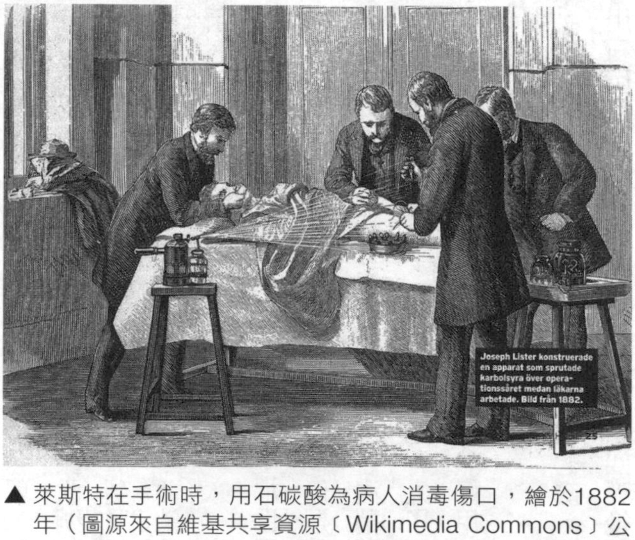

▲ 萊斯特在手術時，用石碳酸為病人消毒傷口，繪於1882年（圖源來自維基共享資源〔Wikimedia Commons〕公有領域）。

菌手術，他非常小心的取出了所有玻璃碎片，拿鑷子把玻璃渣一片一片的摘出來，很不容易。用消毒劑清洗傷口後，最後蓋上浸泡過石炭酸的紗布，這樣就大致處理好了。

過了四天後，萊斯特來看這位倒楣的助教，揭開紗布之後發現他的傷口癒合得非常好，沒有壞疽、沒有流膿。在這四天裡，這位倒楣的助教沒有發燒，更沒有昏迷，在當時這是非常罕見的事。別忘了**當時的手術死亡率是五〇％**，一半的人都是做完手術以後，都會出現發高燒、傷口化膿等一系列症狀，然後就一命嗚呼了。六個星期之後，這位助教就出院了。

從此萊斯特名聲大漲，後來還受封成為男爵，晉升貴族。前後只花了十幾年時間，形勢就徹底扭轉，**手術前要洗手消毒已然成為手術的基本規範。醫生的服裝也從黑色的禮服變成了白色長袍，一直到現在，白袍都是醫生的標準配備。**

至此，人們終於回憶起還有個叫塞麥爾維斯的醫生，曾經不厭其煩的叮囑大家洗手。為了紀念這個遭受不公正待遇的先驅，在匈牙利，他的名字被用來命名大學，命名了一顆小行星，發行了有他頭像的紀念幣，還為他建立雕像。美國、奧地利、匈牙利以他為題材都拍了好幾部電影。

十九世紀的重大事件之一，就是普法戰爭，其中普魯士贏了。威廉一世（Wilhelm I）在法國凡爾賽宮的鏡廳登基稱帝，德國統一了，而法、德兩國的梁子也就此結下。不影響民族情緒，是不可能的，畢竟亞爾薩斯（Alsace）和洛林（Lorraine）兩地都被割讓給德國了。

巴斯德雖然是科學家，但是他也是個人。年輕的時候，他有不少德國朋友，他本人的氣質也像德國人，但是在普法戰爭的時候，普魯士大兵一炮就把巴黎自然歷史博物館轟倒了，巴斯德咬牙切齒的痛恨那些德國佬。他說過，科學無國界，但是科學家有自己的祖國。當他收到一份德國人寫的論文時，他越看越彆扭。因為，這個人在普法戰爭時曾報名參加了普魯士軍隊。

不過，這個德國人似乎消息很封閉，許多事情他壓根就不知道。自己在家裡一頓折騰，結果只是重造輪子（Reinventing the wheel，重新發明輪子，引申為沒有意義、耗費時間、還會分散研究者的資源的研究）而已。這個人是誰呢？下一章我們就要來說說。

第四章 現代醫學的小宇宙開始爆發

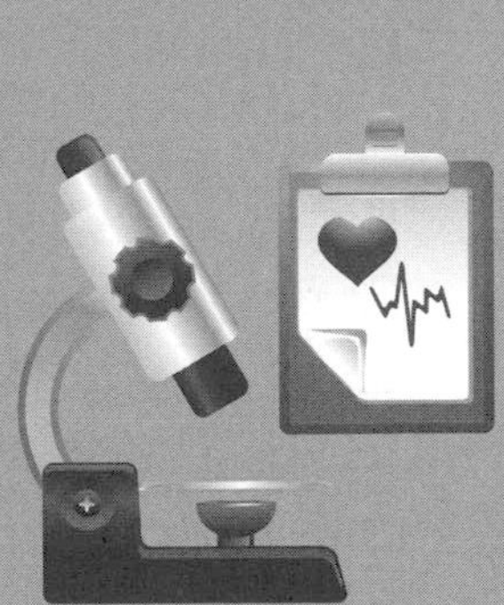

14 從炭疽桿菌開始：進擊的疫苗

生氣歸生氣，但是，巴斯德畢竟有科學家的氣度，他認為法國的戰敗是因為科學技術輸給了德國，法國如果想再次振興，就必須注重教育與科學研究。當然，巴斯德會以身作則，愛國最佳的表達方式就是努力工作。

當他收到一份德國人寫的論文的時候，他越看越不順眼。這個人普法戰爭時報名參加了普魯士軍隊，以軍醫身分到了法國。這人就是後來大名鼎鼎的諾貝爾獎得主——羅伯特．柯霍（Robert Koch），他的成就足以和巴斯德並駕齊驅，只是當時還不出名。

柯霍的家境不錯，父親在德國和法國都擔任過礦區監督，算是富人階層。柯霍從小就喜歡大自然，喜歡冒險和探索。他小時候的夢想是當海軍，可惜他是個大近視。你能想像一個近視的士兵要如何瞄準開炮嗎？還是算了吧。柯霍決定走上自然科學這條路，他考上了德國著名的哥廷根大學（University of Gottingen），學習醫學。

醫學這個行業，讓剛上大學的柯霍不時感到無助，因為當時的醫學界對很多流行病仍束手無策。例如當別人問他白喉怎麼治的時候，他沒有別的辦法，只能安慰病人。醫學界對炭疽病、結核病、霍亂等都沒什麼辦法，連為什麼會流行傳染病都不清楚。這種無力感和內疚感，一直縈繞在柯霍的心頭，他差點就要放棄了。

歷史不能重來，但我還是想假設一下，如果柯霍此時放棄了醫學，回到父親身旁，那麼他就有可能見到諾貝爾本人了。柯霍他老爸是礦山監督，發明了安全使用硝化甘油的辦法，也就是用粗砂吸收硝化甘油，這樣總比純液態安全得多。諾貝爾聽說以後，特地來找柯霍的老爸討教。之後諾貝爾用細膩的矽藻土吸附硝化甘油，某種意義上說，就是這種方法的升級版。不過柯霍要是真的回了家，不走醫學的道路了，那他也不可能在一九〇五年獲得諾貝爾生理學或醫學獎了。

柯霍究竟是選擇見到諾貝爾本人，還是拿諾貝爾獎呢？命運讓柯霍走上了後面那條路。他的女朋友勸他繼續學業，還送了臺顯微鏡給他，堅定了他繼續走下去的信心。畢業以後不久，柯霍找到了合適的工作，總算是穩定下來了，於是他和女朋友艾瑪（Emma Fraatz）結了婚。一開始他的條件還挺不錯的，但是後來柯霍越混越差。他往往會在某個小城開了診所，當地人卻不怎麼買他的帳，於是診所每況愈下，不得不關門了事。然後，柯霍會攜家帶眷，換個城市繼續開業行醫。

就在這個時候，法國和普魯士打起來了，普法戰爭爆發。柯霍的兄弟們都上了戰場，但他被刷了下來，因為他有高度近視，連瞄準都有困難。好在柯霍有老師幫忙，後來他進了軍醫院，被派駐到前方的戰地醫院和占領區的正式醫院服務。在戰場上學到的知識遠比在學校多，柯霍在此第一次見識到傷寒，見識到怎麼種牛痘。當時法國軍隊正流行天花，但是普魯士這邊還好，因為士兵們都接種了牛痘，這也是當時唯一的一種疫苗。

與此同時，巴斯德居住的阿爾布瓦（Arbois）在法國東部，這個地方離德國的邊界只有約一百六十公里，敵軍一個衝鋒就能殺到家門口來。況且法國人在前線吃了敗仗，德國人正一路殺過來，巴斯德全家不得不一起逃難，一堆人擠在一輛擁擠的馬車裡，狼狽的逃走了。

後來，法國皇帝拿破崙三世投降了。但普魯士人不依不饒，依然打到了巴黎城下，城裡鬧起了「巴黎公社」革命，裡外都亂成一團。看來巴黎是去不了了，巴斯德一家在克萊蒙費朗（Clermont-

Ferrand）安頓下來，此地位於法國中南部，算是相對安全的地方。

戰後，德意志被統一成了一個完整的國家，德意志不再僅僅是個地理名詞，還從法國手裡拿到阿爾薩斯和洛林兩地。德國皇帝非常滿意。他們也推出一些政策，鼓勵德國人到新納入版圖的地方居住。柯霍一家便來到了一處小城沃爾什滕（Wollstein），在這裡當地區醫生。在第二次瓜分波蘭時，這個地區被普魯士搶到手中。但當然，隨著風水輪流轉，第一次世界大戰時德國戰敗，波蘭復國，這地方回歸波蘭。而第二次世界大戰後波蘭又被瓜分，這地方又歸德國所有。戰後波蘭恢復獨立後，這地方又回歸波蘭，來回都不知道易手多少次了。

柯霍在此建了簡陋的實驗室，看病之餘他也繼續研究。當時爆發了炭疽病疫情，人和牲口都大批死亡。一大群羊昨天還活蹦亂跳，今天就全都掛了，黏膜出血、喉嚨和腹部腫大，看得讓人觸目驚心。得了炭疽的牲口，血液都變成了黑色，要是人得了炭疽，身上也會出現黑色的皮膚膿腫，有點像被燒傷一樣，黑黑的就像木炭，所以叫做「炭疽」。今年牲口得炭疽，明年又來一次，這塊地方就像是被下了咒一樣，成了不祥之地。

是病因還是結果？初見炭疽桿菌

當時，正是微生物研究興起的時代。柯霍大學時的老師雅各布·亨勒（Jakob Henle）認為，傳播疾病的一定是一種生命，但是他沒有繼續研究下去，而巴斯德倒是發現了微生物和疾病有關。只要殺死這些微生物，蠶寶寶就不會再得病。但是，哪種微生物會導致哪種疾病呢？當時還沒有任何蛛絲馬跡，因此巴斯德採用的是通殺策略，管他青紅皂白，一律殺了再說。他早期研究保鮮和蠶病時，都是這麼幹的。

一八五〇年，法國醫生皮耶爾·雷爾（Pierre Rayer）在得了炭疽的動物體內，發現了一種細小的顆粒，是紅血球長度的兩倍。假如把得了炭疽的動物的血液注入健康的動物體內，原本健康的動物也會染上炭疽。

德國醫生阿洛依斯·波倫德（Aloys Pollender）在一八五五年寫文章時，回憶了他一八四九年的發現，他在患病動物的體內發現一種微粒，這種微粒形狀就像個細長的桿子。但是波倫德搞不清楚這是導致動物得病的原因，還是疾病導致的結果，而且他也不知道這東西到底是不是活物。他只提出了疑問，沒有提供解答。

法國的獸醫奧內西姆·德拉豐（Onesime Delafond）則把這些細小的微粒分離出來，裝進含有有機液體的玻璃杯裡，他發現這種細長的桿子是活物，而且可以大量繁殖。但是他認為這是結果，得了炭疽病的動物的血液很適合這種微生物生存，所以才顯得特別多。德拉豐五十六歲就去世了，因此沒來得及做下一步研究。

至此，已有不少醫生發現得了炭疽的動物血液內有一種微生物，但他們都不認為這種微生物會導致動物死亡。雷爾的助手卡西米爾·達瓦那（Casimir Davaine）有個想法，他認為這種微生物就是導致炭疽病的罪魁禍首。不止一個醫生已經證明，將病羊的血液注射給健康的羊，會導致健康的羊生病。但要是把血液過濾一下，濾掉那些細長的桿狀物，再注射給健康的羊，那牠們就不會得病。所以達瓦那認為，就是這種微生物導致了炭疽，他還為這種微生物取了名字，叫「炭疽桿菌」。

但是，達瓦那還是遭到許多人的反對，因為他的理論有個致命的問題，有些牧場曾多次爆發過炭疽病，但去年的牲口和今年的牲口完全沒有接觸過，炭疽究竟是如何在牠們之間傳染的呢？想必炭疽桿菌有強大的生命力，能在自然環境之中存活非常久。可是達瓦那卻說這東西非常脆弱，如果在陽光下暴晒，或是沒有營養物質，很快就會死亡，這不就出現矛盾了嗎？

以上這些，是柯霍介入炭疽研究前已得到的一些成果。當然，柯霍所在的沃爾什滕相對比較封閉，他的法語又不流利，難免和最新的發現脫節，所以他也免不了做出一些重造輪子的事情。柯霍從當地各種因炭疽而死去的牲口身上採集血液樣本，掌握了大量的第一手資料。柯霍當時經濟窘迫，夫妻經常吵架。他也沒有多的錢可以買做實驗的動物，好在老鼠到處都有，他們家只好全家老小一起動員，到處抓老鼠來做實驗，這也是沒辦法的辦法。

柯霍畢竟沒錢，實驗設備也不可能太精良，最貴的設備仍然是老婆送他的那架顯微鏡，後來唯一添購的貴重物品，也就只是一臺照相機，還有瓶瓶罐罐裡的各種微生物用染料。柯霍此時發明了顯微照相術，這是他的獨門絕技。過去微生物領域，總是依靠手繪素描或語言描述各種特徵，現在終於有直接的影像紀錄了。

光有了拍照設備還不夠，許多微生物都是透明的，根本拍不出細節，必須先用染料染色。好在當時德國的化學工業非常發達，尤其是染料行業，柯霍就用各種染料不斷的嘗試。當時的感光材料品質也不好，柯霍的設備要是沒有陽光直接照射，拍攝效果就很差。柯霍的妻子此時也擔任天氣預報員的工作，要是有片雲飄了過來，她就馬上提醒在屋裡工作的柯霍。柯霍每天都是這麼過的，到後來他甚至不怎麼接診了，家中收入雪崩式下跌，但是柯霍完全沒放在心上。在大家的眼裡，柯霍變得越來越古怪。

柯霍就是在這樣的環境下研究，天天跟老鼠打交道，不斷在顯微鏡下觀察，不斷的拍照。柯霍也重複了其他人的實驗，在羊的血液裡看到了細桿狀的小微粒。也用老鼠做了不少的實驗，包括用得了炭疽的動物的血液抹在老鼠傷口上，看看老鼠會不會也得炭疽病。別以為這種實驗很容易，他可是做了幾十次才成功。一八七四年四月二十一日，**柯霍觀察到和以往不一樣的情形：細菌變長了，變成了細絲狀，內部也形成等距的透明點。**

柯霍的當務之急，就是證明這些小東西是病原體。首先，他把這些細菌提取出來，在動物體外培養、純化，避免其他因素的干擾，再用這種純化的微生物做實驗。只有這樣，才能證明這種東西是否就是罪魁禍首。柯霍一時之間找不到合適的培養基，最後選用了牛眼的玻璃體（按：眼睛水晶體後方的膠狀物質）。於是柯霍就跑去周圍的屠宰場大肆搜刮，恨不得把所有的牛眼都拿走。

有了合適的培養基，柯霍便開始培養純化的炭疽桿菌。他發現，在攝氏三十至三十五度之間，炭疽桿菌的繁殖速度最快，所以他想辦法用煤油燈來維持溫度。他再次看到了四月時的現象，桿菌開始變成許多細絲，細絲中間有閃亮的小球，不多久，細絲消失了，小球排成了一大排。柯霍斷定，這東西就是孢子，因為這與蘑菇形成孢子的過程非常類似。柯霍認識一位研究細菌的專家，此人名叫費迪南德・科恩（Ferdinand Cohn），就是他發現了枯草桿菌。孢子一旦形成，就相當於練就了金鐘罩鐵布衫，**刀槍不入，就連用滾水煮都煮不死**。我們上次講到過波卻和巴斯德競爭時，前者就是用乾草做實驗，不管怎麼煮，最後總能長出微生物，這就是原因。當時波卻和巴斯德都還不知道有這檔事呢，是科恩後來發現的。

當然，巴斯德也在同一時期發現了孢子這種東西，當時他正在研究蠶病。正因為這東西刀槍不入，可以在自然界中長期潛伏，所以蠶病才會肆虐那麼多年。巴斯德和科恩誰先誰後，這就不好說了。從發現到發表論文，可是一段很長的時間。

不管怎麼說，發現炭疽桿菌能形成孢子肯定是柯霍的功勞。他把孢子放在培養液裡，很快的，這些芽孢就產生了大量的炭疽桿菌，繁殖得非常迅速。柯霍連續繁衍了八代，其毒性一點也沒減少，注入到動物體內後，還是會讓動物染上炭疽病。柯霍覺得差不多可以發表成果了。但是他只是個普通的地區醫生，在圈內根本沒名氣。柯霍很想得到科恩的指點，所以他帶上了一大堆工具、資料後，就坐火車去找了科恩。

科恩收到他的來信後，眉頭微微一皺。那年頭的「民間科學家」（按：簡稱「民科」，指缺乏科研素養的同時，還運用大規模宣傳、向科學工作者寄信、求見權威等方法強行推廣自己的理論的偽知識分子）也不少，這是哪來的江湖騙子？科恩看來是被他們害到怕了。等到柯霍喘著氣出現在他的面前時，科恩嚇了一跳。就看柯霍帶著瓶瓶罐罐、老鼠和兔子，身後簍子裡還有幾隻青蛙，青蛙呱呱的一直叫，別說有多熱鬧了。

柯霍在科恩的實驗室裡做了全套實驗，當場就震懾住了科恩。他沒想到這個外地來的傢伙真的這麼厲害，科恩的人脈很廣，他很快就叫來一大堆同行一起觀察。柯霍連續演示了三天，此後柯霍就在業內出了名。他用實驗證明了枯草桿菌和炭疽桿菌雖然都會形成孢子，但是這兩者並不是一碼事，枯草桿菌並不會引發炭疽病。當時很多人都有一種錯誤的觀念，認為微生物彼此之間沒什麼區別，只是外形不一樣罷了。柯霍用實驗證明了冤有頭、債有主，各種微生物都是不一樣的。

一八七六年，柯霍發表了人生的第一篇科學論文。科恩自告奮勇幫他畫插圖，因為科恩的顯微鏡，可比柯霍家那臺高級多了，所以這篇論文科恩其實也有份。當然，巴斯德也看到這篇論文，就如開篇時提到的，他心裡開始翻江倒海。第一，這是個德國人，他本來就看德國人不順眼。第二，柯霍的成就的確了不起，德國人看來要超越自己了。第三，柯霍沒有引用巴斯德以前的論文，就好像他完全不知道巴斯德在孢子方面的發現一樣，到底是這個人不知道，還是有意無意的忽視法國人呢？巴斯德此時滿腦子都只想著要打官司。

一定要找原因的話，柯霍自己倒是透露過。柯霍曾經寫信給科恩，他說巴斯德的文章很有用，可惜他的法文水準不夠高，不然他就能直接閱讀原文了。柯霍也不是故意的，可見學好外語真的很重要。話說回來，其實巴斯德的德文也不怎麼樣，兩個人算是半斤八兩吧。巴斯德一肚子氣，但是卻沒辦法發洩出來。柯霍也沒做錯什麼事，誰規定一定要引用你巴斯德的文章？他很想扳回一城，而且巴斯德感覺可以以此為契機，介入人體領域，也就是介入醫學研究，畢竟炭疽是人畜共患病。那麼，他就必須在柯霍的論文裡面挑出毛病來。

巴斯德能不能挑出毛病呢？他還真的找到了問題，柯霍他們做實驗的時候是取了患病動物的血液混進水中，然後再混進血液裡，或者放進牛眼提取的玻璃體培養。血液裡的其他成分當然也就跟著一起混進去了，勢必會干擾結果，所以柯霍的實驗不能算數。

巴斯德有自己的研究所，所以他有助手來幫忙。巴斯德同樣也從血液提取炭疽桿菌，但是他用尿液來稀釋。炭疽桿菌在培養液裡不斷繁殖，越來越多，然後再取一滴，放到其他的培養液裡再培養。來回好幾代後，即便原本含有微少的血液成分，現在也被成千上萬倍的稀釋了。巴斯德用這些炭疽桿菌來做實驗，果然獲得成功，也算是幫柯霍的實驗補上了缺失的一塊。而在一八七七年時，他還是稱讚柯霍關於炭疽桿菌的論文是一件傑作，這才是公允的評價。

這件事情至此算是結束了嗎？還早著呢。還有一個大問題擺在面前，為什麼某些農場會年年爆發炭疽病呢？按照柯霍的建議，那些死掉的牲口要不是一把火燒了，不然就是被深埋，炭疽桿菌應該不可能再出來興風作浪的呀？巴斯德決定解決這個問題，他向法國的農業部申請了經費補助。如今他也是個研究所的主管，大小事都得要申請經費的。

疫情捲土重來的主因，竟是不起眼的蚯蚓？

一八七八年，巴斯德來到田間仔細觀察，他發現有塊地的顏色不一樣。當地居民告訴他，死牛死羊都被埋在這塊地的下面。巴斯德覺得這塊地有蹊蹺，於是想來想去的找線索。他發現，在這塊地上有蚯蚓的糞便。於是巴斯德恍然大悟，炭疽芽孢桿菌的確是被深埋了，但是沒死透啊，它們在野外可以存活十二年。本來把桿菌深埋下去後就能相安無事，但誰知道，蚯蚓一鬆土、在地裡鑽來鑽去後，又把孢子帶了上來。這可是沒人能想到的事，蚯蚓居然成了媒介。

巴斯德後來採集了蚯蚓帶回實驗室，把蚯蚓肚子裡的土給小白鼠吃，小白鼠果然得了炭疽病，看來就是由蚯蚓傳播的，同一片地區年年爆發炭疽病的謎底就此解開。剩下的就簡單了，能火葬的就別再土葬了。最起碼別再把死牲口埋在活牲口吃草的地方，這不是自找死路嗎？

這次輪到柯霍反對巴斯德了，他覺得巴斯德的田野考察不夠縝密，但是巴斯德其中一個發現，對柯霍有很大的啟發。這片土地年年都有炭疽疫情，卻有八隻羊從來都沒有得過炭疽，巴斯德為牠們注射炭疽桿菌後，人家也完全沒事。在其他牧場的同品種的羊，在注射炭疽桿菌後沒多久就全死了。這是怎麼回事呢？難道這八隻羊有免疫力嗎？這就為未來發明炭疽疫苗，留下了一絲希望。

天才交鋒，全人類得利

柯霍這一陣子在做什麼呢？他在升級照相用的器材。他發現，細小的炭疽桿菌他仍然看不清楚。為此他找到光學儀器製造商卡爾．蔡司公司（Carl Zeiss AG，簡稱蔡司）的工程師，希望研發功能更加強大的顯微鏡。蔡司的工程師們也正好想推出新產品，雙方一拍即合。蔡司後來便推出了使用油浸物鏡的顯微鏡，這種顯微

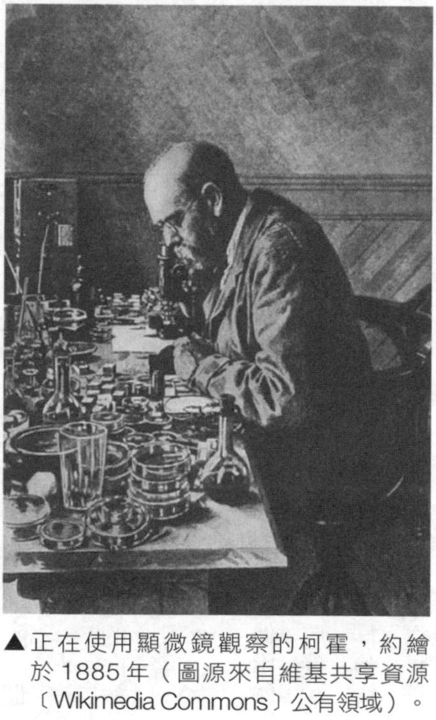
▲正在使用顯微鏡觀察的柯霍，約繪於1885年（圖源來自維基共享資源〔Wikimedia Commons〕公有領域）。

鏡，需要在被觀察物和物鏡鏡頭間灌上油，這樣便能大幅提升解析度。蔡司的工程師真的非常厲害。有了這東西，柯霍可說是如虎添翼，他也因此在期刊上發表了大量的觀察照片。當然，當時的雜誌期刊都沒有印刷照片的技術，是柯霍自己複製了一大堆照片，讓雜誌社一本一本貼上去。從此，生物學的研究再也不用依靠素描來展示眼睛所看到的圖像了。

當時柯霍非常窮，有限的金錢全都投入在科學研究了，他也已經很久沒有接診。好在當時德國柏林（Berlin）建立了一系列的國家級研究所，科恩就是參與者之一，他也順便安排柯霍到柏林去工作。柯霍時來運轉，這年他才三十七歲。這時的柯霍可不是單打獨鬥了，他有了大批的同事，一大群和他一樣聰明的研究者。在這個階段，柯霍研發出了使用明膠（按：以動物皮、骨內的膠原蛋白製成，又稱吉利丁）做成的固態培養基，但是他發現，在細菌生長繁殖最快的溫度下，明膠就會融化。後來他受人啟發後，改用了以藻類提取製成的洋菜膠，直到現在，洋菜膠仍然是不錯的培養基。

細菌往往是一大群生活在一起，要是在液態環境下，牠們總是游來游去，各種細菌亂七八糟的混在一起。而在固態下就不會這麼凌亂了，就像種田一樣，周圍一整片都是同一種細菌，更容易提純。像巴斯德那樣不斷的稀釋來提純，實在是太麻煩了。

用固態培養基的第二個好處，就是容易統計。當初萊斯特使用石炭酸來消毒，柯霍也以此做了實驗，他發現使用石炭酸以後，細菌數量仍然不少，所以石炭酸的效果並不算很可靠，在此就能看得出定量統計的威力。假如沒有柯霍發明的固態培養基，恐怕確認數量也不會如此方便。算一算地上有幾株植物並不難，但是要數出一個池塘有多少條魚，那就難死人了。柯霍的團隊之中，有人發明了一種高壓蒸氣消毒裝置，起碼可以用來消毒手術用具，此後手術才真正算是進入了無菌時代。但是這可不能給人用，如果用在人的身上，可能就會被蒸熟了。

巴斯德的助手偶然發現，將家禽的霍亂病菌暴露在空氣中幾個月後，威力就會大大減弱，是不是可以將其製成疫苗呢？實驗結果還不錯。那炭疽能不能如法炮製呢？炭疽桿菌暴露在空氣中會產生孢子，這可不行。但是巴斯德的助手發現，在攝氏四十二到四十三度間的溫度下，炭疽桿菌不會產生孢子，而且在空氣中放置八天後，毒性居然也沒了。將去掉毒性的炭疽桿菌當作疫苗注射在羊身上後，羊就獲得了免疫力。就算為牠注射毒性更猛烈的炭疽菌，羊也一樣沒事。用兔子和小白鼠再次測試後，也得到成功的結果。在經過農業協會的大樣本對照測試後，巴斯德的疫苗正式大獲成功。

不久後，一八八一年倫敦召開了第七次國際醫學大會（International Medical Congress），巴斯德和柯霍都去了。巴斯德的演講獲得了巨大的成功；柯霍對顯微攝影和固態培養基的演示也是好評不斷。萊斯特是英國人，作為東道主，基於德、法兩國人的世仇關係，他只好分別宴請兩國的同行。不過，他還是邀請了巴斯德和柯霍在他的實驗室碰個面，順便參觀一下。這一老一少碰面後，巴斯德還大讚柯霍的成就是偉大的進步，但這兩位一生中似乎也就只見這麼一次，後來再也沒見過面。

但是，柯霍回家後就馬上開始攻擊巴斯德，不知道他是哪根筋不對。柯霍並不擅長說話，而巴斯德擅長演講，兩個人如果面對面交鋒絕對是柯霍吃虧，所以柯霍向來都選擇寫文章，用打筆戰的方式。在醫學大會期間，德國人和法國人還是有點對抗的意味。不過，巴斯德後來說服了德國人測試他的炭疽疫苗。為了防止作弊，巴斯德的疫苗樣本都是透過外交管道交付。德國人後來用兩百五十隻羊做了測試，巴斯德的疫苗在德國也取得了不錯的成效。

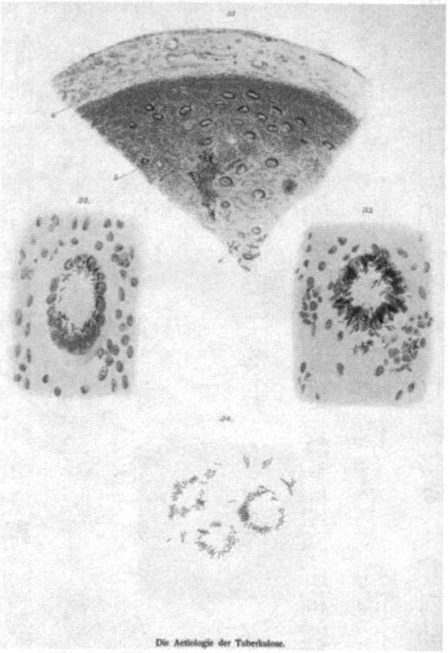

▲柯霍著作《結核病的病因》（*The etiology of tuberculosis*）一書中附錄的結核桿菌染色圖片（圖源來自維基共享資源〔Wikimedia Commons〕公有領域）。

後來，雙方之間的對抗一直持續不斷。巴斯德研究了狂犬病，柯霍就研究結核病，誰怕誰啊。兩人就這麼互相較勁，且持續達成十分了不起的科學成就。

柯霍費盡九牛二虎之力，才分離出單純的結核桿菌，這個傢伙很難染色，但不染色根本就看不清楚。柯霍光是挑選染色劑就費了不少力氣，最後他終於找到一種藍色的染料，結核桿菌從此無所遁形。而後來發現，結核桿菌對紫紅色的染料更敏感，上色效果更好。直到現在，結核桿菌還是用紫紅染料染色的。

為什麼某些染料可以染色，其他的卻沒有辦法呢？這個問題令人深思。要是有某種染料能殺死細菌，但是對其他的東西沒有作用，那不就是一種殺菌藥了嗎？日後有科學家沿著這條思路研究，果然發明了殺菌的方法，但此時的柯霍還無暇顧及這檔事。

要看清楚結核菌已經很費勁了，要培養結核菌更難。這東西對溫度非常敏感，一點錯誤都不能出，更別說結核桿菌很懶惰，繁殖得非常慢。好不容易，柯霍成功了。下一步再採用巴斯德發明的減毒法，就可以製造出疫苗了吧。此時柯霍的聲望達到了頂點，他也被德國皇帝聘為私人醫生。

柯霍還提出了著名的柯霍氏法則：

- 病體罹病部位通常可以找到大量的病原體，而且在健康活體中找不到這些病原體。
- 病原體可被分離並在培養基中培養，並記錄各項特徵。
- 純粹培養的病原體，應該接種至與病株相同品種的健康植株，並產生與病株相同的病徵。
- 從接種的病株上以相同的分離方法，應能再分離出病原體，且其特徵與由原病株分離者應完全相同。

柯霍氏法則的詳細發表是在一八八四年，但在此之前，早已有人不自覺的按照這個法則行事了，畢竟這法則既簡單又明瞭。其實當中很多思想，都是他的老師亨勒提出來的，但是他老師根本沒有親自實踐過，柯霍倒是不折不扣的在執行，所以這個法則被稱為柯霍氏法則。

但是柯霍氏法則也有不靈的時候。埃及當時爆發了霍亂疫情，德國和法國的醫療團隊都趕到埃及對抗疫情。巴斯德的學生也感染了霍亂，為此獻出了生命，他的行為得到德、法兩國的共同致敬。別人發來的電報和信件都感情飽滿，唯獨柯霍的信枯燥無比，完全就是公文的形式，連句暖心的問候都沒有。兩國的年輕人無拘無束，經常私下溝通交流，但彼此的領導者就是拉不下這張臉。

埃及的疫情來得快，去得也快，兩支醫療團隊沒什麼好研究的。染病的都已經死了，沒有病人要怎麼研究呢？巴斯德團隊轉而去研究牛瘟了，柯霍倒是在繼續研究霍亂，他後來還去了印度的恆河三角洲。這個地方是霍亂的大本營，完全是因為對水源的控制不嚴而造成。同一池水可不只用來飲用，洗澡、游泳、洗衣服，甚至洗菜也都用同樣的水，不傳染霍亂才怪呢。柯霍也早就發現，霍亂是因排泄物汙染水源所傳播的。

柯霍分離出了一種「逗號桿菌」，其長得像個彎曲的桿子。而後來發現，牠不僅能彎曲成逗號般的弧線，還能彎曲成S形，所以後來改叫「霍亂弧菌」。但是令柯霍沮喪的是，分離出的霍亂弧菌沒辦法在實驗中讓動物罹病。但後來法國的土倫（Toulon）爆發霍亂疫情時，法國人還是把柯霍請去協助，讓巴斯德很沒面子，後者這時還在研究狂犬病的免疫。

後來，柯霍勉強完成了柯霍氏法則的第三步和第四步。他提取了霍亂病人胃裡的物質，因為還有胃酸的關係，所以得先用小蘇打中和，接著再透過口腔注射將少量物質餵給小白鼠。在解剖小白鼠後，發現其體內有大量霍亂弧菌。這下才算是鐵證如山，但是實驗過程還是沒那麼嚴謹。真正完成對霍亂的研究的，是柯霍的學生，前文提過的日本人北里柴三郎。

而巴斯德研究狂犬病的過程，也不太可能按照柯霍氏法則來執行。倒不是因為他不想，而是他根本就做不到。我們今天已經知道，狂犬病是由病毒導致，**病毒太小了，在光學顯微鏡下根本看不見**。

雖說如此，但巴斯德也不是沒辦法對付狂犬病，因為狂犬病發病往往要等上一個月，甚至更久的時間，在此之前，要是讓被咬了的人注射疫苗，那麼不就可以讓狂犬病不發作嗎？所以，問題已經轉變成了如何製造狂犬病疫苗。巴斯德用兔子做了實驗，好歹兔子比得了病的瘋狗安全一點，畢竟兔子不那麼擅長咬人。他從患病的兔子脊髓提取下一代病毒，就這麼一連提取了好幾代後，毒性依然很強，該要如何減低毒性呢？

巴斯德的實驗團隊發現，提取物就這麼放著，毒性就會自己越來越低，等到兩個星期之後就完全沒毒性了。於是巴斯德用狗實驗，先注射完全滅毒後的提取物，看看會不會有事。然後再注射稍強一點的，等一陣子再看看有沒有事。就這樣一步步加強毒性，整個過程持續了兩個星期，最後再注射有完整毒性的提取物。等了很久後，發現狗依然沒事。看來這個辦法起作用了。巴斯德實驗了很多次，看來這個辦法有效，但用於人體上還會管用嗎？巴斯德從來沒直接在人身上測試過，他過去解決的問題都是針對動物的。

但機會很快送上門了，一個九歲的小男孩約瑟夫．梅斯特（Joseph Meister）被得了病的瘋狗咬了，要不是路過的泥水匠拿棍子把狗打死，恐怕這孩子當場會一命嗚呼。巴斯德猶豫了很久，因為他沒有醫師執照，不應貿然治療。他後來與和研究所的兩位醫生交換了意見，這兩位都認為，這孩子渾身上下被咬了十四個傷口，如果不插手的話，這孩子就會狂犬病發作了。在權衡之下，巴斯德決定為孩子施打疫苗，但他不能自己動手，還是拜託了研究所的醫生來執行。

他們從毒性最弱的提取物開始注射，也秉持著一針比一針強的原則，打針的過程持續了十一天。每一針下去，巴斯德都非常提心吊膽。到了最後，孩子沒事了，且一輩子也沒發作。這一次，巴斯德並沒有大肆宣傳，第二例病人是個十五歲的放羊童。他是因為見義勇為，為了救同伴才被瘋狗咬的。巴斯德不但救了他的命，還讓科學研究院頒了一個見義勇為的獎給這位十五歲的小夥子。廣告效果非常不錯，巴斯德的狂犬疫苗馬上就成了熱門話題。美國有六個孩子被瘋狗咬了後，馬上坐船來法國找巴斯德治療。俄國的斯摩棱斯克（Smolensk）有人被狗咬了後，也跑來找巴斯德。德國有人被狗咬了，也是巴斯德治療的。柯霍也馬上派人去調查，那隻狗到底有沒有狂犬病啊？這還說不準呢，巴斯德也為此提心吊膽了好一陣子。這兩位的明爭暗鬥簡直沒完沒了。

巴斯德這邊被瘋狗咬了的人全都找上門來治療，柯霍那邊也聚集了一大群結核病患者。柯霍提取出了一種「結核菌素」，一開始還鬼鬼祟祟的，不告訴其他人，後來在所有人連番逼問下，才提交了一部分樣品給大家。其中巴斯德的研究所也收到兩瓶，巴斯德便馬上委託醫生對其研究，但越研究越發現不對勁，許多病人在用了柯霍寄來的藥之後並沒有好轉的跡象。萊斯特剛開始還稱讚柯霍的偉大發明，順便把自己肺結核晚期的侄女送去柯霍那裡治病，但這個女孩最終沒活下來。人們後來才知道，結核菌素可以用來檢測結核病，但是並沒有治療的效果。

柯霍的聲望就此從顛峰殞落，從英雄變成了騙子，光輝的形象受到了不少損害。同一時間，柯霍的家務事也不寧靜，他和原配離婚了，後來娶了個比他年輕三十歲的女孩，這事情也被四處流傳。好在柯霍自己的研究所落成，這讓他和巴斯德一樣，有了自己專屬的研究機構，不管怎麼說，他畢竟還是德國細菌研究的泰斗。

後來，他的助手北里柴三郎和埃米爾．馮．貝林（Emil von Behring）開始挑戰破傷風和白喉。北里柴三郎是由日本派駐到德國學習，他一到德國後，柯霍就給他一項艱鉅的任務——分離破傷風桿菌。北里費了好大的勁才發現，這東西是一種厭氧菌。當時大家都以為厭氧菌沒辦法單獨分離，卻被北里搞定了。柯霍高興得不得了，因此還跟日本政府交涉，說能不能再把北里多留在身邊幾年。即使留得再久，人家終究也得回家啊。北里柴三郎後來也是徒子徒孫無數。

貝林主攻的是白喉，白喉桿菌一般不會在全身擴散，只會聚集在喉部，但是這東西卻能對全身造成傷害。那麼，一定是這種病菌產生了毒素，並隨著血液循環流到全身，看來對付毒素才是最關鍵的。貝林使用氯化碘來對付白喉桿菌，有一定的效果，有幾隻老鼠倖存了下來。接著再為這些老鼠注射白喉桿菌後，牠們全都沒事，這也就說明牠們都有免疫力了。貝林接著在一隻健康的老鼠身上注射大量的白喉病毒，然後從倖存的老鼠身上提取出血清，這些血清裡面都含有抗毒素，果然把這隻老鼠救活了。

而北里柴三郎用破傷風桿菌做了類似的實驗，血清裡一定含有一種抗毒素，而毒素和抗毒素是一組的，由此科學界引發了一場曠日持久的免疫學爭論，到底是體液免疫還是細胞免疫，還是兩個都對呢？這場爭論在今天，早就塵埃落定，其實兩者是相互依存、相互關聯的。

巴斯德在一八九五年逝世後，葬在研究所的地下室。一九〇一年，首屆諾貝爾生理學或醫學獎頒發給了貝林，以肯定他在白喉以及血清療法方面的研究，其實北里柴三郎應該也有資格分享這份殊榮，可惜他沒拿到。一九〇五年時，柯霍才拿到了諾貝爾生理學或醫學獎。五年後，一九一〇年時，柯霍也去世了。當年第一個接種狂犬疫苗的小夥子梅斯特，後來在巴斯德研究所當了管理員。一九四〇年，納粹德國的士兵攻打法國時占領了研究所，此時梅斯特自殺了，享年六十四歲。德國人和法國人，兩邊不知道打了多少次了。

巴斯德和柯霍是那個時代醫學研究的巨人，他們共同推動細菌研究的不斷進步。在他們的帶動下，許多細菌被分離、提取，也解決了很多的傳染病問題。他們挽救了無數的生命，他們的貢獻也完全擔得起「偉大」兩字。從此，**許多醫生在研究流行性疾病時，首先想到的就是提取病原體**，這幾乎成了作業習慣，但是荷蘭醫生克里斯蒂安·艾克曼（Christiaan Eijkman）卻因為這件事吃了大虧。

15 要人命的腳氣：食不厭精也生病

前面我們講到了巴斯德和柯霍之間的鬥法，以及法、德兩國的醫學專家們對於細菌的深入研究。正因為巴斯德和柯霍這兩位巨人的推動，歐洲掀起了一股尋找致病細菌的熱潮。

病理學，就是專門研究人為什麼生病的學科。當大家普遍採用解剖學方法去研究各種病因時，就誕生了解剖病理學。後來大家追根溯源，將研究推進到細胞層面，就誕生了細胞病理學。而隨著對細菌的深入研究，大家普遍認為細菌就是導致疾病的罪魁禍首，起碼有很多流行病就是細菌導致的。所以大家一遇到流行病，就想是不是有什麼細菌在作怪，並立刻按照巴斯德和柯霍的方法提取病原體，起碼要逐漸縮小範圍。但偏偏在腳氣病的問題上，很長一段時間大家都一頭霧水，找不到病原體，而且還讓日本陸軍、海軍吵成一團。

腳氣病到底是什麼病，為何會惹出這麼大的麻煩呢？腳氣病可不是香港腳，後者是因真菌類感染所引起的搔癢症狀。這邊說到的腳氣病，是十九世紀晚期在許多國家流行的傳染病。其實，在中國唐代時，藥王孫思邈就有記錄這種疾病，不過用的名字是「腳弱」，在《備急千金要方》第七卷〈風毒腳氣方〉就有這樣的描述：「然此病發，初得先從腳起，因即脛腫，時人號為腳氣。深師云：腳弱者，即其義也。」

一開始時都是腳上有症狀，開始起小水泡，而且還很癢。後來合併成了大水泡，越抓只會越糟糕。嚴重時還會出現體重下降、精神萎靡、感官功能衰退、體虛、間歇性心律失常，極端情況甚至會死人。古代中醫給出的說法是「腳氣沖心」，就是引起突發心臟病，所以千萬不能小看腳氣病。特別是在喜歡吃米的東方國家，比如日本和東南亞，腳氣病患者特別多。日本在江戶時代就已經出現過一批腳氣病患者，但是數量並不多。自從大將軍德川慶喜向天皇奉還大政以後，腳氣病就開始逐漸多了起來，城裡的學生和軍人都是腳氣病的好發族群。

一八八二年，當時的朝鮮發生了壬午兵變，雲峴君發動政變，執掌朝鮮的大權。朝鮮的太皇后閔妃同時向清朝和日本求救。當時朝鮮是清朝的藩屬國，但日本也想插手朝鮮事務，派人帶著一千五百名士兵上了岸。朝鮮事務，中、日兩國到底誰說了算呢？就得看誰能壓得倒誰了。

北洋水師的「威遠」、「超勇」、「揚威」三艘戰艦擺開陣勢，擋在日本軍艦面前。當時北洋水師的實力不強，只有超勇、揚威兩艘巡洋艦，威遠只是艘砲艦。日本人一馬當先的是「金剛號」，後方還有「比睿」、「天城」、「磐城」、「清輝」、「日進」、「孟春」、「迅鯨」共七艘軍艦，威力最強大的「扶桑號」則在日本隨時待命。

關鍵時刻，日本海軍卻出了亂子，金剛號上三分之一的水兵腳氣病發作，失去了戰鬥力。其他軍艦也半斤八兩，連留在老家的扶桑號，也是因為患病的士兵太多，才沒有參與戰爭。軍艦看起來是挺嚇人的，但誰能想到士兵會沒有戰力呢？雙方就這麼大眼瞪小眼的對峙，日本生怕走漏了船上滿是病人的消息。

北洋海軍提督丁汝昌坐著威遠號回國搬救兵，清朝派了朝鮮事務大臣吳長慶和幫辦大臣袁世凱帶了三千名淮軍，乘坐威遠與「日新」、「泰安」、「鎮東」、「拱北」以及南洋水師的軍艦「登瀛洲號」趕到朝鮮。淮軍名將吳長慶，動作迅速的控制局勢。袁世凱還把雲峴君抓了起來，用登瀛洲號載回了天津，送到保定關了好一段時間。整起事件中，日本人沒有占到太多便宜。

在朝鮮臨陣出亂子一事，引起了日本海軍醫務局副局長高木兼寬的重視。高木憂心忡忡的說：「每當我為帝國的未來著想，便不免心驚膽戰，倘若坐視疫情蔓延，而找不出腳氣病的病因及治療方法，一旦兵戎相見，海軍將與廢物無異。」

高木兼寬可不是普通人，一八四九年時，他出生在薩摩藩（位於今日本九州西南部的藩屬地）一個下級武士家庭。八歲就已能熟讀四書五經，十三歲時立志學習醫學，還同時拜了兩位老師，一邊學習漢方醫學，一邊學習蘭方醫學。所謂漢方醫學，就是流傳到日本的中醫；而蘭方醫學，就是最早由荷蘭人帶到日本的歐洲醫學，高木兼寬兩種都學了。

後來日本爆發戊辰戰爭，明治新政府正式對決江戶幕府勢力。其中，政府軍就以薩摩和長州兩個藩屬地的軍隊為主力，日本軍隊很長一段時間都被薩摩和長州兩藩把持，海軍裡薩摩藩人特別多，陸軍則被長州藩把持。

高木兼寬身上也留著武士的血，他們家代代都是武士，但是這麼多年沒仗可打，他父親在村子裡只能當個農民兼木匠。現在有仗可打了，高木作為軍醫，便跟著薩摩藩的軍隊參加了不少戰役，在軍隊裡認識了英國公使館的醫生威廉．威利斯（William Willis）。高木跟著威利斯後才大開眼界，原來西方的現代醫學已經如此先進，早就遠遠超越漢方了，自己生平所學居然一點也派不上用場，只能當人家的助手。於是，他下定決心要學習最先進的現代醫學。

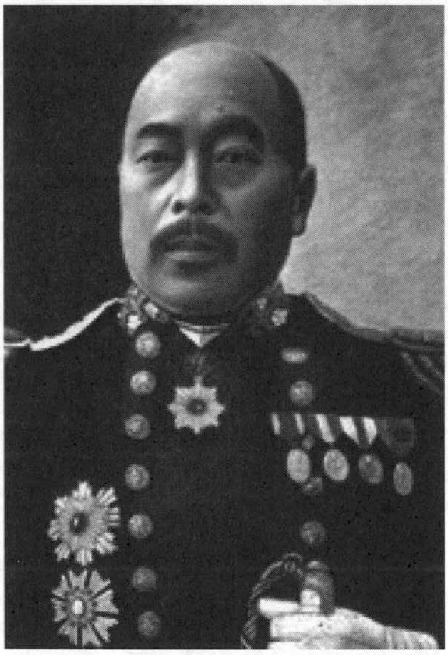

▲日本海軍醫務局副局長高木兼寬，為改善海軍腳氣病的問題煞費苦心（圖源來自維基共享資源〔Wikimedia Commons〕公有領域）。

後來薩摩藩在鹿兒島設立醫學院，聘請威利斯來當校長，高木兼寬也進入這所醫學院學習。高木因為表現優秀，就留在這所學校當教官。一八七二年，高木離開了鹿兒島，透過老師推薦到海軍醫院工作。海軍此時也設立了軍醫學校，軍醫學校的英國教師威廉．安德森（William Anderson）發現高木是個可造之才，於是便推薦他去英國讀書。高木此後開始長達五年的留學生涯，前前後後拿了十三次獎學金，可見這傢伙是個不得了的學霸。

高木之後回到日本，開始培養日本自己的醫學人才，把歐洲先進的知識教授給學生。不過，日本當時軍醫學界的學習對象，已經從英國改成了德國。說白了，還是跟海陸軍之間的明爭暗鬥有關。日本陸軍效法普魯士，步兵操典等等全都學德國人。但日本海軍卻是向英國學習，就連培養軍官的「江田島海軍兵學校」用的紅磚都是從英國運回來的。可見，日本幾乎完全照抄，力求和對方一模一樣。但顯然的，那陣子剛好是陸軍比較占上風。

天氣、季節、白米飯，到底是誰惹的禍？

當時日本有許多從歐洲來的醫生，他們根本沒見過腳氣病，因為在歐洲這種病很少見，主要是亞洲一帶以大米為主食的民族才會流行。當時，歐洲的細菌病理學有了突破，他們認為東京的夏天如此炎熱潮濕，腳氣病會如此盛行，一定跟細菌有關係，恐怕還是一種具傳染性的疾病。因此大家都費盡心思的尋找腳氣病的病原體，但找來找去都沒什麼進展。

高木的思考方向可不一樣。醫生通常是不能沒有某種直覺的，海軍的高級軍官中沒有什麼人得病，但是基層水兵生病的卻非常多。這是怎麼回事呢？如果是傳染病，軍官與小兵們難道能互不接觸嗎？為什麼軍官就不會被傳染呢？他的思維，似乎有點像當年發現檸檬能治療壞血病的林德醫生。

高木開始認真檢視統計資料。他發現，雖然春夏得腳氣病的人較多，但秋冬得病的患者也並不算少，他至此還不能完全排除跟季節的關係。到後來，他發現一八七五年海軍軍艦「築波號」的航海紀錄非常值得研究。在一百六十天的遠航過程中，腳氣病可說是家常便飯，看不出什麼季節好發性。但他發現，一旦築波號停靠港口後，發病率就會大大降低。例如當停靠在美國期間就沒有人得病，停靠在澳洲期間也一樣，為什麼會這樣呢？

高木接著開始注意起航海紀錄的細節。他發現，有水手曾抱怨過在美國、澳洲期間吃麵包吃得很不習慣。別說當時的日本人不習慣，就連現在，許多中國人到歐美國家長期居住後，也不習慣吃麵包。亞洲大多都把麵包當作糕點看待，但歐洲人卻把麵包當飯吃，很多人都受不了德國黑麵包和俄國大列巴（按：泛指所有的俄羅斯式麵包，「列巴」是麵包的俄語音譯）的味道。別說這兩種麵包，就是很常見的長棍麵包也不見得人人都愛吃，從小吃米飯的胃口實在有點難接受。

這條不起眼的怨言，卻引起了高木的興趣，水兵們到底吃了些什麼呢？他決定深入了解，直接去訪問水兵們。這一訪問下他才發現，原來是這麼回事：當時日本海軍採用的是「菜金制」——白米飯由海軍直接供應，而配菜則直接發錢，讓水兵們自己購買，隨後按照所選的配菜價格，付錢給後勤軍官。這下反而讓事情麻煩了，很多人就乾脆只選最便宜的配菜，也就是只買點鹽、醬料和味噌等，省下來的錢要不是補貼家用，再不然就上岸亂花。

大家可能會納悶，光吃飯不吃菜行嗎？原來當時願意當水兵的，都是窮人家的孩子，在家都只吃糙米了，在海軍還能吃上香噴噴的白米飯，簡直太幸福了。在江戶時代，白米可是只有貴族和有錢人才吃得起。到了明治時代後，軍隊倒有辦法頓頓吃白米飯，窮人當兵不就是為了吃一口白米嗎？開飯的時候，每個人的白米飯盛得平平整整的，中間再放上圓形的梅干，看起來就像日本的「太陽旗」，所以又叫「日之丸」便當。水兵們一打開飯盒，香氣立刻冒出來了，每個人都吃得津津有味。

軍官的菜金比較多，肯定不會這麼小氣，所以他們往往想吃什麼就吃什麼。高木兼寬發現，飲食可能就是問題的關鍵。米的成分主要就是碳水化合物和蛋白質。英國人的飲食結構中，氮元素和碳元素的比例大約是十五比一，日本水兵幾乎是二十八比一，只有英國人的一半，難怪會出問題。在高木兼寬的設想裡，問題的關鍵明顯就是蛋白質。

所以，高木兼寬給出的解決方案，就是讓士兵們改吃西式的麵包，也就是所謂的「洋食」；同時改變菜金制度，改為實物發放。若是給士兵現金，只會被挪作他用，惹出更多麻煩。結果這個方案遭到海軍上下一致反對。當官的不想改變制度，士兵們也不願意取消現金。更何況，士兵們就是不肯吃麵包，胃是最誠實的，吃不下去就是吃不下去。沒辦法，高木只好從海軍醫院找了十個病人來做小範圍實驗，結果得到的效果還不錯，只要肯吃麵包，腳氣病就會逐漸好起來了。

高木這下開始有了自信，他開始設法向上反映情況，而且還得越級向上反映。高木可是外務大臣的女婿，走這種高層路線可是有基礎的。他開始越過海軍高層，向左大臣有棲川宮威仁親王報告腳氣病造成的巨大戰鬥傷亡，以及「龍驤號」在訪問美國的路途中，一路上有一半的人得了腳氣病，這可不得了了。同年十一月底，在內務卿伊藤博文的幫助下，海軍卿陪著高木兼寬到皇居覲見了日本天皇，告狀告到皇帝那裡去了。

有了高層支持，一八八四年海軍便廢除了菜金制。水兵們當然很不開心，一項額外的收入就這樣沒了，但也沒辦法，軍人的天職就是得服從。高木希望改變飲食結構的意見暫時還沒辦法採納，他只是在十幾個人身上做了實驗，怎麼能證實真的有效呢？所以，高木還需要說服海軍調動一艘軍艦，沿著去年龍驤號的路線再走一次，這樣才算是一次完美的對照試驗。

可是，海軍遠航可是很花錢的，高木不得不找政府部門商量。要知道，雖然陸海軍和政府部門都各自直接對天皇負責，但是政府掌握著預算。本來高木已經不抱任何希望了，哪知道這一次錢居然批下來了。於是，築波號踏上了與之前的龍驤號相同的航線。船上的菜單完全由高木擬定，不但大幅增加豆類和大麥的比例，還提供了不少牛肉和牛奶。水兵們恨死大麥飯了，但是又不得不吃。

高木兼寬在東京等待消息，他要求築波號一到港口之後，就馬上發電報匯報情形。第一站到紐西蘭時，只有三個人得腳氣病，症狀輕微，不需要治療，但上一次龍驤號一開始也只有三個人得腳氣病。第二站到智利時，途中有六個人得腳氣病，但是有四個人很快就恢復了，剩下的兩個，到達港口後也痊癒了。上次龍驤號在這段路程時有七個人得腳氣病，半斤八兩，沒有明顯的差別。

高木就這麼一站一站的等電報。最讓人提心吊膽的，就是橫渡太平洋到夏威夷的這一段路，上一次龍驤號腳氣病大爆發就是在這個階段，共有一百多人得病。等築波號到達夏威夷的電報發回海軍時，大家都歡呼了，全航程竟然一個得腳氣病的人都沒有。樓上樓下全都在慶祝，高木終於可以鬆口氣了，這一晚他喝得酩酊大醉，十分開心。

最終報告發現，全船得病的人中，有幾個是因為挑食、不肯吃牛肉的關係才患病。因為當時日本人並沒有吃牛肉的習慣，大部分的窮人能偶爾吃上魚就不錯了。這幾個人受不了牛肉的味道，所以就沒吃。看來，**問題就是出在飲食上**。

從此，海軍的水兵們也開始叫苦連天，大家本來就是為了吃白米飯才參軍的，結果現在全都要吃大麥飯，水兵們一個個都在抱怨，高木長官，你的良心怎麼了？不得不說，日本是一個對精緻澱粉十分痴迷的民族，要不然也不會誕生什麼「煮飯仙人」了。上有政策，麥子和大米都按照一定比例分配到每艘軍艦上。但下有對策，大家都盡量吃米，麥子就算了吧。所以每每在回航之前，麥子都還剩下很多，不得不緊急往海裡扔，不然就露餡了。

所以，腳氣病在海軍之中還是時常發生。在甲午戰爭的時候，戰鬥傷亡僅幾百人，被霍亂擊倒的有好幾千，還有兩千多人就是因為腳氣病而倒下了。高木也十分頭痛，後來他發明了「海軍咖哩飯」，日本人終於能接受這種飲食了。直到現在，海軍咖哩飯還是日本海上自衛隊的老傳統，甚至成了橫須賀（位於東京灣入口的軍港城市）當地的招牌餐飲。

高木在一八八五年寫的一篇論文，被當時日本主流醫學界批評得一無是處，說他邏輯不清晰、證據不充分。改善飲食就能治療腳氣病，但食物裡成分太複雜了，你怎麼知道是什麼東西的作用，總不能就這樣模糊帶過吧？高木也沒辦法，所以在學術上始終得不到認同。德國學派注重理論分析和尋找病因，但是高木是英國人教育出來的，注重的是臨床醫學，先解決問題對他來說比較重要，雙方理念嚴重不合。

但是，不僅日本醫學界因腳氣病而困擾，世界上其他地方也在流行，例如印尼的爪哇島就是一個好發區。

被「提取病原體」的堅持害慘的醫生

爪哇島在當時是荷蘭的殖民地，也就是荷屬東印度群島之一。荷蘭當然會在這裡派駐軍隊，軍隊當然也需要軍醫。可惜一般人，誰也不想來這個遙遠的地方，荷蘭政府自然也有辦法，窮苦人家的孩子上不起學，那麼政府就為你負擔學費，但是畢業以後要為政府服務一段時間。如果是學醫的孩子，就會被派到荷屬東印度擔任軍醫，這不是兩全其美嗎？

於是，一個年輕的醫生就被派到了爪哇島當軍醫，他就是克里斯蒂安·艾克曼。熱帶風光很不錯，但是天氣溼熱，沒多久他就得了瘧疾，不得不回到歐洲去養病。病好了以後，他就到柏林跟著柯霍學習，所以可以說，他是德國柯霍這一派的傳人。

在柏林，他遇到同樣來自荷蘭的生理學家柯內利斯·佩克哈林（Cornelis Pekelharing），佩克哈林問艾克曼想不想加入政府計畫，到爪哇島研究腳氣病。反正你對腳氣病不陌生，對爪哇島也不陌生，對吧？所以，一八八六年艾克曼再次踏上了爪哇島的土地，陪佩克哈林一起研究腳氣病。過了八個月後，兩人的實驗還算順利，所以佩克哈林回了歐洲，留下艾克曼自己負責爪哇島的實驗室。

艾克曼接下來的主要工作，就是重複佩克哈林的實驗。首先，是尋找病原體，從得了腳氣病的動物身上抽血，然後注射到其他動物身上後，觀察其他動物會不會得病，就跟當年柯霍研究炭疽的過程類似。結果，艾克曼等了好久後，做實驗的狗和兔子一直到老死也沒有得腳氣病。艾克曼不死心，又重複了好幾次，都過去多久時間了，艾克曼差點等到頭髮都白了。

難道這種細菌在兔子和狗身上的潛伏期太長了嗎？不會吧？那就換一種動物來做實驗看看，雞是不錯的選擇，價錢便宜量又足。艾克曼還是一樣在患病的動物身上提取可能含有病菌的液體，然後注射到雞身上。雞倒是發病了，但是連沒有被注射的雞也一起發病了。艾克曼認為腳氣病會在雞和雞之間傳染，所以必須把雞隔離，結果讓人跌破眼鏡的是，隔離以後仍然沒有效果。

艾克曼心想完蛋了，難道整個實驗室都被汙染了嗎？他馬上整理出一間嚴格消毒過的實驗室，並把一部分雞放進新的實驗室。結果，原本實驗室的雞全都好了，新實驗室的雞也一個個活蹦亂跳的，腳氣病全都沒了。這是什麼發展？艾克曼原本以為自己已經成功縮小範圍，導致腳氣病的細菌肯定在這些雞身上，結果現在這個罪魁禍首就這麼消失了，艾克曼被搞糊塗了。

到底是哪個環節出了問題呢？艾克曼接著開始逐項檢查。飲水會有問題嗎？恐怕不會。難道是雞籠子沒打掃乾淨？應該不會。要不然是病從口入嗎？當時歐洲還有另一種學說，他們認為腳氣病是中毒導致。但因為腳氣病病情會忽輕忽重，有週期性，並不像是中毒，大家才開始往細菌的方向想。現在看起來，難道是食物有毒嗎？不太可能吧，要是食物有問題，雞應該一直都得腳氣病才對，怎麼會忽然全都好了呢？

似乎厲害的科學家都逃不過被隊友害慘。艾克曼的助手想起了一件事，他去隔壁的陸軍醫院找廚師要剩飯時，用剩飯餵過幾天雞。但最近陸軍醫院的廚師換了，這傢伙六親不認，一點剩飯都不給艾克曼的助手，需要小氣成這樣嗎？艾克曼的助手只好老老實實用飼料來餵雞。本來想省錢，結果這下省不下來了。

艾克曼查核了一下用剩飯餵雞的時間點，發現跟雞得腳氣病的時間完全吻合。難道問題真的出在飼料上？艾克曼和高木不一樣，高木滿腦子都是趕快解決問題，從如何改變飲食到如何改變海軍的制度，艾克曼則需要找到那個罪魁禍首。他發現，糙米的外邊有一層「米糠」，大米在加工的時候，往往都會把這一層去除。

過去技術不發達的時候，只能靠靠石碾和石磨手動加工，所以只有有錢人才能吃得起白米。但後來有機械了，不論是水車帶動還是讓毛驢拉磨，效率高了不少，所以能吃得起白米的人也越來越多了。在日本，過去是稱為「大名」的領主階級以上才能吃，現在連武士階層也吃得起了。把米磨到晶瑩剔透、閃閃發亮後，煮出的飯果然是高級不少。但是這也是要付出代價的，起碼磨掉了米粒一〇%的量，再加上加工費用，底層人民當然吃不起了。

艾克曼發現，只要把這一層磨下來的米糠給得了腳氣病的雞吃，腳氣病馬上就好轉了，而且給人吃也有一樣的效果。但是，**艾克曼滿腦子都是病原體的理論**。他認為加工後的大米有一種毒素，但是米糠裡面有一種抑制毒素的成分，所以吃糙米就不會得腳氣病，吃白米就會得。艾克曼也費盡心思尋找致病的罪魁禍首，一找就是好幾年。

一八九六年，艾克曼來到爪哇島已足足有十年了，他又再一次得了瘧疾，不得不回荷蘭休養。臨走前，他正好在跟當地監獄的健康監督官聊天，健康監督官管理著島上一百多所監獄中犯人的健康狀況，根據他提供的資料，吃糙米的囚犯中得腳氣病的只有〇．〇一%，但是吃白米的囚犯卻有二．

五%，比例明顯較高，這也印證了艾克曼的猜想。

既然艾克曼要離開了，實驗室便交給了一個年輕人，他叫格里特．格林斯（Gerrit Grijns）。格林斯也在繼續研究腳氣病，但是他腦筋比較靈活。既然找了又找，都找不到那個真凶，難道說，真凶是不存在的嗎？現在有兩個解釋，第一個就是艾克曼的解釋，白米有毒，而米糠能解毒；另一個解釋就是，米糠有人體必需的某種營養素，缺了就會生病。根據哲學的奧卡姆剃刀原理（Ockham's Razor）：除非必要，否則不增加實體（Ontology，可理解為概念或實際物體），第二個解釋更加簡單，所以應更接近事實。

格林斯跟艾克曼書信往來的很頻繁，他最終說服了艾克曼，兩人共同發表了一篇論文，認為在米糠之中含有一種人體不可或缺的物質，缺乏此物質可能會導致腳氣病或多發性神經炎。這時已經是一九〇六年了，又過了十年之久。

對歐洲人來講，腳氣病只是無關緊要的小毛病，但對日本人來講，可是心腹大患。但日本此時的海、陸軍，可說是本末倒置，讓仇恨蒙蔽了雙眼，長州藩出身的就是看薩摩藩人不順眼。海軍一說要吃大麥，陸軍就拚命反對。陸軍的軍醫們一致認為是真菌才是腳氣病的病因，他們也真的分離出了一種真菌。但是現實總是會給人難堪，當時派駐臺灣的二．五萬日軍中，就有一．七萬名得了腳氣病，病死了一千多人。

笨蛋！問題出在營養！

一八九七年，電動的大米拋光機被引入日本，白米的價錢也下跌了，再加上日本人對白米飯的執念，日本人當然吃得十分開心。八國聯軍進軍北京時，日本人也被腳氣病困擾。到了日俄戰爭時，這個問題也仍然存在。這麼拖下去也不是辦法，所以日本官方組織了腿病委員會，專門研究腳氣病。日本把當時醫學界的權威都給請來了，甚至請了祖師爺柯霍。在柯霍的建議下，他們到東南亞考察。人們去了印尼後，深入了解了艾克曼的研究，發現原來還有這種可能性。日本人回家以後，就沿著艾克曼的思路展開更深入的實驗。

一九一〇年，日本化學家鈴木梅太郎從糙米的米糠中提取出一種塊狀物，取名為米糠素，當時他還無法將其提純成晶體。他認為，不能僅僅把這種物質當作治療腳氣病的特效藥，而要更深入的去了解這種對人體健康不可或缺的物質。這種看法已經十分接近現代維生素的概念了，只可惜他的論文是用日文寫的，在歐洲幾乎沒有造成影響。這篇文章在翻譯成德文的時候，因翻譯出了問題，所以也被人忽視了，鈴木就這麼和諾貝爾獎擦肩而過。

一九一一年，波蘭化學家卡西米爾．芬克（Kazimierz Funk）在英國的萊斯特研究所中，自米糠提取出了一種胺類晶體，他認為這就是艾克曼所發現、能治療腳氣病的物質。起初稱為水溶性因子B，後來為它取了個名字叫「維他命」（Vitamin），意譯就是維生素，這也就是「維生素」這個名字的來源。但是經過動物實驗後發現，這東西並沒有辦法治療腳氣病，看來還是找錯了路。直到一九二六年，另外兩個在爪哇工作的荷蘭科學家巴倫德．詹森（Barend Jansen）和威廉．多納特（Willem Donath），終於提取出該結晶，學名叫「硫胺」。直到一九三六年，美國科學家羅伯特．威廉姆斯（Robert Williams）才終於確定了硫胺的分子結構。

事情到這裡算不算結束了呢？還沒呢，牛津大學的魯道夫．彼得斯（Rudolph Peters）用了鴿子做實驗。假如只餵食鴿子白米，沒多久牠們就會出現縮頭症。其實就是鴿子的脊椎往後彎，所以能明顯看到其頭部往內縮，比腳氣病還要明顯且更容易辨別。假如不給予治療，沒過幾天後鴿子就會死亡。但只要餵給鴿子極少量的硫胺，大約半個小時後，鴿子就沒事了，還活蹦亂跳的。至此，缺乏硫胺會導致腳氣病這個說法，才算是真正被徹底證實，真不容易。其實這個時候，大家已經不再局限於研究腳氣病了。似乎有這麼一大批的微量物質，只要人體一缺乏，就會出現各種稀奇古怪的毛病。**大家的思維開始逐漸從「細菌導致疾病」這個框架裡走了出來。**

一九〇六年，英國的佛雷德里克·霍普金斯（Frederick Hopkins）也提出和艾克曼類似的想法。他在一次演講中提到，某些有機物存在於日常飲食中，當人體缺乏這類物質時，就有可能會生病。一九一二年時，他用老鼠做了實驗，但後來沒有深入研究。

美國的約瑟夫·戈德伯格（Joseph Goldberger）此時也正在南方研究糙皮病，他發現這也與飲食有關係，只要多吃牛奶、雞蛋就不會得糙皮病，但是他一生中都沒有提取出真正有效的物質。後來發現，芬克提取出的維他命居然可以治療糙皮病。現在人們已經知道，芬克提取出的有效物質，其實就是維生素B3，而治療腳氣病的是維生素B1。

維生素是個龐大的家族，儘管維生素需要的量很少，但是對人體健康卻不可或缺。當時戈德伯格已經去世了，發現維生素這個概念的人已經沒剩幾個。艾克曼已經垂垂老矣，霍普金斯也還算其中一個。所以，諾貝爾獎委員會趕緊將一九二九年諾貝爾生理學或醫學獎頒發給艾克曼和霍普金斯。

委員會的確有先見之明，因為艾克曼在第二年就去世了。但是，他們似乎把日本人給忘了，怎麼說也應該有鈴木梅太郎的份吧？因為語言翻譯的問題被忽視，真的十分冤枉。而現在如果提起維生素，大家總是想起艾克曼和他的雞，也沒人會想到更久之前高木所做的貢獻。高木兼寬後來被封為男爵，進入了日本的貴族圈。不過私底下，大家都叫他「麥飯男爵」，看來日本士兵吃大麥飯真的是受夠了。

那是個高速工業化的時代，所以白米從少數貴族才吃得起的食品，迅速普及至全民，但是日本人的飲食偏好，並沒有隨著新時代的物質供應改變，這才是腳氣病流行的深層原因。不僅僅是日本，在菲律賓、印尼等地都出現腳氣病疫情，主要都在殖民者的軍隊中。

日本研究腳氣病的過程，其實一直伴隨著日本對亞洲其他地方的侵略進程，日本非常十分著急的想搭上最後一班殖民擴張的列車。十九世紀下半葉時，歐洲國家掀起了一場奪取海外殖民地的狂潮。畢竟世界上還沒被白人光顧過的領土，已經沒剩多少了，後起的新秀國家再不下手就太遲了。這些人就這麼走向熱帶的深山老林、走向非洲未被發現的內陸，但他們可沒想到，在炎熱的叢林裡有什麼凶險的東西，正在等著這些冒險家呢。

16 熱帶疾病：殖民者的噩夢

前一章我們講了維生素的發現過程。原來一種流行病，未必就一定是傳染病，也未必跟細菌有關係，有可能是生活習慣或營養條件導致的。至此，大家的思路被打開了，原來有各式各樣導致疾病流行的原因。

但有一說一，傳染病總該是和細菌有關的了吧，巴斯德和柯霍都這麼想。當時許多地方都在流行霍亂。那是一種起源自孟加拉地區的熱帶疾病，經歷了數次大規模流行，並經常從恆河流域一帶向全世界傳播，連巴斯德和柯霍都在埃及研究過霍亂。

但是，有種和霍亂差不多同時開始流行的疾病，卻不是由細菌引起。人們對這種病一籌莫展，那就是大名鼎鼎的黃熱病。歐洲的冒險家們出發到全世界去探險時，不管是南美洲還是東南亞都有茂密的叢林，氣候也都炎熱潮溼。歐洲人就發現，自己總是莫名其妙的就得了各種古怪的疾病。**他們當時不可能知道原因，所以就總結為是有毒的瘴氣所致。**

其實中國古代也有類似的說法，例如諸葛亮平定南中時，瘴氣也是一道阻礙。要不然怎麼會發明「諸葛行軍散」呢？諸葛亮當然不可能什麼都會，連開藥方也難不倒他，這都是後人依附其名罷了。但是，這也意外反映出東、西方古人，對炎熱潮溼地區常見疾病的認知其實差距不大，到十九世紀初時，還是差不多，都認為跟空氣有關係。所以，倫敦霍亂大流行時，大家自然而然就跟當時的倫敦大惡臭聯想到一起。整條泰晤士河在經過夏天的烈日暴晒以後，變得臭不可耐。議會大廈西敏宮（Palace of Westminster）就在河邊不遠處，議員們也都受不了了。當時人們採取的措施是關閉門窗，並在窗戶上噴灑消毒藥水。

為什麼要採取這種措施呢？因為當時倫敦人普遍都相信，臭氣會導致霍亂，因此才把窗戶關得嚴嚴實實。但總不能把裡面的人悶死，所以才在窗縫中塞進紗布，並往紗布上噴灑消毒藥水，空氣進來之前就可以經過消毒過濾，概念跟現今的空氣清淨機有點類似。

既然熱帶的氣候那麼不適宜生存，歐洲人除了少數冒險家，大概也沒有什麼人想去的。但不去可不行，皇上有旨，速派勒克萊爾將軍（Charles Victoire Emmanuel Leclerc）點精兵三萬，速去聖多明戈（Saint Domingue）平定叛亂，不得有誤，欽此！

這是哪位皇上下的聖旨呢？正是法蘭西帝國的皇帝，拿破崙．波拿巴陛下，這位陸軍上將勒克萊爾是他的妹夫。而聖多明戈是哪裡呢？就是現在的海地。哥倫布遠航的時候發現了這個島，一五〇年時正式變成西班牙的殖民地，後來又轉手給了法國。法國是當時歐洲的革命中心，大革命這把火影響到位處加勒比海的聖多明戈，人家也要革命了。一七九一年黑人領袖杜桑．盧維杜爾（Toussaint Louverture）領導海地人發動了獨立戰爭。

讓殖民地獨立的關鍵瘟疫：黃熱病

海地在革命時，許多歐洲人都狼狽的逃竄。該往哪裡跑呢？當然是美國，畢竟離得非常近。當時很多人就來到了位處德拉瓦河（Delaware River）河口的費拉德爾菲亞市（Philadelphia），簡稱費城。一七九三年春天時，大大小小的船隻陸續運來兩千多名法國殖民者和奴隸，法國人還驚魂未定，講述著他們一路上是怎麼跑出來的。當時的費城是美國的臨時首都，有四萬多名人口。雖然人數已被後起之秀紐約超過了，但費城仍是當時的政治中心。如果能穿越回過去，在費城的大街上，說不定能碰到華盛頓總統在前面逛街呢。一轉頭，還能看見傑弗遜正在跟亞歷山大・漢密爾頓（Alexander Hamilton）打招呼。

誰也沒想到，就在這年七月時，突然爆發了一種怪病。這種病在一開始幾天就像感冒一樣，症狀很輕微，但是潛伏期一過就不得了。患病的人每個都渾身泛黃，這種全身泛黃的病症，學名叫做「黃疸」。病人高燒不退，且不斷嘔吐、昏迷，最後都難逃一死。最開始是從德拉瓦河沿岸的窮人社區出現的，八月中旬就蔓延到整座城市。短短幾個月內，費城的城市功能徹底癱瘓，有一・七萬人出逃，就連總統華盛頓都跑了。

國會議員們逃跑了一大半，連會也沒辦法開，很多事情都需要國會批准，特別是預算怎麼花。這下好了，沒人批預算，美國政府形同癱瘓了。一直到十一月時，這場瘟疫才算大致過去，費城死了一〇%的人口。前文有提到，此時的美國醫學界，還是擁護著放血療法，儘管有人提出了統計資料反對，卻仍然無法說服美國的主流醫學界。拉什醫生是放血療法的主要推手，他堅持認為，黃熱病來自本地的垃圾堆。但還有其他一些醫生認為，黃熱病是外來的疾病。兩邊爭執不休，弄得普通老百姓一頭霧水，美國醫學界的聲望也因此大大受損，醫學界已經徹底沒轍了，完全束手無策。

而另一邊，法國人更慘。

當時法國正忙於歐洲的事情，沒功夫顧及美洲，但一段時間後，眼見起義者的聲勢越來越旺。等到拿破崙終於有空，便馬上派自己的妹夫帶兵去海地鎮壓起義。於是勒克萊爾帶著五十五艘戰艦和三萬大軍前進海地，仗打得並不順利。勒克萊爾用欺騙的手段誘捕了獨立運動的領導人杜桑，並將他送回法國軟禁至死。儘管如此，勒克萊爾還是沒有平定海地的獨立運動。一八〇二年，勒克萊爾將軍染上了黃熱病，死在海地。主帥都病死了，手下自然也不會好到哪裡去。三萬法國大軍病的病、死的死，最後只剩下不到三千人跑回法國。獨立運動就這麼勝利了，一八〇四年時，海地正式獨立。

沒想到，一個國家的命運竟然與疾病連結在一起。歐洲人搞不清楚病因，因此就直截了當的稱之為「黃熱病」。這種病可不是原產海地，而是來自非洲。如果不是販賣奴隸，這種疾病恐怕也不會傳播到美洲。某些非洲裔的人有免疫力，而歐洲白人沒有免疫力，因此打起仗來更加吃虧。

此後，黃熱病在美國經常爆發，沒多久就會有一次，曾經在三十多個城市肆虐過。一八七八年，密西西比峽谷裡有十二萬人得了黃熱病，兩萬人死亡。美西戰爭期間，黃熱病也爆發過，造成美國軍隊損失慘重。傷亡已經如此嚴重，但是大家就是找不到黃熱病的病因。

黃熱病是一種傳染病，但是黃熱病是靠什麼傳播的呢？大家一頭霧水。要解開這個謎，眼光內就不能只有黃熱病，要從其他地方下手。因為黃熱病只是白人殖民者在進入新大陸、探索熱帶地區時碰上的眾多疾病其中之一罷了。要解開這個謎，必須從另一個人講起，這個人與中國的淵源也很深。他叫派翠克．曼森（Patrick Manson），中文則稱為萬巴德爵士。

晝伏夜出的寄生蟲，比鬧鐘還準時！

萬巴德是蘇格蘭人，生於一八四四年，他的母親是當時著名探險家大衛．李文斯頓（David Livingstone）的遠房親戚。要知道，李文斯頓在發現非洲內陸的過程之中，有著非常重要的作用，他的探險為後來歐洲殖民者瓜分非洲提供了大量資料。當然這也未必是他的本意，但客觀上，這的確推動了歐洲殖民者對非洲的瓜分。

萬巴德一八六一年進入亞伯丁大學醫學院就讀，一八六五年畢業後到一家精神病院服務，一邊做研究工作，一邊寫博士論文。當時英國醫生的薪水並不高，不像今天醫生和律師都是高薪職業。萬巴德手頭有點緊，正好清朝海關正在招聘醫生。到海外工作，薪水當然會高一些。他的哥哥當時也正在上海當醫生，在一番說服之下，一八六六年，萬巴德就接受了清朝海關的工作，坐船來到中國。

清朝海關僱用了很多西洋人士，因此僱用萬巴德一點也不奇怪。萬巴德工作的地方在臺灣的「打狗」，也就是今天的高雄。萬巴德擔任海關的醫生，負責照顧居住在打狗的外國人以及外來船員的健康，並觀察記錄港埠衛生情形。說白了，就是防止傳染病進入，順便負責記錄氣象，他也跟當地人相處得很不錯。

某次在臺灣，漢人和日本僑民發生了衝突，萬巴德通常都站在漢人這一邊，因此也經常受到干擾。英國領事怕他惹出麻煩，就在一八七一年初讓他去了廈門，好在他年初就走了，就在這一年的十月，臺灣出事了。

一八七一年，琉球的朝貢船遇到颱風，被刮到臺灣，船上的人和當地土著發生衝突，死了幾十個人，史稱「牡丹社事件」。日本趁機對清朝施加壓力，說琉球是日本的藩屬國，他們要為琉球報仇，被清朝駁斥了一頓。日本人當然不甘心，在認真準備一番後，日本派兵進攻臺灣。這時日本國力很弱，並沒有得逞，但這也是日本入侵臺灣的開端。

此時英美都宣布中立，但其實英國人多少有點傾向日本的立場。日本的樺山資紀、兒玉源太郎、水野遵等九人潛入臺灣探聽虛實、蒐集情報時，英國領事多少也算幫了點忙。在這個氛圍下，讓同情

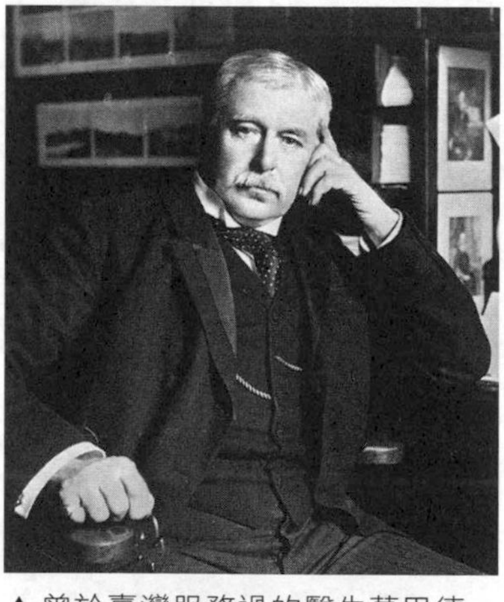

▲曾於臺灣服務過的醫生萬巴德，被稱為「熱帶醫學之父」（圖源來自維基共享資源〔Wikimedia Commons〕，由Materialscientist上傳）。

臺灣人的萬巴德提早離開，也是不意外的事。萬巴德在臺灣前後共住了五年。

廈門的繁華程度遠超打狗，各國來往的航船非常多，萬巴德除了在海關當醫生外，還在當地教會醫院任職。廈門港和當時的東南亞聯繫緊密，所以萬巴德能在廈門接觸到各種熱帶的疾病，幾乎都是由船員們帶來的。其中一種病的症狀非常恐怖，會讓人的下肢腫大，變得像象腿那麼粗，皮膚也變得非常厚且粗糙。這種病叫「象皮病」，正是這種病為研究熱帶疾病提供了突破口。

當時，大家普遍還是相信瘴氣學說。對於象皮病，萬巴德也跟當時大多數歐洲來的醫生一樣，傾向於手術治療，腫起來的部分先切了再說。萬巴德當時研究了不少手術方法，但是他也注意到，當時已經有人發現，這種病可能是寄生蟲引起。當時，世界各地的醫生不約而同在病人的體液中，發現了一種細長如絲線的蟲子。

一八七五年，他回英國休假，順便結婚，人生大事還是要先辦好才行。在此期間，他一頭栽進大英圖書館查詢寄生蟲相關的資料。難道這麼多年來，就沒人研究過象皮病和寄生蟲之間的關聯嗎？肯定有人做過，研究蟲子的生物學家應該就有不少觀察紀錄。動物身上應該也有寄生蟲，這是普遍現象。那麼，寄生蟲能不能從一個動物的身體裡，跑去另一個動物的身體裡？又是怎麼傳過去的呢？

萬巴德過去只是個醫生，能治病、救人就夠了。這一次他要探究象皮病的原因，原來的工具已經不夠用了，他特地帶了一臺顯微鏡回到廈門。他從患者身上抽了血，做成抹片，並觀察其中有沒有什麼不尋常的東西。在經過染色後，他在血液裡面找到一種絲蟲。但奇怪的是，這種絲蟲只有在夜晚才會出現在血液中，白天抽血化驗時就很難找到。這種週期性是從哪裡來的呢？

我們現在知道了，其實萬巴德看到的這些細長的，像絲一樣的蟲子都是「絲蟲」的幼蟲。成蟲都在淋巴系統裡面，而正是因為牠們堵塞了淋巴管，導致肢體的腫大，象皮病就是其中一種表現形式。在人體內藏了好一陣子後，幼蟲就會離開雌蟲，進入血液。幼蟲們平時藏在肺小動脈裡，到了半夜就出來活動。牠們倒是很準時，似乎是在等待著什麼事。

牠們究竟在等什麼呢？原來是等待蚊子來吸血，並透過蚊子傳播到其他的動物身上。這些絲蟲進入其他動物的血液後，很快就會鑽進淋巴管或淋巴結，等到長大以後變成成蟲，再交配繁殖。某些絲蟲在人體內能居住近十年都沒問題。在體內這樣不斷肆虐，人能受得了才怪。

照理來說，萬巴德應該要先從屍體解剖開始研究，但是這在廈門是行不通的。孔老夫子說「身體髮膚，受之父母，不敢毀傷，孝之始也」，孔聖人的話誰敢不聽？你如果想解剖屍體，門都沒有。要是敢這麼做，廈門的老百姓是不會放過你的。萬不得已，萬巴德開始把研究方向轉向動物，例如說狗。廈門街頭的確有不少流浪狗的，而狗也會得絲蟲病。萬巴德不斷研究，在排除了各種干擾以後斷定，蚊子就是絲蟲傳播的中間宿主。

要驗證這個設想，他就必須解剖吸飽了血的蚊子。想像一下這個難度，血液如果被蚊子消化了，那可能就什麼都沒了，下手速度必須很快。當他在蚊子肚子裡的血液裡找到活蹦亂跳的絲蟲時，他開心死了，蚊子果然是中間宿主。除了蚊子以外，跳蚤和蝨子也都會吸血，能不能排除牠們的嫌疑呢？萬巴德對蚊子的分布和絲蟲病患者的分布做了對比，發現大致上吻合。看來是十拿九穩了，就是蚊子沒錯。當時萬巴德以為是蚊子死了以後，絲蟲跑進水裡，被人喝下之後才會進入人體的。直到二十幾年後，他人在倫敦時才頓悟，絲蟲不是跑進水裡，而是由蚊子的叮咬直接傳播。

跳蚤和蝨子都寄生在人的身上，跟時間沒關係。但蚊子可不是，一般來說，只有在晚上人類睡著後，蚊子吸血的機會才比較多，絲蟲居然能適應蚊子的時間週期，這兩個物種之間顯然有一種神奇的默契。要是換成別人，恐怕會百思不得其解，但是萬巴德應該能夠理解絲蟲和蚊子之間默契的原因。因為他讀過達爾文的《物種起源》（*On the Origin of Species*），**背後是天擇在發揮作用**。

當然我們現在也知道，絲蟲並不是一種動物，而是一大群動物的總稱。常見的就有像班氏絲蟲

（Wuchereria bancrofti）、馬來絲蟲（Brugia malayi）等，這些都是幼蟲只在夜裡跑出來的品種，還有一些絲蟲的幼蟲則喜歡在白天出來晃。

一八七七年，萬巴德在中國海關醫學報告上講述了他的發現。隔年，這篇報告被拿到研究生物學的倫敦林奈學會（Linnean Society of London）宣講。大家這才明白，原來蚊子是中間宿主，那麼其他的熱帶疾病是不是也跟蚊子有關係呢？這一下，大家的思緒都被打開了。

一八八三年，萬巴德離開廈門，到香港自己開業當醫生。他的醫術高明，香港本地名流都找他看病，連遠在天津的李鴻章也找他看病，據說每每都是藥到病除。後來他成為香港醫界領袖，不但入選香港衛生委員會，還當選香港醫學會首任會長。後來他開了一家牛奶公司，把英國的乳牛引進香港，這個人真的挺會賺錢的。

他同為亞伯丁大學畢業的學弟詹姆斯．康德黎（James Cantlie）也來到香港行醫，兩個人此時有了興辦醫學院的想法，於是很快的，兩人創辦了香港西醫書院，李鴻章還有入股贊助，但是他萬萬沒想到，這裡會培養出清朝的死對頭。第一屆畢業生裡有一個年輕人，姓孫，叫孫逸仙，他以第一名的成績從西醫書院畢業。當時的校長萬巴德和教務長康德黎都很喜歡這個學生，他的畢業證書還是由當時的香港總督羅便臣親自頒發。

萬巴德曾經向湯瑪斯．寇博（Thomas Cobbold）請教過寄生蟲的知識，這位寇博是寄生蟲專家，他住在英國。但他有個海外通訊網，各地發現什麼寄生蟲，都要郵寄標本給他，萬巴德也為他提供了不少中國的標本。憑藉世界各地龐大的交友圈，寇博寫出了許多關於寄生蟲的權威著作。萬巴德在一八八九年回到英國，他也學寇博建立了自己的海外交友圈。他於一八九四年寫下文章，推測瘧疾也是靠蚊子傳播，但是英國的氣候並不適合研究瘧疾，希望身處印度的海外朋友能夠為他研究。

當時正在印度服役的軍醫羅納德．羅斯（Ronald Ross）對萬巴德佩服得五體投地，覺得他指出了一條瘧疾研究的光明大道。但全世界的蚊子有兩千五百種，光印度就有三百多種，你自己慢慢找吧。萬巴德的高瞻遠矚雖然沒錯，但要應用在現實中，可是難上加難。瘧疾是一種古老的疾病，在西元前五年時就有瘧疾相關的記載，染病的人會忽冷忽熱，發作時會抽搐顫動，俗稱「打擺子」，然後衰弱而死。橫跨歐洲的羅馬大軍曾遠征到熱帶地區，卻被瘧疾打得落荒而逃。許多在熱帶地區流行的宗教儀式，都是為了趕走這種疾病。

熱帶的憂鬱：趕走病蚊，卻迎來殖民者

一六二三年，一個西班牙牧師從金雞納樹上摘了一塊樹皮帶回歐洲。沒多久後，這塊樹皮就被發現對瘧疾症狀有緩解的作用。同一時期，瘧疾從一大堆稀奇古怪的熱帶疾病中分離出來，被當作一種單獨的病來治療。凡是金雞納樹皮能治的，都是瘧疾，治不了的都不是。一八二〇年時，其中的有效成分才被法國人成功提取出來，這就是大名鼎鼎的奎寧（Quinine）。

但是，瘧疾究竟如何傳染，大家仍然搞不清楚。法國醫生夏爾・拉韋朗（Charles Laveran）在人的紅血球中發現了一種寄生蟲。他認為這就是導致瘧疾的罪魁禍首，也就是瘧原蟲，他也因此在一九〇七年時獲得諾貝爾獎。

羅斯當然知道瘧原蟲，而他要做的，就是在蚊子體內找到牠。一八九七年，他經歷千辛萬苦後，終於在蚊子的胃裡找到了瘧原蟲，果然又是蚊子當中間宿主。羅斯詩興大發，還為這個日子寫了一首詩。他用蚊子胃裡的瘧原蟲成功引起了鳥類的瘧疾，證據這才算是完整。而他也發現，並不是所有蚊子都會傳播疾病，只有母的才會，因為只有母蚊子才吸血，公的可不吸。後來，萬巴德幫羅斯發表論文，還邀請一大堆有頭有臉的公眾人物來支持。一九〇二年時，羅斯拿到了諾貝爾生理學或醫學獎。

萬巴德後來建立了熱帶疾病研究所，擔任政府的殖民地事務顧問。

萬巴德學生非常多，包括中國的熱帶疾病研究，如果追本溯源的話，都能追溯到他的研究所，因為當時也有中國人在他底下當研究員。許多人受到了他的影響。古巴醫生卡洛斯・芬萊（Carlos Finlay）當時正在研究黃熱病，他認為，黃熱病也是由蚊子傳播。但是他的實驗失敗了，因為不是每種蚊子都能傳播疾病。萬一在實驗時抓錯了蚊子，那肯定是不會有結果的。後來芬萊才發現，斑蚊才是罪魁禍首。

芬萊給了美國軍醫沃爾特・里德（Walter Reed）很大的啟發。他不斷的培養蚊子，並讓牠們叮咬志願者，最後看看誰會得黃熱病。這個實驗實在是太殘忍了，現在的時代絕對不可能這麼做，但他當時的確是這麼幹了。

有個叫史塔賓斯・弗思（Stubbins Ffirth）的研究員，蒐集了黃熱病人的嘔吐物，抹在自己的傷口，或滴進眼睛，或甚至吃下去，就這樣折磨自己一番後，他都沒有得病。於是他宣布，黃熱病根本不會傳染。美國陸軍醫生傑西・拉澤爾（Jesse Lazear）為了反駁弗思，讓染有黃熱病的蚊子叮了自己。最後他染上了黃熱病死掉了，這個代價實在太大了。但是當時，的確有許多人願意豁出性命投入研究。

這種不要命的方法沒辦法持續下去，最後還是用小白鼠代替了志願者。小白鼠也會得黃熱病，這下就好辦了。南非的病毒學家馬克思・泰累爾（Max Theiler）透過讓小白鼠不斷感染黃熱病，逐漸減低了病毒毒性。經過七年的努力，他終於用降低毒性的黃熱病毒做出了疫苗。一九五一年，泰累爾獲得了諾貝爾獎。

包括研究瘧疾藥物的中國化學家屠呦呦在內，研究熱帶疾病的學者真是拿獎拿到手軟。

黃熱病這時正式確認是由病毒引起的，也是第一個被發現的、會感染人類的病毒。而歷史上第一個被發現的病毒是煙草鑲嵌病毒，這是專門感染植物的病毒，並不感染人類。

巴拿馬運河本來是由法國人開始建造的，但是運河地處熱帶，到處是森林和湖泊，又經常暴雨如注引發水患。加上當地黃熱病大爆發，法國人再次被弄得狼狽不堪，前後共死了兩萬多名工人。法國人大概和中美洲犯沖，八字不合。就在這個節骨眼上，工程還鬧出了貪腐事件。最後，巴拿馬運河公司破產了事，法國人幹不下去了。美國人時時刻刻都在盯著巴拿馬，這可是美國的後院呢。時任總統狄奧多．羅斯福（Theodore Roosevelt），也就是老羅斯福總統，便想插手這件事，當時巴拿馬還是哥倫比亞的一部分。哥倫比亞議會否決了美國和政府簽訂的條約，美國於是乾脆策動巴拿馬的反叛者獨立，派兵擋住哥倫比亞的鎮暴部隊，最終促成了巴拿馬的獨立。

美國人要接手巴拿馬運河，就得面對法國人留下的爛攤子，首先就是來勢洶洶的黃熱病。當時美國軍醫威廉．戈格斯（William Gorgas）已經知道蚊子是傳播的中間宿主。那就好辦了，大家就一起打掃，消滅蚊蠅滋生之地。戈格斯上報的預算是一百萬美元，老羅斯福總統大手一揮，准許了。一九〇五年開始，戈格斯率領著四千多人組成的滅蚊大軍，用一年時間在巴拿馬城中挨家挨戶清理，並為門窗裝上紗窗，在排水溝渠旁噴灑防蚊油，總共用了一百二十噸殺蟲粉、三百噸硫磺，以及不計其數的防蚊油。效果也十分顯著。到了一九〇六年八月時，黃熱病的新增病例已下降了一半；同年十一月，最後一例黃熱病死亡後，此後再無致死；一九一〇年時，巴拿馬運河地區的瘧疾死亡率已降至一％以下。

對付由蚊子傳播的熱帶疾病，最好的方法就是消滅蚊子。戈格斯從小就想上西點軍校，沒想到卻陰差陽錯的學了醫學。不過他還是當上了軍醫，因為消滅蚊子，嚴格控制住了巴拿馬運河區的黃熱病，為一九一四年巴拿馬運河通航立下不小的功勞。一九一五年，他六十一歲的時候晉升為陸軍少將，終於實現了他兒時當將軍的夢想。而首先提出蚊子是傳播黃熱病宿主的芬萊，是個古巴人，古巴為了紀念他，在首都哈瓦那（Havana）建立了一座紀念碑，尖頂的造型就像個注射器一樣，算是有呼應他行業的特色。

一八八四年，歐洲列強召開了柏林會議，主要是為了討論非洲的問題。說白了，就是要瓜分非洲。看看這個時間點，就跟那些熱帶疾病的研究突破有直接關聯。本來熱帶疾病的研究就跟列強政府有關係，起碼他們願意出錢，而這些結果，也是這些殖民者所期望的。

在此之前，瓜分非洲有兩大障礙。第一，是列強們對非洲大陸內部的地理認識完全是一片空白，直到當時為止，歐洲人都只了解非洲的撒哈拉沙漠、尼羅河沿岸，還有沿海的一點點地方，廣大的內陸地區全是未知領域。但是以李文斯頓為首的探險家，深入叢林幾十年後，已經了解非洲幾條大河的地理位置，非洲腹地已不再是個謎了。第二障礙，就是熱帶疾病，而這也已不再是困擾。

於是，歐洲人就攤開地圖，準備瓜分最後的無主之地，不過，是在他們眼中看起來無主罷了。英國、法國、西班牙、葡萄牙這些老牌殖民國家強調要劃分勢力範圍，但誰都明白什麼叫勢力範圍，德國的首相俾斯麥（Otto von Bismarck）居然聽不懂，不知道是真笨還是裝傻。但他說的好像也有道理，如果不掛國旗、不派員警、不建政府，算哪門子有效管理？若連國境線都不畫，誰知道哪裡是你的，哪裡是我的？大家一看，這人就是個大笨蛋，但是這個笨蛋的實力太強，惹不起，最後還是採納了他的意見。讓他先挑，挑完了其他人再挑。而且大家都同意在殖民地建立管理措施和政府。

當歐洲人進入非洲的時候，熱帶疾病已在當地流行，**但如今他們已離開幾十年了，非洲仍是熱帶疾病好發地區**。畢竟，你沒辦法保證每隻蚊子體內都沒有寄生蟲和病毒。直到現在，非洲、東南亞或者拉丁美洲的落後地區，還是不時會有熱帶疾病爆發。

世界衛生組織列舉了十幾種被世人忽視的熱帶疾病，有的是病毒導致，例如像登革熱；有的則是蠕蟲或寄生蟲導致，例如血吸蟲病；或者原生動物導致，像是錐蟲病；當然還有細菌導致，例如痲瘋病。老牌的黃熱病和瘧疾也時不時會流行起來。要是奎寧能一直管用，也就不用後來的屠呦呦出手了。抗藥性可是個大問題，生物不是死物，它們可是活的，會適應生存。我倒是覺得，最管用的並不是藥物，而是蚊帳。

而在二戰時期，有一種新藥被大規模使用來對付細菌，堪稱神藥。但是，這也同時是一場軍備競賽，人類與微生物的競爭永無止境。各國的醫學專家都提心吊膽，生怕自然界被會進化出某種人類無法對付的超級細菌，到時候，我們將面臨無藥可用的境地，這又是怎麼回事呢？

17 哈密瓜的貢獻：神藥盤尼西林

一八八〇年代，歐洲列強開始對非洲內陸垂涎三尺，所謂的「無主之地」已經所剩無幾。那些來晚的列強，早就按捺不住瓜分殖民地的欲望了，位於非洲中部的剛果（Congo）就被比利時國王利奧波德二世（Leopold II）收入囊中。這片土地不但是國王的私人領地，比利時政府管不著，面積更是比利時本土的七十六倍之大。利奧波德二世的所作所為堪稱雙面人的典範。他在比利時本土堪稱天使，在位數十年間不斷推動國家進步，並實現全國普選。但他在比屬剛果，可說是個不折不扣的暴君，他殘暴的統治導致剛果死了將近一千五百萬人。

直到他死後，比利時政府才正式接管比屬剛果，這裡已不再是私人領地了。比利時漫畫家艾爾吉（Hergé）的經典作品《丁丁在剛果》（*Tintin in the Congo*）就是那個時代的寫照，在歐洲人的潛意識中，他們壓根就不覺得自己統治非洲人有什麼不對。

比利時還算是分了一大塊地盤，那分不到地盤的呢？就搶吧！美西戰爭後，美國搶到了西班牙的地盤。而日本則透過甲午戰爭搶到臺灣，後來打了日俄戰爭，搶到俄羅斯在中國東北的勢力範圍。

前面這些戰爭和後面比起來，都只算小打小鬧。轉捩點出現在一九一四年，第一次世界大戰可就不一樣了。雙方打起來都是殊死戰，不把對方殲滅都不算結束。這也是歐洲全面工業化以來第一場大規模戰爭，大家都嚇傻了。工業化的戰爭簡直就是絞肉機，幾萬個人填進去也沒用，就算再填幾萬人進去，戰線也就只推進了那麼一點點。戰爭的血腥與殘酷，震驚了所有的人。

這時，有個來自蘇格蘭的年輕人隨著英國軍隊來到歐洲大陸。儘管他是個公認的神槍手，但他的本職工作是軍醫，他名叫亞歷山大·弗萊明（Alexander Fleming），是陸軍醫療隊的一名上尉。殘酷的現實擺在眼前，弗萊明發現，**很多人根本就不是死於槍炮，而是在後方的醫院因感染而死**。面對破傷風、菌血症、敗血症、鏈球菌和產氣莢膜梭菌等引起的壞疽，醫生們並沒有什麼有效的手段。

當時抑制傷口上的細菌生長，主要只能靠消毒藥物，如前文提到的石炭酸等。但這些東西對人體的傷害遠大於對細菌的傷害，況且還有厭氧菌存在，當時的手段是無法奈何它們的。但弗萊明卻發現，**傷口流出的膿液本身就對細菌有一些抑制作用**。這難道是人的一種自我保護能力嗎？

邋遢的下場，竟是發現世紀神藥

於是，戰後弗萊明的注意力就轉換到細菌研究上。他在聖瑪麗醫院（St Mary's Hospital）的疫苗實驗室工作。弗萊明就和許多宅男、宅女一樣，並不善於社交，話也不多。跟他談話就好像打網球一樣，你把球打過去，等著他打回來，卻沒想到他把球撿起來拿走了，聊天都能把天聊死，他還是更喜歡和實驗設備打交道。

弗萊明也有一些愛好，例如他喜歡把幾種不同的菌株放在一個培養皿裡，等到菌絲全都長開

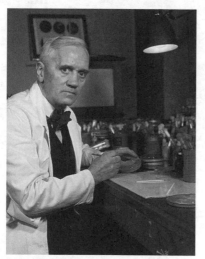

▲亞歷山大·弗萊明，因發現抗生素改變了人類歷史（圖源來自維基共享資源〔Wikimedia Commons〕公有領域）。

之後，形成一幅幅彩色的畫面。身為宅男技術就是比別人厲害，只不過，他喜歡把玩的東西是會要人命的細菌。

弗萊明這個人的運氣可以說好到不行，但如果他沒有做好充足的準備，就算機會從天上掉下來，他恐怕也接不住。他的職業生涯中總是有些不起眼的小事，讓他逐漸注意到關鍵所在，此時他腦海裡已經有了模糊的概念，那就是人體的體液可能有抑制細菌的效果。

第一個偶然事件是弗萊明感冒了，非常湊巧的，他的一滴鼻涕就滴到了培養皿裡面。照理來說，鼻涕滴到培養皿裡，被別人取笑就算了，他還不趕快洗乾淨！但他當時並不在意，就把培養皿放在亂七八糟的桌子角落，然後就把這件事忘得一乾二淨。兩個星期後，弗萊明這才想起來，那個培養皿還沒洗呢。翻出來一看，裡面的細菌長得亂七八糟的。但奇怪的是，當初那一滴鼻涕的周圍有個圓圈，那個圓圈的痕跡仍然十分清晰，為什麼會這樣呢？

如果換成別人，他可能根本就會不在乎這點小事。但弗萊明不一樣，他當下便心跳加速，快速思考了起來。為什麼這個圓圈的痕跡還在呢？因為圓圈裡外細菌生長的狀況並不一致，圈內的細菌明顯較少，所以才能讓肉眼分辨出來。難道鼻涕裡有能殺菌的物質嗎？

弗萊明就此追查下去，果然在人的眼淚、唾液等體液裡發現了一種抗菌物質，弗萊明便為其取了個名字，叫「溶菌酶」，這東西在蛋白裡也有。因為蛋殼不是完全與外界隔絕的，總會有微生物鑽進去，雞蛋也總得有點防禦手段，而蛋白的溶菌酶，明顯是生物演化下的產物。從此，弗萊明腦子裡有了一個概念，那就是生物會分泌某種殺菌物質。這是一九二二年的事，弗萊明為此還發表了一篇論文，但是沒有什麼人關注。

深入研究之後，弗萊明的心涼了半截。這種溶菌酶有兩個大問題，首先是殺菌能力太弱了，那些著名的致病細菌它一個都搞不定。其次是那些牠能殺的細菌，要不是人畜無害，就甚至對人體有益，這傢伙到底是站在誰那邊？

此後，弗萊明一直在做這方面的研究。說來也巧，就在六年後，他碰上了第二次偶然事件。一九二八年八月，弗萊明在出發度假前，順手把幾十個培養葡萄球菌的培養皿堆在桌上。照理說，他馬上就要去度假了，將有一段很長的時間不會在實驗室裡，他應該把環境打掃完再離開，包括那些培養皿。但是天知道他是忘了，還是想做什麼惡作劇，他並沒有洗。難道他打算把金黃色葡萄球菌當成植物來養嗎？

等他九月三日回來的時候，發現其中一個培養皿長了毛、發霉了。這完全是個巧合，原來實驗室有一扇窗戶沒關，而碰巧有一顆青黴菌掉進培養皿後，就這樣成長茁壯。如果整個培養皿都長滿了青黴菌，那弗萊明可能也不會有什麼發現。但弗萊明回來的日期也很巧，這段時間裡，青黴菌在培養皿裡長成了一個小島，小島周圍乾乾淨淨的出現了一個圈圈，圈內一個金黃色葡萄球菌都沒有，難道這種黴菌有防護罩嗎？弗萊明已經有了之前的經驗。六年前，他就是從一個不起眼的小圈開始，最後發現了溶菌酶，而這次弗萊明也沒放過這個發霉的培養皿。他的直覺告訴他，培養皿裡的金黃色葡萄球菌和青黴菌應該是打起來了，而且打得很激烈。

青黴菌是一種真菌，真菌和細菌的對抗已經在地球上演了億萬年，古代醫學著作裡就有利用青黴菌來治病的記載。當然，他們那種用法恐怕就像瞎貓碰上死耗子一樣，是碰巧奏效的。但在十九世紀，就已經有科學家發現青黴菌似乎與細菌八字不合，術語叫做「拮抗」，也就是一種物質被另一種物質所阻抑的現象。

一八七〇年，聖瑪麗醫院的約翰・伯頓—桑德森（John Burdon-Sanderson）發現發霉後的培養液中並不會有細菌。一八七一年，前文提過的萊斯特爵士也發現，尿液要是被青黴菌汙染，就不會有細菌生長。一八七四年，威廉・羅伯茨（William Roberts）也發現了類似的現象。一八七五年，物理學家約翰・丁達爾（John Tyndall）也跟進研究，並向皇家學會證明了青黴菌具有殺菌能力。一八七七年，巴斯德和同事證明了炭疽桿菌在被青黴菌汙染的培養液中無法生存。

有類似發現的不只有他們，許多人都已經發現了青黴菌天賦異稟，似乎擁有殺死細菌的能力。但到底是怎麼完成的，他們並不清楚，也沒有繼續深入研究下去。機會還是留給了弗萊明。他認為，這是因為青黴菌分泌出了一種化學武器，專門用來對付細菌。畢竟行走江湖億萬年，要是沒有幾個絕招，怎麼能一直混到現在呢？

弗萊明為這種物質取名叫做「盤尼西林」（Penicillin），這個名字後來風靡世界，一直到在中國大規模生產後，才有了中文名字「青黴素」。經過一系列實驗後，弗萊明有了幾個發現，這東西對付球菌的效果不錯，但是對付桿菌的效果則較差一點。例如葡萄球菌和鏈球菌都擋不住盤尼西林，但是傷寒桿菌就能抵抗這種化學武器。

青黴素對非細菌的細胞無害，也就是說，這東西可以做成藥。過去也出現過一些殺菌藥物，但這些成分往往是不分青紅皂白，連人體的細胞都會一起殺掉的那種。這種東西只能用來消毒，並不能用來治病。但弗萊明也有頭痛的地方，那就是他提取不出高純度的青黴素，最多只能提取〇・〇〇一%的濃度，也就是一百萬分之一而已。在萃取過濾的過程中，青黴素會失去活性，也就是說，就算成功濃縮了，這東西也沒什麼用了。正因為無法萃取，所以弗萊明也沒辦法研究青黴素的成分。他當時認為這是一種酶，這是他的慣性思考，畢竟前一種溶菌酶是酶，這次難道會不一樣嗎？但其實，青黴素並不是酶。

在弗萊明完成一些實驗後，他還是把發現寫成論文發表了。在此後的八年裡，這篇論文無人問津，沒人意識到現代醫學已經走到了小宇宙爆發的前夕。當時大部分人的目光都被另一種殺菌藥物吸引，那種藥可是一時間風光無限。與英國的藥物研究不同，德國的研究所往往都比較有錢，畢竟德國大企業很喜歡資助這些基礎研究。當時德國化學工業非常發達，所以德國人走了另一條抗菌之路。說起來，其中還穿插著一位父親憑藉自己的智慧與努力，挽救自己三歲女兒生命的故事。

世上第一款抗菌藥物，為何跌落神壇，敗給青黴素？

格哈德．多馬克（Gerhard Domagk）是德國的一位病理學家，作為一位醫生，他曾經看過太多的病人在一開始只有一點點小傷口，最後卻因為感染而失去性命的案例。很不幸的，一九三二年時，他三歲的女兒因為打針而被鏈球菌入侵體內，可怕的細菌感染發生在他自己寶貝女兒的身上。女兒的主治醫生已經做了最壞的打算，那就是截肢。孩子的手已經因為發炎而腫得不像樣，看來這隻手是保不住了。孩子也才三歲，怎麼能讓她承受這麼大的痛苦？人生才剛剛開始，難道就要變成殘疾嗎？多馬克作為父親，當然非常痛心。

對於鏈球菌，當時的醫生沒有什麼有效的辦法。當然，此時弗萊明已經發現了青黴素，但是多馬克怎麼知道呢？每年的論文那麼多，誰會去注意一篇如此不起眼的文章？當時多馬克的工作就是研究細菌感染，他為德國最大的化工企業法本公司（I.G. Farben AG）服務，並在其中的拜耳實驗室（Bayer）工作。拜耳如今已是世界聞名的大型製藥企業，但它在創始時期其實是一家專門做染料的公司，根本就不是研究藥物的。一九二五年，拜耳和其他幾間公司組成了一家名叫法本的企業，壟斷染料市場。但二戰過後，法本公司被勒令解散，拜耳才又獨立出來。我們之後還會再提到拜耳公司，因為這家公司的兩種商品在人類的歷史上各自都有其不可撼動的地位，第一個叫阿斯匹靈（Aspirin），另一個則是海洛因（Heroin）。

多馬克的研究，就是利用染料來對付細菌。還記得前文中柯霍在顯微鏡下觀察細菌嗎？他必須先用各種染料為細菌染色，不然根本看不見那些幾乎是透明的小生物。細胞內部的染色體，其實也是因為有其特殊的染料才能被人觀察到，所以才叫「染色體」。大家發現，某些細菌必須配合使用特定的染料，其他的染料效果都不好。說白了，**染料對於細菌是有針對性的**，要的就是這個！**人類需要的就是只針對病菌作用，而對普通細胞不起反應的東西**。

但是，多馬克已經嘗試過上千種染料，沒有一種能抑制細菌。後來他發現有一種紅色的染料叫「百浪多息」（Prontosil），它在體外無法抑制細菌生長，但在小白鼠體內卻有效果。不過，當時這種藥只有在小白鼠和兔子上實驗過。而且劑量一加大，實驗動物就會開始嘔吐。也就是說，有可能會有嚴重的副作用。到底該用多大的劑量，多馬克一點把握也沒有。但是，他為了挽救女兒的手，只能咬牙試試看了。他在孩子身上使用了數次百浪多息，總劑量達到十克。要是按照現代的規定，這早就超標很多倍了，但是當時多馬克顧不了這些。而奇蹟真的出現了，孩子的手保住了，多馬克十分高興。而作為百浪多息這款抗菌藥的研發者，他更開心。

有了第一次的經驗後，多馬克的信心被大大的激勵，他花了三年時間對百浪多息做了非常詳細的研究。一九三五年，他發表了動物研究的所有成果，向世界宣告人類第一種抗菌藥的誕生。百浪多息代表的是一大類藥物，這種藥被統稱為「磺胺」類藥物，主要作用是抑制細菌合成葉酸。缺了葉酸，就沒辦法製造核酸，也沒辦法製造蛋白質。這樣一來，細菌倡狂的攻勢就會被打退了。

百浪多息本來也是無人問津的，但就是這

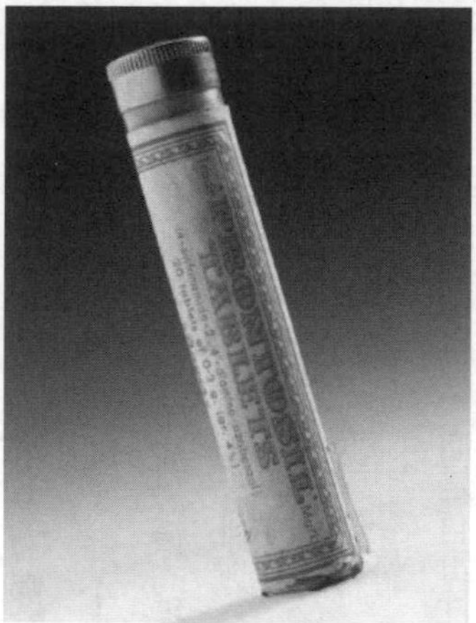

▲一瓶百浪多息藥片，該商品在 1935 年上市，為世上第一款商業化的磺胺類抗菌藥物（圖源來自Wellcome Collection Galler, Wellcome Collection Gallery, Science museum, London）。

麼巧，時任美國總統小羅斯福（Franklin Roosevelt）的兒子得了鏈球菌咽喉炎，哈佛醫學院的高材生們一點辦法也沒有，聽說德國人開發出了百浪多息，便抱著死馬當活馬醫的心態，好不容易弄到這種德國藥。總統的兒子用了之後，病果然好了，這下便成了活廣告，一大群人便爭先恐後的投入這個領域。

努力是最簡單的事，大家此後幾乎像是尋寶一樣，從各種染料裡尋找抗菌神藥。經過不斷的篩選與合成，在短短十年之間就製出了五千多種磺胺類藥物。但是良率很低，到最後真正能投入使用的只有約二十種。一九三七年，還爆發過了一次可怕的「磺胺酏劑致死事件」，該事件直接導致眾人失去對磺胺類藥物的研發熱情。雖然此次事件中出問題的並不是磺胺類藥物，而是有毒性的溶劑。

凡是藥名裡有個「酏」字的，就是用酒精作為溶劑的液體藥物。麥森吉爾公司（S. E. Massengill Company）發現當時市面上的磺胺類藥物大多都是藥片，他們便想開發一款液體糖漿，做成有甜味的產品，讓孩童不會抗拒。一般來說，酏類藥物都是用較安全的酒精作為溶劑。但是這家公司的首席藥劑師哈洛德．瓦特金斯（Harold Watkins）不知道哪根筋不對，竟然用便宜的二甘醇代替酒精。二甘醇是什麼呢？通常是拿來做汽車防凍液的！他卻理所當然的把這東西拿來當有機溶劑用，加了點甜味劑後，就做成糖漿銷售。

結果這些糖漿闖了滔天大禍，吃下這種糖漿的人開始出現腎衰竭的現象，甚至有人送了命。總計共導致一百零五人喪生，其中有三十四名是兒童。美國食品藥物管理局（U.S. Food and Drug Administration，簡稱FDA）出動全部人馬在市場上搜查，把賣出去的糖漿全都回收。大家此後學乖了，藥物上市之前都必須先通過動物實驗。而首席藥劑師瓦特金斯，毫無疑問必須在法庭上受審，但他沒等到那一天，就在自家廚房開槍自殺了。一九三八年，小羅斯福總統簽署法案，要求新藥上市前必須向FDA提交毒性實驗報告，這條重要的監管法規是用人命換來的。

多馬克後來獲得了一九三九年的諾貝爾獎，但是當時納粹德國規定德國人不許去領獎。直到戰後的一九四七年，多馬克才拿到獎牌，但獎金早就沒了，他肯定氣死了。

接下來的很長一段時間，**磺胺類藥物**都是抗菌的必備藥物，例如它**就在北非治好過英國首相溫斯頓・邱吉爾（Winston Churchil）的肺炎**。當時磺胺是唯一對肺結核有用的藥物，至於得過肺結核的名人，那可就太多了。小說家魯迅當年的短篇作品〈藥〉一文中，描寫的癆病就是肺結核，魯迅本人也患有肺結核，一九三六年他去世的時候才五十五歲。從時間上看，他剛剛好和磺胺類藥物擦肩而過，太可惜了。

還記得電影《搶救雷恩大兵》（*Saving Private Ryan*）裡，小隊唯一的軍醫中彈後，大家七手八腳的往傷口上撒藥粉一幕嗎，那就是磺胺粉，按照陸軍的規定就是這麼使用的。但軍醫知道自己活不成了，所以只要了一點嗎啡止痛。如果換成青黴素，能救他的命嗎？恐怕也無力回天，他傷得太重了，什麼藥都沒用。**雖然磺胺類藥物如此輝煌，但它的效果還是相對有限**，且會引發過敏反應，也有較明顯的副作用，這就給了青黴素逆襲的機會。

牛津大學有個藥物研發團隊，由一名澳洲人帶領，他名叫霍華德・弗洛里（Howard Florey）。他是牛津大學威廉・鄧恩（William Dunn）病理實驗室的主任。實驗室的首席專家恩斯特・柴恩（Ernst Chain）是個德國人，這個柴恩有幾乎過目不忘的能力，連看過的雜誌在哪一頁寫了什麼，他都能倒背如流，簡直就是活字典。他在早年學鋼琴的時候，背下一大段樂譜也毫不費力，說實話，他真的曾經猶豫過到底要當鋼琴家還是醫生，後來他選擇了後者。

當年輕的研究員諾曼・希特利（Norman Heatley）來到這個實驗室後，立刻發現情況不對勁。主任弗洛里和柴恩這兩個男的關係十分緊張，而實驗室另外兩個女的關係也沒有比較好。原來，其中一位是弗洛里的夫人，另一位則是弗洛里的情人，這兩人在一起能和諧相處才怪呢！當然，弗洛里倆口子的家務事鬧到辦公室，也是家常便飯。而就是這樣一個奇怪的實驗室，卻創造了世界級的偉大成就。道理很簡單，不管脾氣個性如何，這幾個人的技能是完全互補的。

就在磺胺類藥物冉冉升起的一九三七年，弗洛里團隊在研究溶菌酶的時候，看到了弗萊明的青黴素論文。到底是誰先看到的，現在已經不得而知，但弗洛里和柴恩都說宣稱是自己先看到的。在此之前的八年裡，這篇論文的引用數是零。換句話說，從來沒人關注過。弗洛里團隊這下算是撿到寶了。團隊正在想辦法縮短青黴素的製作週期，而這玩意兒只能靠發酵的方式取得，所以就必須想辦法提高發酵效率。純度的提高與否，則需要簡單的測試方法。最後，如何從青黴菌汁液萃取更高純度的青黴素，而不破壞活性也是個大問題。這一件件事情，都是希特利解決的，他成功把青黴素的純度提高了兩百倍，而且穩定性也很好，這下終於可以拿來做實驗了。

動物實驗還是用小白鼠來做，剛開始時，大家都以為青黴素跟溶菌酶一樣是蛋白質。但後來發現，青黴素的分子遠比蛋白質小得多，看來這兩種東西絕對不一樣。既然不是蛋白質，那麼就不會引起小白鼠的免疫反應，很可能是安全的，青黴素具有被做成藥物的潛力。

一九四〇年五月二十五日，弗洛里團隊為八隻老鼠注射了化膿鏈球菌。其中四隻使用青黴素治療，當然，給藥的劑量各有不同；而另外四隻則是對照組。第二天凌晨時分，對照組的小白鼠都死了，但是用了藥的這幾隻竟然都沒事。這是一次可靠的對照試驗，他們創造了奇蹟，希特利甚至開心到大半夜在街上騎腳踏車兜風呢。

再有效的藥，產量不足也沒用！

巧合的是，當他們在實驗室裡創造奇蹟，身處戰爭的其他英國人也正在英吉利海峽上創造奇蹟。就在五月二十六日這一天，英國執行了「發電機行動」（Operation Dynamo），把英法聯軍從法國的敦克爾克（Dunkirk）全數撤回英國。英國大大小小各種船隻跨過海峽，在納粹空軍的狂轟濫炸之下，成功撤回三十三萬人。

當時英國已進入戰時體制。弗洛里的團隊根本沒錢，他已經耗費心思省錢了，但是根本沒什麼用。就連他們發酵用的各種器皿，都還是從大學廚房順手牽羊來的。

德國空軍也開始對倫敦大轟炸，弗洛里團隊發表了一篇簡短的論文後，接著弗洛里便去了美國，準備解決青黴素量產的問題，柴恩則留在家分析青黴素的化學結構。就在這個時候，實驗室來了個禿頭的老人，看起來已經快六十歲了。這老人嚷嚷著說，想看看牛津大學的團隊到底研究出青黴素的什麼東西了。柴恩一打聽後便倒吸了一口氣，眼前這老人就是弗萊明。這傢伙竟然還活著？柴恩的心一下就涼了，看來分諾貝爾獎的人又多了一個，他一直惦記著那筆獎金呢。

青黴素還沒有經歷過人體實驗，所以得先檢查其安全性。一個癌症病人使用了青黴素後，卻出現了高燒的情況，而且癲癇也發作。後來發現，原來是藥裡混進了雜質，只要去掉雜質就沒事了。

下一步則是驗證有效性。有個員警被玫瑰花刺劃破了臉，傷口被細菌感染。今天的大家可能想不到這點小事也能要命，可別說，還真的會。當時細菌已經在全身擴散，員警吃了磺胺類藥物，但是沒什麼效果。結果一針青黴素下去後就好起來了，不僅退燒了、臉也不腫了，眼看著很快就能痊癒。當時已經很少只要一點點就能見效的奇藥，但在那個時候，就連一點點你也別想。希特利的青黴素產量還是太低了，根本就不夠讓員警治療用。研究者們花盡心思，甚至用了尿液回收，從尿液裡提取流失的青黴素，但還是不夠。最後，大家只能眼睜睜看著員警去世，產量也因此成了大家心頭的痛。

所以，青黴素暫時只能用於給孩童治病，因為兒童的用量更小，還可以盡量多救幾個孩子。看來如果不能量產，什麼樣的靈丹妙藥都是沒用的。這就得看弗洛里的本事了，就看他在美國能不能把這件事搞定，在當時，美國可是世界上最適合量產商品的國家。

在慈善機構洛克菲勒基金會（Rockefeller Foundation）的幫助下，弗洛里和美國人洽談量產青黴素事宜。首先要先找到更好的菌株。人有高矮胖瘦，青黴菌也有強與不強，要篩選出分泌最多青黴素的菌株品種才行。大家便分頭出去找各種發霉的東西，這些人就一直在鄉野田間穿梭，只要看到發霉的東西就兩眼發光。據說有個女護士叫瑪麗（Marry），她在菜市場看見一個長了毛的爛哈密瓜，就跟見到寶貝一樣。眾人從這個哈密瓜上採集到產量極高的菌株。**一九四〇到一九五〇年代，幾乎所有生產青黴素的黴菌，都是這個哈密瓜上黴菌的後代**。

其次是要選擇更好的培養基。美國是玉米生產大國，用玉米漿加上糖後，居然能把產量提高一千倍。改善發酵技術也很重要，於是利用類似啤酒發酵的技術，將平面發酵改良成在立體空間發酵，產量進一步提高。

單靠美國的國家實驗室生產還是遠遠不夠。美國從一百七十五個民間企業中選出十七個，由他們負責大規模量產。並且，青黴素的相關技術，全都免費與這些企業分享。例如默克（Merck & Co., Inc.）、施貴寶（Squibb）、輝瑞（Pfizer, Inc.）、禮來（Eli Lilly and Company）、亞培（Abbott Laboratories）和羅氏紐澤西州分公司等，如今這些都已然是製藥界響噹噹的名字。邱吉爾也敦促英國企業一同加入了青黴素的生產，這種藥對於盟軍有重大的戰略意義。

一九四五年九月，二戰正式結束。同年弗萊明、弗洛里、柴恩三人就因青黴素的發明而獲得諾貝爾生理學或醫學獎。希特利沒有一同獲獎，弗洛里就從瑞士帶回一套酒杯送給他，他也一直收藏在家中櫃子裡。

青黴素是一種小分子藥物。自一九四二年起，多蘿西．霍奇金（Dorothy Hodgkin）就開始與柴恩一起研究青黴素的分子結構。他們用X射線技術測定青黴素的分子，並在一九四五年時證實與柴恩推論的結構相同，這個技術後來也被用來破解DNA的雙螺旋結構。

霍奇金在X射線晶體學的貢獻很大。她後來也因成功破解維生素B12的分子結構，因此獲得了一九六四年的諾貝爾化學獎，這也使她成為英國史上唯一一個獲得諾貝爾獎的女性。一九六九年，她也破解了胰島素晶體的結構，關於胰島素，後面會再談到（在霍奇金的手下曾有位女學生，剛開始時跟她一起研究化學，後來轉換跑道從政，她就是大名鼎鼎的柴契爾夫人〔Maragaret Thatcher〕）。

青黴素和雷達、原子彈一起被稱為二戰的三大發明。青黴素在其中又顯得特別獨一無二，因為它與另外兩者不同，是救命的藥物。據估計，在一九四〇至一九五〇年代，青黴素每年救活了一千萬人，它的成功也開創了抗生素時代。隨著青黴素的成功，大批人開始用在各種真菌裡尋找抗菌藥物。一九四三年，化學家賽爾曼．瓦克斯曼（Selman Waksman）在土壤裡找到了鏈黴素，這是史上第一種氨基糖苷類抗生素。鏈黴素可說是結核病的剋星，也能用來治療鼠疫，這些都是歷史上讓人聞之色變的瘟疫。從這個時期開始，發現各種抗生素的速度大大加快，賽爾曼後來也拿了諾貝爾獎。

超級細菌，讓抗生素失效了

有了前人的經驗，大家從此不再放過任何發黴、發臭的東西，幾乎人人都在埋頭尋找各種黴菌。一九四七年，金黴素被發現，這是第一種四環素類的抗生素，抗菌範圍非常廣泛。一九四八年，人類發現了氯黴素，同年，頭孢菌素被從義大利薩丁尼亞島（Sardinia）水溝中的頂頭孢菌提取了出來，並於一九六四年時成為藥物上市。

一九五〇年，人類發現土黴素、耐絲菌素。一九五二年紅黴素被發現，這是史上第一個大環內酯類抗生素。一九五六年發現了萬古黴素，一九五八年人類則發現了卡納黴素等。也正是在這同一時期，抗生素研究進入了有目的、有計畫、系統化的階段，並建立了大規模的抗生素製藥工業，也因此誕生了一系列的製藥巨頭。

這是發現抗生素最快速的階段，後來人類就逐漸放慢了腳步，多半採用人工合成的方式來改進抗生素。人均壽命也在此時快速成長，足足提高了十五歲之多。可以說，從青黴素開始，現代醫學已經把傳統醫學甩得不見蹤影，抗生素的意義再怎麼吹捧都不過分。

抗生素在一九四〇、一九五〇年代，甚至被當成救命的神藥，廣大群眾喜聞樂見，醫生也樂意使用。當然，除了我這種怕打針的小朋友，家長總是求個保險和快速見效。逐漸的，抗生素開始越用越多，甚至到了過度使用的情況。自然選擇的客觀規律一直存在，特別對細菌這種更新率極高的微生物來說更是如此。

醫學界發現，過去很靈的青黴素開始不靈了，不得已只好改造出很多新版本來應對。醫學界一直擔憂，細菌之中會有一些能抵抗抗生素的漏網之魚，總不能每次都保證把細菌殺得乾乾淨淨。萬一細菌突變出能夠對抗抗生素的基因，大家都死了，就它不死，那不是等於給它更多生長空間嗎？牠身上攜帶的這種基因要是流傳開來，我們將無法對付這種新型的病菌，這就是所謂的超級細菌。

二〇〇九年時，有個印度裔的瑞典老先生，他本來有糖尿病，在印度期間屁股上出現了膿腫，就在當地動了手術。回瑞典後，病情又復發了，出現了褥瘡和尿道感染。這些都是糖尿病人常見的情況，於是醫生便開了抗生素給他，把細菌殺掉就沒事了。哪知道，抗生素這一次完全失效了，所有藥都試了一遍後，統統不管用。**最後，醫生動用了目前人類已知的最強抗生素「碳青黴烯」，也依然沒有效果**。醫生們這才意識到大事不妙，這老傢伙體內的細菌，很可能就是傳說中的「超級細菌」。

但經過化驗，醫生發現引發感染的只是常見的鮑曼不動桿菌和克雷伯氏肺炎桿菌。這些都是醫院病患身上常見的細菌，不像是有抗藥性的樣子。醫院畢竟也不是專業研究機構，等這個老先生轉介至專業機構以後，大家仔細研究這兩種病菌，這才發現牠們已經產生了變異，並含有一種特殊的酶，其能夠水解抗生素的主要成分。變異菌很有可能是在大量抗生素攻擊的環境下，經過慘烈的競爭後生存下來的。天擇就是如此殘酷，就算是人類也躲不開。

這位老先生在印度染上這種超級細菌，看來源頭就在那裡。二〇一一年時，科學家在印度新德里（New Delhi）水體的細菌內，發現了負責合成這種酶的基因，這下罪證確鑿了。而幾年後，英、美、中三國的科學家，在北極圈內的冷岸群島也發現帶有這種酶的超級細菌。這說明，這種細菌即使在寒冷的高緯度地區也傳播得很順利，人類最後的淨土幾乎都淪陷了。帶有這種基因的超級細菌在很多地方都有被發現，最後科學家們逼不得已，請出了多黏菌素才將其消滅。多黏菌素跟一般的抗生素殺菌方式不一樣，但是可能會導致嚴重的腎毒性，病患可能得承受一輩子的腎臟疾病。

超級細菌暫時還沒辦法對付多黏菌素，但是這道防線早晚會失守。印度毫無節制的使用抗生素，就是導致超級細菌誕生的根本原因。在印度的藥局，任何人都能輕易的買到抗生素，而且不管有沒有專利、有沒有通過審核的抗生素都有人敢使用，這問題在當地非常嚴重。

細菌基因突變是每分每秒都在發生的，天知道什麼時候，就會誕生出能對抗抗生素的新品種呢？時間肯定不會太久，人類雖然已在努力研發新藥，卻明顯趕不上突變的速度，世界上已經長達三十年沒有新抗生素問世了。所以許多有識之士都開始大聲呼籲，要減少抗生素的使用。

總之，人與微生物之間的對抗永遠也不會結束，這條路還很長呢。當然，人不僅僅在跟微生物對抗，人也在對抗自己不良的生活習慣。這也不是一件容易的事，某種程度上，戰勝自己甚至更難一點。有些極端的人，明明已經需要依賴胰島素控制血糖了，卻仍在大吃大喝。在二十世紀初，糖尿病的治療是一件非常殘酷的事，因為當時只有一種療法，就是讓病患餓到皮包骨，只剩一口氣為止，這樣才能勉強多活幾年。對這些糖尿病患者來講，加拿大醫生法雷迪・班廷（Frederick Banting）就好比是救苦救難的活菩薩一樣，這個人又做了什麼了不起的事呢？

18 發現胰島素：病人從此不必忍饑挨餓

這一章，我們來講講糖尿病。

糖尿病是個非常古老的病，《黃帝內經》中就已經把多尿當成一種疾病看待。後來，中國人也開始用「消渴症」來描述這種病症。這說明古人已經觀察到極度口渴、大量飲水、排尿頻繁，而且極度消瘦等症狀。不過中國並不是最早發現和記錄這種疾病的國家，而是西元前一千五百年的古埃及。古印度大概也在同一時期記錄了這種病，印度人發現，這種病的病患尿液會吸引螞蟻。

西元前二三一年，古希臘人為這種病取了名字，叫「糖尿病」。在蓋倫的時代，糖尿病的患者很少，他只有碰過兩個案例。這大概跟那個時代的飲食習慣有關係，也或許當時的人壽命並不長，普遍都還沒活到容易得糖尿病的年紀。順帶一提，糖尿病分為兩種類型。西元四〇〇年至五〇〇年時，印度醫生已經能區分這兩種不同的糖尿病了，一種容易發生在老年人身上，另一種則大多是青少年患者。老年族群畢竟是年紀大了，起碼他們的年輕時代已經平安度過。但年輕的孩子們要是得了這種病，基本上都活不過半年，花朵還沒綻放過就已經凋零了，讓人感到淒涼。家長們也只能眼睜睜看著孩子病死，卻無能為力，白髮人送黑髮人的滋味肯定是很難受的。

一九一九年四月的某一天，以治療糖尿病聞名的弗雷德里克．艾倫醫生（Frederick Allen）收到一封邀請信，請他去紐約為一個小女孩看病。這孩子的父親可不是一般人，這位查爾斯．休斯

（Charles Evans Hughes）曾經擔任過紐約州州長。威廉・塔虎脫（William Taft）曾希望請他擔任自己的副總統，他還不願意呢。一九一〇年時，休斯當上了美國最高法院的大法官，一九一六年時，又因代表共和黨競選總統而辭職。不過很可惜，他當時以微弱的差距敗給民主黨的伍德羅・威爾遜（Woodrow Wilson）。

總之，休斯不是一般人，他有錢、有地位，人家請你跑一趟可是看得起你。這個面子，艾倫醫生是不能不給的，於是他就去了休斯家裡。休斯的女兒伊莉莎白（Elizabeth Hughes）剛滿十二歲，去年的秋天她得了一種怪病，總是非常口渴，捧起杯子就一直喝水，喝到水都從臉頰旁邊流出來了她也不在意。後來孩子得了流行性感冒，一直到一九一九年三月時才好起來。父母也發現，女兒的食量一直在增加，但即便吃得很多，人卻一直變瘦，這是怎麼回事呢？

糖尿病患的選擇：用飢餓換來壽命

孩子的母親當然知道出問題了，便帶她去看病，卻被告知這孩子得了青少年糖尿病（第一型糖尿病），這病可沒有辦法治。後來因聽說艾倫醫生是首屈一指的糖尿病專家，所以才十萬火急的把他請來。艾倫醫生告訴休斯夫妻，這病的確沒有藥物能治，不過他有個治療的辦法，就是嚴格控制飲食。說白了，就是讓孩子處於飢餓狀態。

拿休斯的女兒伊莉莎白來說，像她這個年紀的孩童，每天起碼要消耗兩千兩百大卡的熱量，但如果想延長壽命，此後每天就只能吃四百大卡。而且每頓飯都不可以有碳水化合物，米、麵、饅頭等等就別想了，生日蛋糕更是連碰都不能碰。即使蔬菜也可能包含碳水化合物，要將其盡量處理乾淨，起碼要煮三遍。每一口食物都要精心計算，一克一克的算，千萬不能超標。可是，這一點點東西哪裡能吃飽呢？但如果想延長壽命，就只能這麼餓著。但是，長期處於嚴重飢餓本來就是會要人命的，一般人頂多也就只能堅持一、兩年。所以**當時糖尿病人都面臨著同樣的抉擇，要選擇病死，還是餓死呢？**

其實，醫生們很早就發現了飲食和糖尿病之間的關係。十七世紀，英國的醫生湯瑪斯．威利斯（Thomas Willis）就發現糖尿病人的尿有甜味，他怎麼知道的就別問了，反正他當時就已經嘗試用控制飲食的方法治療糖尿病。另一名英國醫生約翰．羅洛（John Rollo），則發現肥胖的人似乎更容易得糖尿病，減肥也許可以改善血糖的含量。當時的人畢竟對營養學的理解還不完整，他們認為，肥胖就是因為吃太多了，於是這位羅洛醫生就為病人開了厭食劑。總之，嚴格控制飲食就是當時唯一的解法。

普法戰爭期間，巴黎被圍得水泄不通，在城中不得不以配給的方式分發物資，糧食供應也因此受到限制，法國藥劑師布沙達（Apollinaire Bouchardat）發現，此時糖尿病患者反而變少了。所以他也用控制飲食的方式對付糖尿病。布沙達同時也是歐洲最早發現糖尿病分為兩種不同類型的人，但足足比印度醫生晚了一千多年。

義大利的阿納爾多．坎提尼醫生（Arnaldo Cantani）則注意到糖尿病和胰臟的關係。他有一句名言：**「對付糖尿病不能靠藥房，而要靠廚房。」他採用的方法就是嚴格控制碳水化合物，一點也不碰，只靠吃肉維持生命**。像他這樣主張高蛋白、高脂肪飲食，並嚴格控制碳水化合物的醫生可不少。

後來大家發現，僅僅減少攝入碳水化合物是不夠的，最重要的是控制熱量攝取，於是才出現這種飢餓療法。不僅控制成分比例，還要壓低總攝取量。美國醫生艾略特．喬斯林（Elliott Joslin）是這方面的先驅，其母親患有糖尿病，而他靠著飲食控制為母親延長了十年的壽命。一九一六年時，他還寫了一本專書《糖尿病的治療》（*The Treatment of Diabetes Mellitus*），後來更被選為美國糖尿病學會（American Diabetes Association，簡稱ＡＤＡ）第一任榮譽主席。

無獨有偶，艾倫醫生也這麼做，同樣靠嚴格控制飲食來抑制糖尿病。一九一四年，他開始研究糖尿病。到了一九一九年，他便交出了七十六位以飲食控制療法治療的患者案例，艾倫醫生也因此聲名鵲起。他的飲食控制計畫非常嚴格，而且他遵循的正是嚴格控制總熱量的方式。所以，當休斯向他諮詢時，他才提出每天只攝取四百大卡的建議。

這點熱量對孩子來說少得非常殘酷。艾倫醫生那時並沒有意識到糖尿病有不同類型，儘管糖尿病的兩種型態早就有人發現了，但大多數醫生仍不知道這回事。如果今天這位糖尿病患者相當肥胖的話，用飢餓療法治療通常不會致命。但有許多青少年得了糖尿病後，往往會變得非常消瘦，如果再加以控制飲食，病人根本就受不了。所以，儘管艾倫醫生名氣很大，病人對他卻是愛恨交織。他雖然能延長患者的生命，卻將他們的生存品質壓到極低的地步，甚至和苟延殘喘沒有差多少。到頭來，很多極度消瘦的病人還是會因長期飢餓，導致身體衰竭而死。

艾倫醫生是個不善交際的人，甚至對病人有點冷酷無情，他看著病人餓得半死，也不會有什麼惻隱之心。這個療法甚至被認為是艾倫醫生的獨特風格，所以以飢餓來治療糖尿病的時期，也被稱作「艾倫時期」（Allen era）。

曾經有人質疑過，讓病人這樣忍受飢餓去換取一、兩年的生命有意義嗎？喬斯林醫生也是美國人，跟艾倫幾乎處於同一時代。雖然他也採用飲食控制的方法，但從他口中說出來的話卻讓人打從心裡感到溫暖。喬斯林認為，這段時間的確很難熬，但說不定只要撐下去，等到科學更進步了，就會有新的療法問世，說不定就能被治好了。撐著活下去，就是為了看到未來的希望。我想，這也許是無數像伊莉莎白這樣的青少年糖尿病患者的心聲。

休斯固然有錢有權，後來擔任過國務卿，甚至主持簽訂過《華盛頓海軍條約》（*Washington Naval Treaty*），但他面對糖尿病這樣的不治之症時也束手無策。他聽了艾倫醫生的話，完全按照他的指導安排伊莉莎白的飲食。剛開始時，十二歲的伊莉莎白體重三十四公斤，身高一百五十公分，已經算很瘦的小孩了。在經過艾倫的飢餓療法三年後，一九二二年時，**伊莉莎白的體重僅剩約二十公斤**。大家能想像嗎？身高一百五十公分，體重卻只有二十公斤，完全瘦成了皮包骨。這幾年她是怎麼熬過來的呢？這個小女孩如此無限期的挨餓，就只為了等到科學家們找到糖尿病新療法的那天。

艾倫醫生也告訴過休斯，現在有一些新的療法正在測試中，但很遺憾，目前只能用在狗身上，無法用於人體。何年何月能成功，誰都沒有把握。科學家們一直在努力，他們都想知道糖尿病到底是怎麼回事。這不是一種正常的現象，一定是人體出了什麼毛病導致的，那麼是哪裡出毛病了呢？取得突破的這個人，叫做奧斯卡·閔考斯基（Oskar Minkowski）。

原本想研究消化問題，主題卻意外變成糖尿病

熟悉科學史的讀者可能知道，愛因斯坦在蘇黎世理工學院求學時的老師，就是閔考斯基。不過這位研究糖尿病的奧斯卡·閔考斯基是哥哥，愛因斯坦的老師赫爾曼·閔考斯基（Hermann Minkowski）則是弟弟。他們兄弟三人都是神童，出生在現在的立陶宛，當時那裡仍在俄國統治之下，所以有些紀錄會把他們當作俄國人。他們很小時就移民到了東普魯士的柯尼斯堡（Königsberg）。他們家門前有條小河，河對面住著另一位著名數學家大衛·希爾伯特（David Hilbert）。此地當時屬於德國，結果在二戰後卻成了蘇聯的地盤，改名變成加里寧格勒（Kaliningrad），不管怎麼搬家還是落在蘇聯手裡。

奧斯卡當時在史特拉斯堡大學（University of Strasbourg）和約瑟夫·馮·梅林（Joseph von Mering）合作，在狗身上實驗手術。小腸和胃之間有個胰臟，古希臘時代的醫生就知道人肚子裡有這個器官，但一直不清楚它的功能，就這麼過了幾千年。從解剖上看，胰腺有導管和小腸相連，想必

是提供某種消化液的。但具體上到底起了什麼作用呢？很簡單，將幾隻狗的胰臟切除後，看看會有什麼反應，就知道了。

奧斯卡和梅林就是這麼做的，先切掉幾隻狗的胰臟後，等狗醒過來、恢復體力時，再來測試其消化情形。但還沒等他們展開下一步，負責這群狗的飼養員就跑來告狀，說這些狗一個個到處小便，弄得籠子裡臭氣熏天，他們連打掃都跟不上狗排泄的速度。才剛弄乾淨沒多久，不知道哪隻狗又撒了一泡尿，白忙一場。更讓人討厭的是，狗尿吸引來了大量蒼蠅，狗窩的蒼蠅都比糞坑還多了。奧斯卡只能跟人家連連道歉，管理員也不領情，就是要拉著這兩位去看看狗窩。結果奧斯卡和梅林一看，蒼蠅的確到處亂飛，但地上怎麼還有螞蟻呢？蒼蠅和螞蟻怎麼全跑來湊熱鬧了。

接著，閔考斯基靈光一閃，難道狗出現了糖尿病的症狀？因為尿裡有糖分，所以才把蒼蠅和螞蟻吸引來了？**他原本想研究消化的問題，沒想到意外把主題變成了糖尿病**。這是一八八九年的事，他們就此開始觀察切除胰臟的狗，並建立了胰臟和血糖、尿糖和多尿症狀之間的關聯。失去胰臟的狗大約在幾個星期後就會死亡，看來少了胰臟還是不行的。

某種程度上說，閔考斯基和梅林的這項研究，是人類了解糖尿病的起點，人類終於找到正確的路了。從此，醫學界就知道胰臟跟糖尿病有密切關係。但是，胰臟是如何控制血糖含量的呢？這個問題目前還不清楚。一九〇一年，美國醫生尤金．奧培（Eugene Opie）縮小了範圍。他發現，胰臟和糖尿病確實有關係，但是並不是整個胰臟都有。胰臟有兩個作用，一方面分泌消化液，另一方面控制血糖。糖尿病人往往是胰臟中的胰島出了問題，和其他部分並沒有什麼關係。

那麼答案也就呼之欲出了，胰島分泌了某種能夠控制血糖的物質。科學家們甚至在沒看到這東西之前，就先為他取好了名字，叫「胰島素」，這名字十分直接。但是，當時還沒有辦法把胰島素提取出來。後來，德國醫生喬治．蘇舍（Georg Zuelzer）把牛的胰臟磨碎後過濾出汁液，並將其注射在一位奄奄一息的糖尿病人身上。他的病情似乎好轉了一點，可是一頭牛的胰臟提取物也沒有多少，隨著藥用光了，這位病人還是死了。所以，蘇舍仍沒有足夠的證據證明他的效果。

最接近成功的，是羅馬尼亞生物學家尼古拉．包雷斯庫（Nicolae Paulescu），他也用類似蘇舍的方法提取胰臟的汁液，注射給患有糖尿病的狗，並明顯觀察到了血糖的下降。可惜此時已經是一九一六年了，第一次世界大戰打得正熱火朝天的時候。

一戰可是一場「總體戰」，也就是調動了一切力量和敵國拚命，動員全部力量的戰爭。所以在二十世紀初期時，對糖尿病的研究都被中斷了，許多研究都就此沒有下文。但讓大家想不到的是，那個後來真正提取出胰島素的傢伙，此時正在法國前線參加康布雷戰役（Battle of Cambrai）呢。

康布雷戰役時，英國動用了大批的戰車，雖然有一大半翻進了戰壕裡，但仍是世界上第一場大規模戰車集體作戰的戰役。英國人這一衝，就把戰線打出一個突出口。但是接下來的部隊後繼無力，又被德國人反擊，打回去了一半。加拿大部隊在此役打得非常英勇，尤其是一位上尉軍醫，他差點就丟了一條腿。還好腿保住了，最後沒有截肢，他就是上一章結尾提到的班廷醫生。

一九一三年，班廷進入多倫多大學主修醫學。後來因戰爭爆發，他這一批醫學生也在一九一六年時迅速畢業並上了戰場。這對醫學生來說太短了，只能算是短期培訓班，這個學歷誰會覺得算數呢？因此戰爭結束後，班廷回到加拿大找不到合適的工作。一九二〇年，他在兒童醫院當了臨時工。後來又和醫學院時期的同學合夥開了私人診所。地點在安大略省（Ontario）的倫敦。

在倫敦，班廷過得十分清寒，根本沒什麼病人。沒有像樣的收入，誰都看不起他，就連未婚妻都曾兩度退回結婚戒指。班廷最後乾脆把戒指埋在後院，死了這條心。西安大略大學（University of Western Ontario）生理學系主任米勒（Miller）給了班廷一個臨時教師的職位，讓他來為學生們上課，第一堂就是碳水化合物的代謝和胰臟的關係。米勒特別叮囑，第一堂課就得教好，千萬別搞砸了。

班廷也很認真，他拿來各種資料後開始備課。他注意到其中一篇論文上有這樣的敘述：解剖屍體時發現，某些人的胰臟上的胰線泡細胞已經壞死萎縮，但是胰島還是好好的。腺線泡細胞負責分泌消化液，而胰島負責分泌胰島素。這兩種液體混在一起後，根本分不清楚哪個是哪個。所以過去把胰腺剁碎、提取汁液的方法並不怎麼管用，因為其中不相干的成分太多了。

班廷備課一直熬夜到兩點多，在筆記本上胡亂寫下了一些重點。其中就包括狗的胰管結紮實驗，這可是關鍵中的關鍵。他上課的成效還不錯，看來教學的工作是穩了，但班廷的心思卻不在這，他已經發現了提取胰島素的辦法。無奈西安大略大學沒錢、沒地方，班廷即便想做實驗也做不成。米勒便推薦他去拜訪多倫多大學的約翰．麥克勞德教授（John Macleod），他是新陳代謝的權威。

班廷後來找到了麥克勞德教授，他說自己想到辦法提取純粹的胰島素了。但麥克勞德卻向他潑了一盆又一盆的冷水，因為這件事並不是沒人試過，但前幾次的效果都不怎麼好，他並不相信眼前這個年輕人能搞定。再說，申請實驗經費是需要提交報告的，怎麼能憑幾句話就發錢給你呢？班廷聽完便灰頭土臉的回家打報告去了。

班廷不是神童，他不是閔考斯基兄弟那樣的人。但是他有堅忍不拔的韌性，當初申請大學失敗，他就再試一次；後來因高度近視上不了戰場，他也繼續申請，一直到批准為止。這次也是，他不斷軟磨硬泡，直到麥克勞德沒辦法，才同意他使用實驗室的設備。反正麥克勞德當年暑假要回蘇格蘭老家，實驗室空著也是空著。

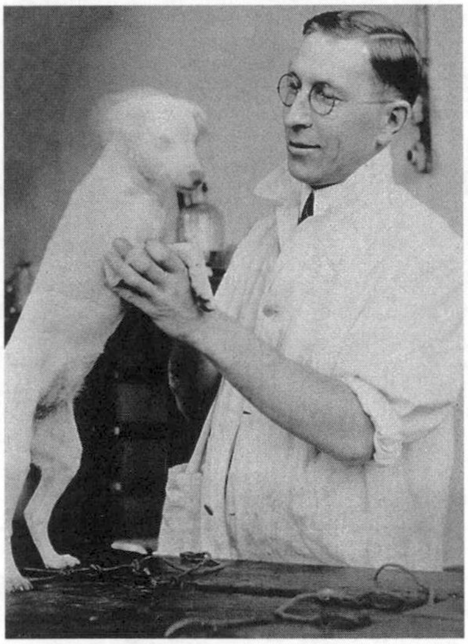

▲加拿大醫生法雷迪．班廷，因發現胰島素而拯救了無數的糖尿病患者（圖源來自維基共享資源〔Wikimedia Commons〕，由Materialscientist上傳）。

麥克勞德人還算不錯，他為班廷找了一位助手查爾斯・貝斯特（Charles Best），並為他們準備了十條狗。五月十七日，還為他們演示如何為狗結紮胰管。班廷光有想法，但在很多方面還是個新手。果然菜鳥一出手，麻煩就會多，在麥克勞德臨走前，他們已經弄死三條狗了。但麥克勞德也不在意，他本來就沒預料能成功，在他看來，這就只是讓班廷發洩一下精力罷了。

那班廷具體是怎麼實驗的呢？他先捆住胰管，這樣會導致胰腺泡細胞壞死。等泡細胞壞死後，就不會再分泌消化液了，剩下的都是胰島分泌的胰島素，這下不就簡單了嗎？但是說的容易做的難，結紮的鬆緊程度很難拿捏，沒過幾天，十隻狗就全死光了。班廷狠下心，把自己的診所賣了，換了錢後便買狗來繼續做實驗。但這樣還是不夠，他們就上街去找流浪狗。

從狗到人，病童們從此不再挨餓

一方面，提取胰島素需要狗；而另一方面，他們也要用狗來實驗提取物究竟是不是胰島素。這東西誰也沒見過，天知道你提取出來的是什麼東西。他們把狗分為兩組，一組切除胰臟，人為製造糖尿病；另一組則結紮胰管，提取胰島素。他們屢敗屢戰，直到這次實驗輪到編號第九十二號的狗，這隻狗是糖尿病患者。牠在被注射提取物後，居然活蹦亂跳得像沒事一樣。而作為對照的第四百零九號狗，此時已經快不行了。實驗持續了二十天，對比相當明顯。第九十二號狗沒事，第四百零九號狗死了。不過後來兩人停止為第九十二號狗注射提取物，最終第九十二號狗也死了。至此實驗非常成功，班廷還嘗試用牛的胚胎作為提取源提取胰島素，這項實驗也成功了。可以說，班廷這個僅有衝勁的傢伙創造了奇蹟。麥克勞德在老家聽說這事以後，便馬上提前結束假期，趕回多倫多。

麥克勞德是個老手，他發現班廷他們提取的液體，頂多只能叫「粗萃物」（crude extract），其中的雜質太多了，純度不夠高。而且說起來，班廷的提取代價實在大得驚人，死掉的那麼多狗就是證據。而且，其實只要用酸化酒精浸泡普通的牛胰臟就能提取出胰島素。附近有個屠宰場，牛的胰臟非常便宜。再說，提取出來的胰島素只要注射在健康的狗身上，如果能降低血糖，就說明實驗是成功的，用不著製造那麼多隻糖尿病狗。每實驗一次就死一隻狗，太浪費了。

總之，麥克勞德接著開始全力支持班廷。在一九二一年底，麥克勞德推薦班廷他們去美國紐哈芬（New Haven）的醫學會議報告研究成果，當時艾倫和喬斯林都在現場。當大家得知一隻沒有胰臟的狗，靠注射提取液活了四十二天後，全場爆發出如雷的掌聲。艾倫知道，飢餓療法就要走入歷史了。

麥克勞德還邀請了生物化學家詹姆斯・柯立普（James Collip）加入團隊，要將純粹的胰島素萃取出來，就得靠這位專業人士。他不會動手術，但是對萃取物質非常在行。想想看，青少年糖尿病患者可是天天都需要胰島素，如果沒有一定的產量，連實驗都沒辦法做。

一九二一年十二月，一個叫羅納德・湯普森（Leonard Thompson）的重度糖尿病患者被送到多倫多總醫院。他只有十四歲，但頭髮已經掉光了，而且呼出的空氣還有一股丙酮的氣味，這些都是糖尿病病入膏肓的症狀。醫院為他測量了幾次血糖，大約是十九・四四～三十一・一一毫摩爾／升（mmol/L），高得非常可怕（按：正常的血糖值約為五～七毫摩爾／升）。醫院便馬上控制他的熱量，也就是讓他挨餓，但一點也沒效。沒辦法了，只好用剛發現沒多久的胰島素試試看。

一九二二年一月十一日，醫生提取了十五毫升的提取液，並分成兩劑，分別從湯普森的左右屁股注射。一月二十三日上午注射六毫升，下午再注射二十毫升。一月二十四日早晚又各打了十毫升。湯普森尿液中的糖分幾乎完全消失，血糖也降到了六・六七毫摩爾／升。一月二十七日繼續注射，血糖依然保持平穩。這孩子此時也和普通人沒有兩樣了，活蹦亂跳、充滿了活力。

當然，遠在美國的休斯夫人也得知了這個消息，她馬上跟班廷聯繫，但是班廷卻告訴她，已經沒有胰島素了。休斯夫人便馬上要時任美國國務卿的老公想辦法，休斯立刻聯繫了多倫多大學的校長。這下班廷的面子不得不給了，只好同意見小伊莉莎白一面。

一九二二年八月，休斯夫人帶著女兒伊莉莎白來到多倫多，這孩子此時已瘦得不成人樣，但見到班廷時，仍堅持要站著和班廷握手。那時，測血糖是很痛的一件事，當班廷說到要測量血糖，小伊莉莎白也勇敢的伸出雙手讓班廷任意挑選，班廷被她的勇氣打動了。

班廷讓伊莉莎白每次注射五毫升的胰島素，但無奈注射器太小，只能分成好幾次注射，一針變成好幾針，注射時間也需要整整二十分鐘。當時的胰島素品質不穩定，伊莉莎白打完後，不但屁股腫了，整條腿也麻了。直到後來胰島素品質提升，不需要打那麼多針後，情況才開始好了起來。最讓伊莉莎白開心的是，班廷解除了她的進食限制，她終於可以正常吃飯了！八月二十五日，她吃了麵包；二十九日吃了玉米；九月七日吃了起司通心粉；十三日吃了葡萄，完全不用說她有多開心了。

伊莉莎白從一九一九年開始控制飲食，到一九二二年八月才恢復正常進食，這三年的時間她是怎麼熬過來的呢？她的忍耐是有意義的，她最終等到胰島素的出現。到了十一月初，伊莉莎白體重增加了十公斤，甚至還長高了一點。變化之大，她的父母都快認不出來了。班廷也請了多位醫生一同會診，大家都認為，這孩子已經恢復健康了。只要持續使用胰島素，她就能維持下去。一九二二年底，伊莉莎白回到了

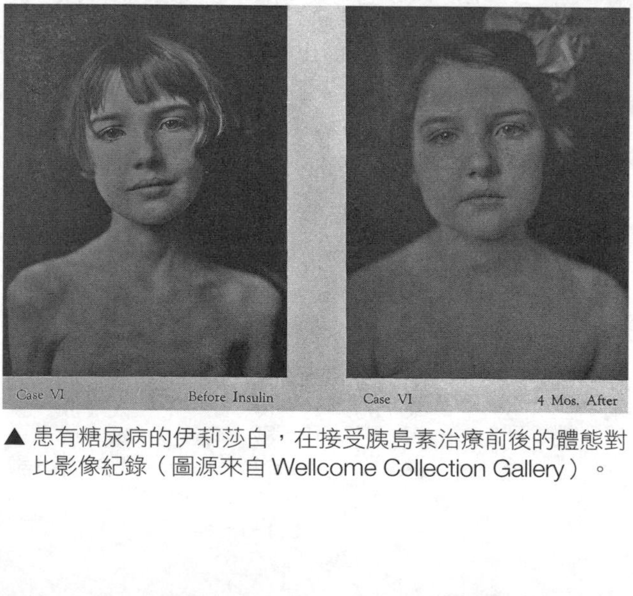

▲ 患有糖尿病的伊莉莎白，在接受胰島素治療前後的體態對比影像紀錄（圖源來自 Wellcome Collection Gallery）。

華盛頓，她的體重則直到一九二六年才完全恢復正常。

無數瘦骨嶙峋的糖尿病兒童盼了好多年的願望終於成真了，這些孩子前仆後繼的來到多倫多總醫院，最後病房都住不下了，他們就乾脆在草地上搭帳篷。醫生們一個接一個的為他們注射胰島素，一針針下去後，這些瘦得皮包骨的孩子氣色逐漸好了起來。

伊莉莎白一生中，注射了四萬兩千餘次胰島素。她最終活到了七十四歲，死於心臟衰竭，糖尿病絲毫沒有影響她結婚生子等人生大事。但第一個接受胰島素治療的湯普森就沒有這麼幸運了，他在二十七歲那年死於車禍。人生的道路上，總是充滿了偶然。

諾貝爾獎委員會一向以遲鈍著稱，但對於這次班廷等人的成就，委員會反應出乎意料的迅速。一九二三年的諾貝爾生理學或醫學獎，就頒發給了班廷和麥克勞德兩人，這是加拿大所得到的第一個諾貝爾獎。結果這兩位卻吵了起來，不歡而散，最終兩人都沒有去斯德哥爾摩出席頒獎儀式，雙方都不願意與對方同時出現，連獎項都是由別人代領的。就連在多倫多大學的慶功宴上，這兩位還是拒絕合照，發現胰島素最核心的四人小組，最後連一張合影都沒有。班廷把獎金分了一半給貝斯特，麥克勞德則把獎金分了一半給柯立普。當然還有其他人跳出來爭功勞，畢竟有很多人也同樣提取出了胰臟萃取物，但並沒有繼續深入研究。這些恩恩怨怨吵起來總是沒完沒了，但這些事情其實不值得花費精力去吵，真正重要的事，他們還沒搞定呢。

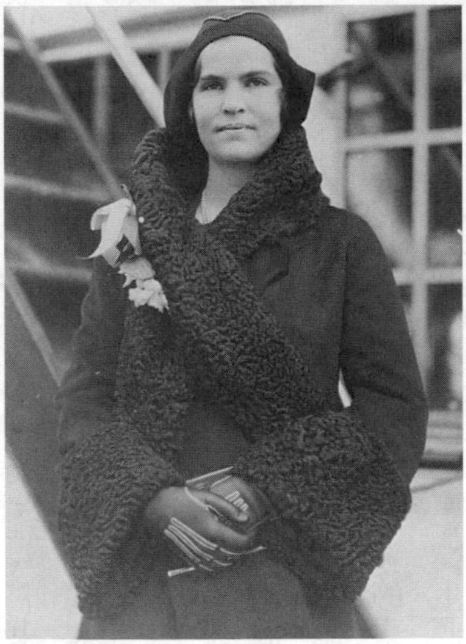

▲伊莉莎白成年後的影像，在經過成功的胰島素治療後，已與常人無異，看不出是個糖尿病患者（圖源來自維基共享資源〔Wikimedia Commons〕公有領域）。

別忘了，這東西是從動物的胰臟裡面提取出來的，誰知道裡面有多少雜七雜八的東西。所以，麥克勞德之所以願意把自己的獎金分一半給柯立普，就是因為後者在去除雜質上的貢獻太大了。**要是沒有他高超的生物化學技巧，根本就沒辦法提取到足以做實驗和小範圍臨床試驗的藥物**。可以說，當時的胰島素比黃金還貴，有錢都買不到。

即便如此，最終他們提取出來的胰島素仍是一種混濁的、看起來一點都不美觀的液體，綠綠黃黃的。病人在接受治療時也要承擔一定的風險，但也沒辦法，這東西能救命啊！前文提到，有大批的糖尿病童來到多倫多求助，儘管胰島素一打下去就見效，但是胰島素可不是幾針就夠的東西，而是要打一輩子的。孩子的未來還長著呢，以後怎麼辦呢？這個嚴肅的問題，就這樣擺在醫生們的面前。

工業界的嗅覺是非常靈敏的，一家叫禮來的製藥公司找上門來了。這家位於美國印第安那州最大的城市，印弟安納波利斯（Indianapolis）的公司創立於一八七六年，其創立者伊萊．利利（Eli Lilly）是個參與過美國南北戰爭的退伍軍人，也是個藥劑師。

伊萊深深感受到當時的藥品品質太差了，很多藥物甚至是無效的。所以他訂下了三條規矩，首先是堅持藥物的高品質，其次是只生產處方藥。有的藥廠生產的藥根本就沒什麼用，純粹是江湖騙子。可別急著下定論，當時這些人可是很吃得開的。比如清朝末年時的上海，就有個商人叫黃楚九，他當時正販售一種叫「艾羅補腦汁」的「洋藥」，如果覺得自己腦袋不靈光，就可以去買一瓶來喝，反正又喝不死人。但如果真的相信這種玩意兒，腦子大概也真的不靈光了。這位黃師傅在全中國開了上百家分店，就靠這東西賺了第一桶金。

禮來公司一開始只是間很小的藥店，後來逐漸發展壯大。他們訂下的第三條規矩，就是只用最先進的科技來生產最先進的藥物。一八八〇年時，他們聘用了專門的化學家來擔任研究員。同時禮來也不斷發展各種創新的技術，例如在今天十分常見的膠囊、藥物外面包裹的糖衣等，都是他們發明的。

這一次，禮來公司的製藥研發主管找上門來了。一開始，麥克勞德把他給轟了出去。這些知識分子多少有點自命清高，根本看不起這些製藥工廠。但等到胰島素的產量供應不足後，麥克勞德才知道，他終將是躲不開製藥企業的。**如果想大規模量產，靠他們這些科學家根本做不到。**

班廷的研發團隊最後以一美元的價格，把專利賣給多倫多大學。班廷曾說過，胰島素不屬於他們，而是屬於全世界的，他們放棄了成為富翁的機會。多倫多大學隨後授權禮來公司使用專利，但這是非排他性授權，意思是禮來公司並不能獨享這種技術，其他企業也可以獲得生產胰島素的授權。禮來公司得知後便全力以赴投入生產，趁其他公司還沒有跟進，能多賣一瓶是一瓶。

運載著大批內臟的卡車，從芝加哥的屠宰場成群結隊開了出來，前往禮來公司的製藥廠。此時的牛、豬胰臟全都是冷凍狀態，必須先解凍，然後剁碎、浸泡、蒸餾提純，最後製成胰島素的成品。到了一九二二年底時，禮來公司的產量已達到每週十萬單位。一九二三年時，禮來公司靠賣胰島素就賺了一百萬美元。那時候的美元可是很值錢的，一美元的購買力相當於今天美元的十幾倍。事實已證明，量產胰島素對禮來公司來說可是發展的關鍵，如今這家公司已經是市值上千億的製藥巨頭。

當然，其他的公司也不會閒在一旁，他們也找上多倫多大學授權生產胰島素。但他們發現，牛和豬的內臟不夠用了。當時，一小瓶胰島素就要用掉成噸的牛胰臟，現在原料已經供應不足了，隨著時間推移，這個問題只會越演越烈。

另一個大問題則是品質不穩定。禮來公司出售的胰島素是一瓶含有胰島素的溶液，但是裡面到底有多少胰島素，大家都不是很清楚。從芝加哥運來的牛胰臟或許胰島素含量高一點，別的地方來的說不定會低一點，因此最後的產品含量就會不穩定。前文提到，班廷為伊莉莎白注射胰島素時，注射量有前後不一樣的情況，就是藥品良莠不齊而導致。後來，品質不穩定的問題逐漸被解決，胰島素的純度也越來越高。但是藥品生產卻仍需要從動物的胰臟提取，這可是個瓶頸。能不能人工合成胰島素呢？理論上可行，但是萬事開頭難。

製造胰島素，一定需要胰臟嗎？

首先，我們來聊聊胰島素的結構。這種複雜的生物大分子是一種蛋白質，而蛋白質是由氨基酸組成的。說起蛋白質，簡直是千變萬化、結構複雜。但是組成蛋白質的氨基酸卻只有二十幾種，弄清楚這種蛋白質是由哪些氨基酸組成的，是了解它的第一步。

一九四三年，劍橋大學一個年輕的研究生弗雷德里克．桑格（Frederick Sanger）從老師亞伯特．奇布納爾（Albert Chibnall）手中接下一個任務，那就是分析牛胰島素的氨基酸組成。為什麼選擇胰島素呢？因為這東西從藥局就能買到，價錢雖不貴，但對於廣大的糖尿病患者來說可是救命藥物，研究胰島素既有科學意義，也有技術意義，可說是一舉兩得。

那麼，該怎麼分析蛋白質是由哪些氨基酸組成的？想辦法把蛋白質切碎不就行了嗎？既可以完全切碎，也可以簡單將其切成幾大段。例如當蛋白質進到了胃部後，就會被酶催化、水解，變成氨基酸。因為只有當蛋白質變成氨基酸後，才能被人體消化吸收。所以，用蛋白酶來切開蛋白質長鏈應該是個不錯的做法。

桑格不僅想測定胰島素中氨基酸的成分和比例，他還想把胰島素細胞的鏈條排列方式搞清楚。怎麼辦呢？就只能不斷的拆解，然後用他自己發明的螢光染色劑染色。蛋白質的形狀就像是一根長鏈條，被水解後截斷成了幾大段，每一段的端點都可以和染色劑結合。接著再用毛細作用讓這些被拆得七零八落的片段分開，有的片段跑得快，有的跑得慢，慢慢的拉開差距後，這下就好認了。這事情說起來簡單，桑格足足花了八年才實現。他從一九四三年一路折騰到一九五一年才發現，胰島素其實是由兩根鏈條所組成的，兩根鏈條之間有肽鍵連接。其中A鏈是酸性的，B鏈則是鹼性的。又研究四年後，他終於把胰島素五十一個氨基酸的排列順序全都測了出來，這時已經是一九五五年了。一九五八年時，桑格也因此拿到了諾貝爾化學獎。

桑格這傢伙可說是個傳奇，一九八〇年，他拿下了第二個諾貝爾化學獎，**但這次他拆的不是蛋白質，而是DNA**（按：去氧核醣核酸，組成細胞中染色體的聚合物，攜帶遺傳訊息的關鍵載體）。換句話說，他成功測序了DNA，並為現代的基因定序法奠定基礎。這個成就非同小可，拿下兩個諾貝爾獎，可見他對人類全體的重大貢獻。而在此前一年，一九七九年的諾貝爾獎，中國也以一九六五年人工合成牛胰島素的成就參與了提名，但最終沒有擠進名額。當然，這並不是坊間流傳的提名人選太多的問題，而是這件事缺乏創新性。至今為止也沒有任何一個人因為合成胰島素獲得諾貝爾獎。

人工合成牛胰島素的意義，在於向世人證明蛋白質是可以人工合成的，人工合成的和天然的並沒有什麼差別。儘管這件事在科學上有意義，而且很不簡單，在那個年代，對科學起步較晚的中國來說，可說是了不起的創舉了，但在商業上的意義的確不大。

畢竟，當時已經可以從動物的胰臟之中提取出非常純淨的胰島素，人工合成的最大好處就是純淨，但這個優勢已不復存在。那麼，在量產方面有沒有優勢呢？想想看，當時中國調動了全國無數研究中心，超過三十個研究人員，折騰了好多年才實驗成功，這東西要怎麼量產呢？實在是不簡單，所以國際上普遍走的不是這條路。

這事還要從一九七二年開始說起。當時兩個研究細菌的科學家，在偶然的機緣下碰了面，他們一個叫史丹利．科恩（Stanley Cohen），另一個叫赫伯特．博耶（Herbert Boyer）。科恩發現，某些細菌帶有一種叫「質體」（Plasmid）的DNA結構，這種東西能產生蛋白質，對抗抗生素。常年的競爭導致黴菌演化出了抗生素，難道細菌會坐以待斃嗎？人家也要發展出一些武器防禦才公平。這種

DNA結構由於會在細菌之間傳遞，很快的大家都有了抗藥性。

這事貌似跟胰島素八竿子打不著，但先別急，另一位科學家博耶研究的東西，跟胰島素更是沒有關係。他發現了限制性內切核酸酶，這東西能把DNA的一段給剪下來，像是一把剪刀一樣，想剪哪裡就剪哪裡。這兩位碰面後就開始聊化學，但聊著聊著，一個驚人的創意誕生了，咱們自己拼湊一個DNA行不行呢？說幹就幹，一九七三年，這兩位合寫了一篇論文，就此宣告基因工程的誕生。這一下，潘朵拉的盒子就打開了，這不就是所謂的基因轉移技術嗎？

另一邊，加州的風險投資人一個個都是機靈鬼，其中有個特別大膽的投資人，名叫羅伯特·史旺森（Robert Swanson）。他出身自麻省理工，具有化學專業的相關背景，他打了個電話給博耶要求見面。博耶原本並不在意，但沒想到這個投資人居然對他的工作瞭若指掌，是個內行人，這一下就提起了他的興趣，兩人聊了三個多小時。接著雙雙從原本崗位辭職，合夥創建了基因泰克公司（Genentech Inc.）。

接下來發生的事就順理成章了，這兩人找到了製造胰島素蛋白質的基因，把它剪下來後貼到細菌身上，這一下複製貼上後，細菌們就老老實實的幫人們生產胰島素了。說到底，胰島素不過就是一種蛋白質。那麼，該從哪裡找生產胰島素的DNA片段呢？從豬身上還是牛的身上更好呢？說實話，豬和牛的胰臟所分泌的胰島素，和人體內的胰島素並不完全一樣，稍微有點差異。相較之下，牛的胰島素更接近人類的胰島素，所以當時大家都喜歡用牛的胰臟來提取。為什麼不直接用人的呢？倒是說一說，要怎麼獲得人的胰島素？把人的胰臟拿出來剁碎，然後萃取嗎？怎麼可能！

沒辦法，只好用動物性的胰島素。但是，假如用基因轉移的方式，把人體DNA中製造胰島素的那一段剪下來，貼到細菌身上，讓細菌來生產胰島素不就好了嗎？反正細菌也不懂自己在幹什麼，只知道不斷加班生產蛋白質。這一下，問題解決了，終於可以大規模製造如假包換的人體胰島素了。

不但可以大規模製造，還能和人體完全相容，真是個完美的結果。

基因泰克公司一九七八年開發出這項技術，此後一發不可收拾。一九八〇年，基因泰克公司在那斯達克股票交易所（NASDAQ）上市，在短短一個小時內，股價就從三十五美元漲到八十八美元。到了二十一世紀初，人體胰島素幾乎壟斷了市場，動物胰島素逐漸淡出舞臺。二〇〇九年，羅氏公司花了四百六十七億美元把基因泰克公司買了下來，但還是讓他們獨立經營。畢竟這個公司對科學家十分友好，在公司研究取得的成果，可以以個人名義發表論文，沒必要藏起來。過去，其他的公司都怕員工洩露公司的研發機密，但在這裡卻一點都不阻攔員工，所以在基因泰克工作的科學家們有機會名利雙收，一下子就贏得了科學家們的心。

能用基因技術來生產人體胰島素，這事情是不是就結束呢？還早著呢！人體有一套非常靈活的血糖控制機制，血糖水準並不總是維持不變。靠人工打針來控制胰島素的釋放量，當然不可能比人體自動調節來得精確、及時。例如在吃完飯後，血糖會飆升，這一針打下去後，先把血糖壓了下去。但等到肚子裡食物消化完了，血糖高峰過去後，這一針打進去的胰島素劑量如果稍微大了一點，還有剩餘的繼續發揮作用，就會讓血糖像坐雲霄飛車一樣，直接從高峰衝向低谷，讓人眼前一黑，接著開始感到天旋地轉，這可就麻煩了。低血糖比高血糖還麻煩，萬一低血糖症狀出現在半夜，在睡著的時候直接暈過去，那就危險了。

所以，科學家們開始修改胰島素的結構，研發出短時間內快速起效的胰島素，還有延緩起效的胰島素，時效長短不一，可以更靈活的搭配組合。未來還有可能開發出更多的種類。例如能不能別再麻煩的打針了，改用口服行不行呢？這些都是科學家們正在努力的方向。當然，現在也有胰島素幫浦，可以隨時靈活的調節胰島素劑量。這些原本該由人體執行的事，現在可以靠機器來調節了。

千辛萬苦找到的藥物，卻不是所有病人都適用

到此為止，問題似乎已得到解決，糖尿病不再可怕了。在一八九七年，被診斷為糖尿病的十歲患者，其平均存活期是一．三年，三十歲和五十歲患者的存活期分別是四．一年和八年。而到了一九四五年，胰島素被廣泛使用後，平均下來，十歲確診糖尿病的患者可以再活四十五年，三十歲確診的患者可以再活三十．五年，五十歲確診的患者，則大概可以再活十五．九年。當時的歐美人均預期壽命就是七十歲左右，這個結果似乎還不錯。

且慢且慢，糖尿病是糖尿病，胰島素是胰島素，這是兩碼子事。從班廷他們發現胰島素開始，醫生們就見證了胰島素的神奇，很多糖尿病人的病情都得到控制。他們也就此形成了一個既定印象，只要按時施打胰島素，病情就會得到控制，人就會好起來。很多孩子不就因此恢復了正常的生活嗎？但很多醫生都忘記了，糖尿病是有不同類型的。他們當時不分孩童還是老人，不管三七二十一，都先開胰島素給病人再說。

但醫生們很快就發現，病患對胰島素的敏感程度是不一樣的。一九三六年，哈羅德．希姆斯沃斯（Harold Himsworth）醫生在《刺胳針》上發表論文，描述了兩種不同的糖尿病。他做了一次實驗，讓人喝下一杯糖水後，其血糖馬上就升高，然後再打一針胰島素，接下來不斷反覆測試這個人的血糖水準，並將結果繪製成圖表，來觀看血糖下降的曲線。就這麼一次次的測試後，希姆斯沃斯發現糖尿病可以非常明顯的被區分成兩類：一類是對胰島素非常敏感的，叫做第一型糖尿病；還有一種是相對不敏感的，叫第二型糖尿病。前者的患者大多都是孩童，後者則通常是老人。儘管前人也有類似的發現，像古印度的醫生就已經知道有這麼一回事了，但是，透過嚴格的實驗研究區分出結果的，希姆斯沃斯是第一個。單憑經驗遠遠不夠，要落實到數據與結果上，這才是科學規範。

現在，科學家們已經逐漸搞清楚是怎麼回事了。人體的基本能量來源是葡萄糖，這是一種非常簡單的糖類。人體所攝取的各種碳水化合物，都要經過消化系統的作用後，變成葡萄糖才能被人體利用。那麼多的細胞要協調運作，當然要靠血液循環系統，以及分泌各種物質來發出調節信號。胰島裡有兩種細胞，一種叫A細胞，分泌升糖素，負責升高血糖；另一種是B細胞，分泌胰島素，負責降低血糖。這兩者是互補的，而且這兩種細胞靠得非常近，彼此之間有協調關係，就好比汽車的油門和煞車踏板也離得很近。

當血液裡葡萄糖太多的時候，可以透過葡萄糖轉運蛋白2（GLUT2）將葡萄糖運進B細胞的細胞膜。這些B細胞就開始動作，生產出三磷酸腺苷（ATP）。經過一連串的化學反應後，生產出大量胰島素，胰島素進入血液以後便傳播到全身。

肌肉和肝臟細胞在接收這些胰島素以後，另一個化學過程就開始了。另一種叫葡萄糖轉運蛋白4（GLUT4）的蛋白，將葡萄糖運進肌肉和肝臟細胞，儲存起來後變成「糖原」，而血液裡的葡萄糖含量也立刻下降。當下降到一定水準的時候，B細胞接收不到葡萄糖了，也就停工放假，不再生產胰島素，血糖也就穩定下來了。這是一套非常靈敏的自動調節系統，具體細節我們就不多贅述了，總之很複雜，我們不得不感嘆人體的奧妙。

但是，如果自身的免疫細胞認錯了人，把B細胞殺掉，那人就無法分泌胰島素了，也就失去了調節血糖的能力。這種病往往是青少年時期就開始出現，所以整體看都是孩童患者較多。這種病只能靠外部提供胰島素來救治，伊莉莎白就是屬於這種類型，所以她需要打一輩子胰島素。這種病人往往對胰島素很敏感，畢竟其他部分都沒壞，只是監測血糖的B細胞沒了而已，這就是所謂的第一型糖尿病。

那反過來講，有些人B細胞是好好的，可以繼續分泌胰島素。但是命令發下去，壓根就沒有人聽，是因為胰島素的受體太少了，或是轉運蛋白不管用了嗎？這情況就比較複雜了，每個人可能都不一樣。結果就是人體命令肌肉和肝臟細胞趕快收納葡萄糖，但細胞理都不理，這也會造成血糖過高，也就是第二型糖尿病。所以，哪怕打了胰島素，身體仍然不太敏感，也就是「胰島素阻抗」。到底是怎麼阻抗的、為什麼阻抗，直到現在還眾說紛紜。

而在某些情況下，則是B細胞消極罷工，不再分泌胰島素了。所謂第二型糖尿病，其實原因很複雜，涉及監測血糖的細胞和負責收放葡萄糖的細胞，兩邊配合的問題。只要有一邊不聽話，或是配合上出現問題，都會造成糖尿病。而某些孕婦的血糖也會異常升高，則被稱為妊娠性糖尿病。

所以，糖尿病如果細分的話，還可以分成很多型，第一型和第二型只是一種大略的分法（按：根據美國糖尿病協會分類標準，目前可區分為五大類：第一型糖尿病、第二型糖尿病、因其他特有疾病引起之糖尿病、妊娠性糖尿病、葡萄糖耐受不良及空腹葡萄糖異常等）。

第一型的患者相對較少，只占了全體病患一〇％的比例，第二型占了九〇％，而且還在逐漸年輕化。本來第二型的患者大多都是老人，但現在年輕人患病的也不少。主要還是跟肥胖有關係，如今現代社會造成肥胖的人越來越多、含糖飲料攝取太多等都有關聯。那為什麼老人也有許多糖尿病患者呢？人衰老了，控制血糖的能力本身就有可能下降。當然，也有些藥物會導致人容易得到糖尿病，但為了治療別的病，這些藥又不能不吃，真是個兩難的問題。此外還有遺傳因素，例如同卵雙胞胎中，其中一個得了糖尿病，另一個也十之八九跑不掉了，但一般兄弟姐妹的機率就低了不少。另外，據說空氣汙染也和糖尿病有關係。

糖尿病會造成一連串的麻煩，嚴重的會出現視網膜問題，甚至下肢也會病變。反正，諸如像糖尿病上眼、糖尿病足、糖尿病腎病變等，一大堆毛病都會找上門，起碼會少掉十年壽命。一九九七年時，全球大約有一．二四億人得了糖尿病，二〇一四年時竟攀升到了四．二二億人，這可是個大問題！聯合國後來把每年十一月十四日定為「世界糖尿病日」，可見大家對這件事有多重視。

既然有些糖尿病患者對胰島素並不敏感，那該怎麼辦呢？能不能提高人體對胰島素的敏感度？想法上雖然可行，但是有哪種藥物能提高人體對胰島素的敏感度？人類在這方面根本是瞎貓想要碰上死耗子。只不過，人類這隻瞎貓的運氣還真不錯。

一九二〇年代，也就是班廷他們在研究胰島素的時候，美國的牧民發現自己家的羊生病了。一個個都肺水腫、低血壓，外加頭昏腦脹、走路不穩，有的沒能撐過來，一下就死了。查來查去，最後發現這些羊都吃了一種叫法國紫丁香的草。這種草原產於亞洲西南部和非洲北部，學名叫「山羊豆」（Galega）。十九世紀時，這種草作為牧草被引進美國，因此才引起美國各地的羊群在吃下後各種反常的情況。原來，這種雜草是有毒的，會造成血糖降低，於是這些羊就這麼一隻隻的掛了。

能降血糖的東西可是不可多得的寶貝啊！早在中世紀的時候，就已經有人用這種植物來緩解多尿症，也就是糖尿病了。於是，科學家便開始分析山羊豆之中的化學物質，發現其含有大量的胍類物質。但是這種物質的毒性很強，於是他們接著轉向研究山羊豆鹼（galegine）。山羊豆鹼也有降血糖的功效，但是其毒性與副作用也很嚴重。此時對科學家來說，想辦法改造山羊豆鹼，並去除副作用變成了最重要的事。

德國的先靈公司（Schering AG）合成了十烷雙胍，後來又合成了十二烷雙胍，但是始終無法完全消除副作用。直到一九二二年，愛爾蘭人合成出了二甲雙胍，但當時胰島素正在風頭上，一時之間根本沒人關心二甲雙胍的療效。直到大家發現，原來糖尿病還有分不同類型，第二型糖尿病並不適合使用胰島素治療，這才想起了二甲雙胍的功效。一九五七年，法國的讓·史騰醫生（Jean Sterne）才把它當作一種降血糖藥使用。

二甲雙胍終於時來運轉了，卻沒想到又被隊友害了一次。當時美國維生素公司（US. Vitamin

Company）推出了苯乙雙胍（Phenformin），短時間內大受好評，到處都有販售。直到一九六八年，大家才發現苯乙雙胍會增加心血管疾病的致死率。一九七〇年代時，大家又發現苯乙雙胍會導致乳酸中毒。自一九七三年起，其銷量開始下降；一九七六年，開始下市；最終於一九七八年時徹底退出美國市場。同家族的苯乙雙胍引起的嚴重不良反應，最終連累了二甲雙胍。二甲雙胍還很納悶，怎麼會牽連到我頭上呢？難道就因為都是雙胍類化合物嗎？這些人類也太膚淺了，根本就不一樣好嗎！

真正拯救二甲雙胍的，是強調證據的「實證醫學」的興起。根據實證醫學的精神，有一群醫生自一九七六年開始籌備，並在一九七七年開始實施一項針對第二型糖尿病、長達二十年的隨機雙盲大樣本對照試驗，該研究樣本達到五千人，發表的報告上記載了三千八百六十七人。最後得出結論：二甲雙胍能降低血糖，而且對心血管有保護作用。至此，二甲雙胍才成為治療第二型糖尿病的一線藥物。此時距離二甲雙胍被發現，早已過去七十多年了。

二甲雙胍提高了細胞對胰島素的靈敏度，正好能對應第二型糖尿病的症狀。至於到底是怎麼運作的，那就太複雜了，人類並沒有完全搞懂這是怎麼一回事。要是那麼容易就能搞懂，糖尿病也不會這麼難對付了。人體還有許多奇怪的事呢，比方說，當你喝下一杯糖水，胰島素馬上就會被釋放，身體能迅速感知到攝取了大量的糖。但如果把葡萄糖直接注射到人的血管裡，胰島素卻上升得卻非常慢，這又是為什麼呢？與從消化道進入有什麼不同嗎？

原來，當糖經過小腸的時候，小腸會分泌出一種激素進入血液，刺激胰島B細胞分泌胰島素，這比讓胰島細胞自己感知血液裡的血糖濃度快多了。最後人們發現，這種激素原來就是胃抑制胜肽（GIP）和昇糖素類似胜肽（GLP-1）。但是這兩種物質的壽命太短了，很快就會被人體分解。那能不能延長它們的壽命？昇糖素類似胜肽是一種蛋白質，只要在其分子結構上加上一個脂肪鏈就能延長它的壽命，長效胰島素也是同樣的原理。按照同樣的方式，在二〇〇〇年時，諾和諾德公司

（Novo Nordisk A/S）研發出了利拉魯肽（liraglutide），這個藥可以和二甲雙胍一起配合使用。大家應該逐漸發現現代製藥的套路了吧？現在醫學界已經開始逐漸擺脫那種「神農嘗百草」式的地毯式搜索，開始走向有目的性的設計和改造分子結構。

到了二十一世紀的今天，對付糖尿病已不再只靠胰島素這一樣武器了。科學家們還在尋找更好用的血糖控制藥物。當然，如果等到未來生物複製技術成熟了，是不是可以複製一個腎臟，移植給自己？這又是另外一種想法了。

第二型糖尿病往往不會孤單的出現，高血糖只是眾多「高」之中的一個罷了，不過是冰山一角。想想看，如果一個人的血糖那麼高，那血壓有可能會低嗎？血脂又如何呢？尿酸高不高？往往健康檢查完，不合格的數據都是一長串，只盯著血糖一個指標是遠遠不夠的。

如今，醫學界都已經達成共識，飲食控制和運動才是對付第二型糖尿病的首選方式。只有在這些手段都無效的時候，才需要採取藥物手段。例如有陣子很流行的低碳水飲食，還有生酮飲食等。我不是專業人士，並不知道這些飲食方式對健康人體的作用究竟如何。總之，不管是吃飯還是吃藥，任何有關治療的行為，都必須有專業人士的評估與指導，我就不在這裡多嘴了。

如今的飲食控制，和艾倫時代的飢餓療法似乎遙相呼應著。就像美國文豪馬克．吐溫（Mark Twain）說過的：「歷史不會重複，但是常常會押韻。」史實並不會完全一樣，卻總有相似的地方，糖尿病的治療最終還是回到飲食這件事上。艾倫醫生是糖尿病專科醫生，他還開了間專業的物理治療診所。但隨著後來胰島素的普及，任何全科醫生都可以治療糖尿病了，艾倫也迅速從糖尿病權威的寶座跌落。後來，他開始研究以低鹽飲食改善高血壓，卻一直都不怎麼順利，診所也一直門可羅雀，只好關門大吉，接著不斷奔波於各個醫院之間任職。最後他在一九六四年去世，享年八十八歲。

至於班廷醫生，他可是加拿大的國寶。英王喬治五世（George V）冊封他為爵士。當時，加拿大人已經不能接受這種爵位了，但加拿大總理卻破例允許班廷接受，班廷也就成了「弗雷德里克爵士」（Sir Frederick Grant Banting）。後來，他對航空醫學產生了興趣，幫助澳洲人威爾伯．弗蘭克斯（Wilbur R. Franks）研發世界第一款抗荷服。當時戰鬥機的速度越來越快，轉彎的時候產生極大的加速度，飛行員往往都承受不住，因為身體的血液會隨著速度被甩向腿部，造成腦部缺血與昏厥。因此，必須用充氣的方法勒緊下肢，把血液擠向上半身，尤其要保證腦部不會缺血。後來二戰時，許多盟軍的飛行員就是穿著他們研發的抗荷服上戰場的。

一九四一年，班廷坐飛機從紐西蘭前往英國，因途中飛機失事而喪生，享年五十歲。為了紀念他，在安大略省倫敦市，也就是他最早開診所的地方，建立了一座班廷廣場。在班廷廣場上設有一座名為「希望之火」（Flame of Hope）的長明燈（按：出於紀念等目的，常年點燃保持不滅的燈火設施），在一九八九年七月七日，由伊莉莎白王太后（Queen Elizabeth The Queen Mother）親自點燃，並許下「在人類找到治癒糖尿病的方法後，由發現該方法的人親自來熄滅火焰」的願景。讓我們共同努力吧，人類一定會迎來火焰熄滅的這一天，相信這一天已經不遠了。

第五章

大海撈針和不可思議的治癒

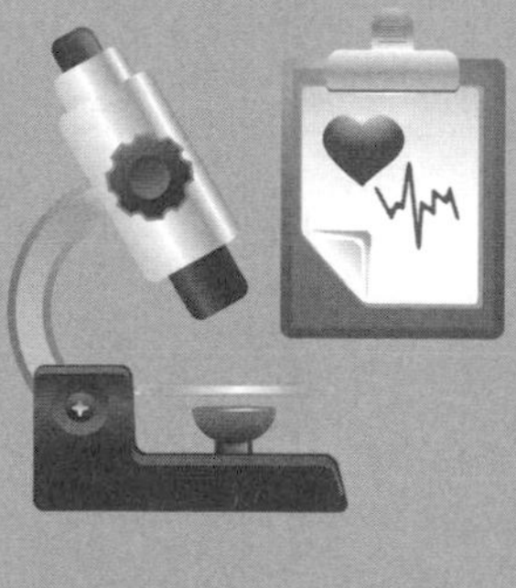

19 手術的禁區：在心臟和腦子上動刀

每當小孩子生病，都會顯得特別可憐。如果孩子得的是先天性心臟病，可能在出生不久就會夭折了。在以前，這種病根本沒辦法醫治。

一七七七年，荷蘭醫生愛德華．桑迪福德（Eduard Sandifort）就描述和記錄了這種病症：孩子剛出生時，看起來還一切正常。但不久後就會變得嘴唇青紫，容易疲勞，約在十二歲的時候就夭折了。孩子的父母眼睜睜看著孩子死去，卻沒什麼辦法，當時的醫生也做不了什麼。

好在這對父母很開明，要求醫生為孩子的屍體解剖並試圖找出病因。在十八世紀末，要有這種突破宗教倫理限制的思維很不容易。醫生解剖了孩子的屍體，發現孩子的心臟嚴重畸形。他接著向大眾公布結論，這同樣也是該孩子的父母所要求的。這對父母也把孩子發病過程公開，這才引起大家的警覺，原來世界上還有這種病呢！

又過了一百一十年，法國的醫生亞瑟．法洛（Arthur Fallot）對這種先天性心臟病做了總結，常見症狀包括心室間隔缺損、右心室出口（肺動脈）狹窄、主動脈跨坐在左心室與右心室之間、右心室肥大，所以也被稱為「法洛氏四重症」。在十九世紀末，這些一出生就帶有心臟缺陷、嘴唇發紫的孩子也被稱為「藍寶寶」，這些孩子基本上都沒救了。

心臟手術的起點：截斷與打造血管

當時，人們對於這些先天的心臟缺陷患者根本沒有治療方法，這種情況哪怕到了二十世紀初也沒有好轉。十九世紀末以來，是外科手術突飛猛進的時代。起碼麻醉問題解決了，醫生可以完成非常複雜的手術。但是有些限制並沒有改變，例如仍然無法直接觀察血肉模糊的內臟，全部都是血，裡面什麼都看不清楚。還有，病人開刀的部分不能亂動，否則醫生要怎麼下刀呢？別的地方還都好，但心臟要怎麼動手術呢？心臟手術的這兩大問題都無法被解決。

首先，心臟就是個血液的幫浦。如果把它清理得乾乾淨淨，一滴血液都沒有，雖然醫生看清楚了，但病人也掛了。病人的血液還是得流啊，血液循環難道能暫停嗎？更別說心臟一直在跳動，就算醫生用手一按，說：「你先別動了！」它有可能聽你的嗎？

美國有一所著名的約翰霍普金斯大學醫學院（The Johns Hopkins University School of Medicine），這所學院創建於一八九三年，是最早宣導男女平等的醫學院校之一，所以在這裡能夠看到女性醫生。比方說美國心臟病權威海倫．陶西格（Helen Taussig）就是一位出色的醫生。她的父親是哈佛的著名教授，母親是植物學家，但是在陶西格十一歲的時候，母親因肺結核而離世。從

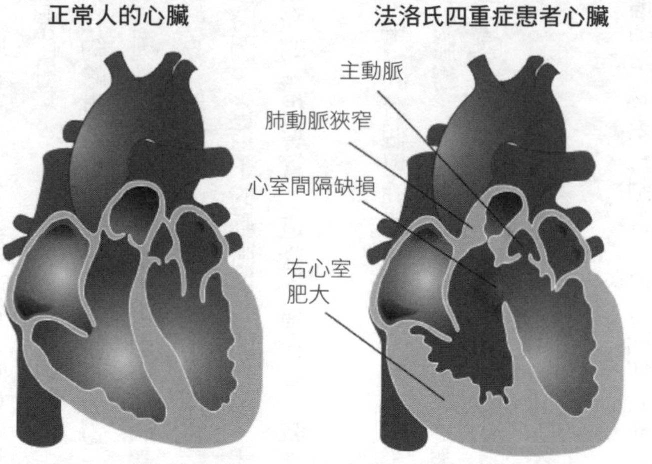

▲ 法洛氏四重症患者心臟和正常心臟的差別（圖源來自維基共享資源〔Wikimedia Commons〕公有領域）。

此，她卯足了勁學習醫學，前去報考哈佛醫學院，但他們卻不收女學生。就連她老爸在哈佛當教授，都不能通融一下。當時的哈佛全是一群臭男生，校方可不想惹出麻煩。

好在約翰霍普金斯大學醫學院收女學生，陶西格後來就在約翰霍普金斯醫院當了醫生，還一手開創了兒童心臟病的專科。所以大家也能想像，她接觸了多少先天性心臟病的孩子。可是這種病當時是沒法治的，她作為一個兒科心臟病專家，心裡不知該有多痛苦。她接觸了非常多法洛氏四重症的孩子，她發現，這些孩子並不是一出生就發病，而是要過一段時間，當孩子的動脈導管閉合了，才會出現嘴唇發紫的現象。所謂動脈導管，就是連接肺動脈和主動脈的一根導管，這條管道在胎兒時期是通的。

普通人的血液是從下腔靜脈流進右心房，右心房和右心室之間有個單向的閥門，也就是三尖瓣。血液進了右心室，然後被擠進肺動脈，這裡也有單向閥門肺動脈瓣。從肺動脈進到肺裡後，接著和氧氣結合變成鮮紅色的血液，再從肺靜脈流回到左心房。從左心房流進左心室，中間有個防倒流的閥門二尖瓣。最後血液從左心室擠進主動脈，流向全身。說白了，心臟就是兩個捆在一起協同工作的幫浦。心肌自己會跳，這一縮一張就完成了人體的血液循環。

當胎兒在媽媽肚子裡時，肺還沒有作用。所以血液循環中，必須有個管子暫時把肺的部分繞過去，借用電學的術語「短路」的概念，也就是在肺動脈和主動脈之間連接一根動脈導管。但當孩子出生以後，肺開始工作了，這東西也就用不到了，於是逐漸開始堵塞，也就是動脈導管閉合。先天性心臟病要不是這些生理構造出了問題，不然就是血管接錯了線。靠吃藥是改變不了的，就像身上破了個洞，吃什麼也沒辦法補起來。動脈導管如果該關的時候不關，那麼就會出問題了。這就是所謂的「動脈導管未閉」，只能靠手術解決，人工把它紮起來。

哈佛大學下屬波士頓兒童醫學院的羅伯特．格羅斯（Robert Gross）很擅長這種手術，他也是少數敢在心臟附近下刀的人。陶西格就去找了格羅斯，她認為，要是加大肺動脈的血液供應量，也就是在肺動脈和主動脈之間連接一個管道，應該就能解決孩子們嘴唇青紫的問題。陶西格認為，格羅斯既然會截斷管道，說不定也有辦法重新接上一條，道理是差不多的。結果格羅斯搖頭搖得和波浪鼓一樣，他只負責截斷，不負責接。兩個人最終沒有合作，格羅斯也就這麼錯過了一項重要的榮譽。

後來陶西格和阿爾弗雷德·布萊洛克醫生（Alfred Blalock）合作研究出了「布萊洛克—陶西格分流術」（按：Blalock–Taussig shunt，簡稱BT分流術，現今完整名稱已改為布萊洛克—湯瑪斯—陶西格分流術〔Blalock–Thomas–Taussig shunt〕，由於其中一位參與手術的外科助手微微恩·湯瑪斯〔Vivien Thomas〕為黑人，他的貢獻在醫學史上長久未被承認）。他們先在動物身上做了實驗，後來在一位名叫艾琳·薩克森（Eileen Saxon）的孩子身上嘗試了首次人體BT分流術，當時主刀的布萊洛克可是賭上了自己的榮譽和地位。艾琳的病情瞬息萬變，常常一發病就十分凶險，嘴唇立刻紫得嚇人，孩子的父母也沒有退路，只好拚死一搏。好在手術成功，這不僅僅是艾琳的幸運，也是現代醫學的幸運。

現代醫學的特點就是這樣，只要一個點成功突破，就能挽救一大批病人的生命。雖然心臟的缺陷沒有辦法修補，但是醫生們可以用其他方式來改善病情。所以，一九四四年十一月二十九日，是心臟外科史上值得紀念的大日子。原來心臟上也可以動手術，雖然此時還只是在外面的血管上做文章而已。

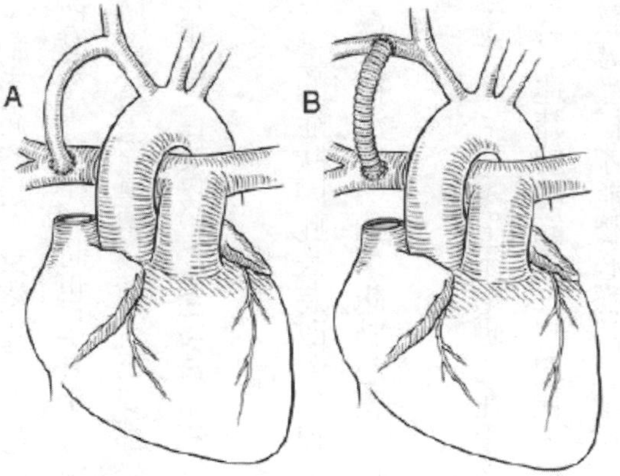

▲ BT分流術的示意圖，其中A是正常人的心臟，左上方的動脈導管在出生後會逐漸閉合。B則是該手術的理念，人工打造一條動脈導管，以增加肺動脈的血液供應量（圖源來自維基共享資源〔Wikimedia Commons〕，由Pezard上傳）。

這個創意雖然是陶西格想出來的，但是她不擅長手術，動手術的是布萊洛克。二〇〇四年的電影《天賜良醫》（*Something the Lord Made*）描寫的就是這段歷史，該年同時也是BT分流術發明六十周年。因為BT分流術的突破，許多人都到約翰霍普金斯醫院學習這項技術，主要都是來找布萊洛克的。這其中就包括接下來要說到的加拿大醫生，威爾弗雷德．比奇洛（Wilfred Bigelow）。這是一九四六年的事，此時BT分流術才剛被發明一年多。

大家在約翰霍普金斯醫院見識到這種技術，以及患病兒童的症狀因此大為改善。但大家心裡都清楚，這並不是真正的心臟手術，孩子們心臟本身的缺陷並沒有被治好。如果想動心臟，仍然會碰到前文所提的那些障礙，心臟可是一刻都無法停止跳動的！

早在一九三四年，就有個叫小約翰．吉本（John Gibbon Jr）的醫生開始研究在手術時短暫取代心臟的方法了。但心臟和肺是緊密關聯的，要做不如做全套，連肺的功能也一起取代。但這又談何容易呢？這條路走得十分艱難。比奇洛躺在床上睡不著覺，該怎麼樣才能讓心臟停止工作，但同時又能保住人命呢？這時，我們不能忘了比奇洛的背景，他是加拿大人，老家是曼尼托巴省（Manitoba）。大家可能知道一首加拿大民歌〈紅河谷〉（*Red River Valley*），這首歌曲後來被加上中文歌詞，改名叫〈微風吹過原野〉。原曲中那條彎延的紅河，就是從這個省一路流向南方的美國。

讓心跳停止的方法：降低溫度，或打造一顆臨時心臟

比奇洛出生在布蘭登（Brandon），這個地方非常冷，有紀錄以來的最低溫曾達到攝氏零下四十度，平均一年有三十幾天會下雪，從每年十月到隔年的四月都有可能。所以，比奇洛自然而然想到了冷凍的方法。而且他在多倫多總醫院的時候，遇過不少凍傷的病人，他們的肢體被低溫凍壞了，只能

截肢，也因此他對低溫症狀很有研究。

在低溫下，人的新陳代謝速度也會下降，那麼讓心臟暫時不跳一陣子，好像也不是不能接受的事。但當時的醫學界反對這個想法，因為低溫會損害人體，而且溫度可不是想降就能降。況且，人體在低溫下會發抖，這是身體為了對抗寒冷而加倍產生熱量的自然反應。但是，比奇洛用動物實驗解決了這些問題，經過仔細的麻醉後，可以消除發抖打顫的情形。且人體耗氧量和體溫呈正比，溫度越低，耗氧量就越小。

一九五〇年，比奇洛公開了他的研究成果。在攝氏二十度的體溫下，狗的心臟可以停止十五分鐘，死亡率為五一％。這是首次在動物還活著的情況下，打開胸腔並觀察心臟達數分鐘，但接著還是要馬上恢復狗的心跳，否則狗就會真的掛了。但起碼，很多快速的手術此時就不受阻礙了，這是心臟外科手術的巨大進步。

比奇洛拍攝了手術的過程，讓大家可以從電影膠卷上看到其中奧妙，因此也透露了很多細節。有許多人也因此開始研究這項技術，其中就包括明尼蘇達大學醫院的醫生約翰．路易斯（John Lewis）。路易斯改善了這項技術，並將實驗的死亡率壓到了一〇％。也就是說，使用低溫實施心臟手術的技術已經成熟。那是誰先完成第一例低溫下的人體心臟手術的呢？這個要看機緣巧合，因為並不是什麼病人都能做這種手術，必須剛好有合適的病人前來，這就是運氣問題了。

當時人們覺得，最好是在孩子身上完成這第一例心臟手術，但是比奇洛工作的單位是多倫多總醫院，主要病患都是成人。其實不遠處就有一座兒童醫院，但比奇洛大概不認識兒童醫院那邊的醫生，結果就在這場競爭中慢了一步。路易斯這邊就好多了，有人介紹了一個小病人，她是年僅五歲的賈桂琳．瓊斯（Jacqueline Jones）。她的心臟被診斷出了心房間隔缺損，醫生是靠心臟的雜音聽出來的。心臟分為左右兩邊，彼此之間是隔離的。所謂心房間隔缺損，就是左右心房的間隔破了一個洞，所以血液流動就有問題，也會出現雜音。

血液攜帶氧氣，所以心臟也和肺部緊密相關，有先天性心臟病的孩子很容易出現呼吸道感染。這個小女孩才五歲而已，卻從出生以來不斷反覆生病，再不治療，說不定哪天就一命嗚呼了。一九五二年九月二日，賈桂琳躺上了手術臺，主刀的醫生正是路易斯。他的兩位助手，一位是介紹病患給路易斯的醫生，另一位是克拉倫斯・李拉海（Clarence Lillehei），他是路易斯在醫學院時的同學兼好友，這種時候總是需要好兄弟來幫忙。

賈桂琳躺在變溫毯上，體溫也開始逐漸下降。等降到攝氏二十八度時，心跳已從每分鐘一百二十下降到六十下。路易斯開始打開孩子胸腔，阻斷大血管，並切開了心房，果然是心房間隔缺損。這時已經過了四分鐘，要是在正常體溫下，這孩子的腦部早就撐不住了。好在現在是低溫，能撐得久一點。所以做低溫下的心臟手術，動作必須要快。這不由得讓我們想起一百年前「快刀手李斯頓」的時代。路易斯動作乾淨俐落，僅僅用了五分鐘半就縫好了缺陷，並開始讓孩子恢復血流和心跳。一般來說超過六分鐘，人就撐不住了，時間真是太緊迫了。

當然，賈桂琳也很爭氣，第十一天她就出院了，心臟雜音也消失了。她作為正常的孩子長大，後來還順利結婚生子。這就是世界上第一例「心內直視手術」，也就是醫生直接觀察心臟，並同時在心臟動刀的案例。路易斯成功了，別的醫生也就此有樣學樣。在一九五〇年代，這種低溫心臟手術方法拯救了許多心臟缺陷的人。

但當大家開始嘗試更加複雜的心臟手術時，遇到了極大的困難。因為時間實在是太短了，那些複雜的缺損根本來不及修復。路易斯本人就在嘗試修復心室間隔缺損的時候，連續兩次失敗，導致兩個孩子死在手術臺上。左右心房之間會破損，左右心室之間當然也會，這都是有可能的事。

而當時，根本沒有人注意到，前文提到的吉本醫生正在研發**人工心肺機，也就是用機器代替心**

臟和肺來完成血液循環和氧氣交換，也叫「體外循環」。當時醫學界認為他的想法太瘋狂了，紛紛說他簡直就是儒勒．凡爾納（按：Jules Verne，法國科幻作家，作品包括《海底兩萬里》〔*Vingt mille lieues sous les mers*〕等），講的根本是科幻小說的劇情！

就連他在哈佛醫學院的導師愛德華．邱吉爾醫生（Edward Churchill），都覺得這小子已經走火入魔了。好在老師還是為他提供了職位，並提供了實驗室，還為他找了一位女助手。後來，這名助手也成了他的妻子，這二十幾年的研究生涯，就只有他們倆口子孤軍奮戰。

照理來說，狗的心臟和人類孩童的心臟差不多大小，應該用狗來做動物實驗。但是，他們當時拼湊出的機器無法適用於狗那麼大的動物，一隻貓的大小倒是挺合適。於是，他們就到處去抓流浪貓。

終於，他們的部分成果得到了美國國家衛生院（National Institutes of Health，簡稱ＮＩＨ）的認可，並撥給他們一些經費。後來，他們結識了國際商業機器公司（International Business Machines Corporation，簡稱ＩＢＭ）的總裁湯瑪斯．華生（Thomas J. Watson），華生也願意贊助這對夫妻研究，更派出自己公司的工程師前來協助。有了錢以後，第一件事就是改用狗做實驗，別再荼毒那些流浪貓了。

有了ＩＢＭ的技術力量，很多工程問題都被妥善解決。到了一九五〇年代，也就是路易斯他們在做低溫心臟手術的時候，人工心肺機也已逐漸成熟，動物實驗的死亡率從八〇％下降到僅一〇％，開始能夠實際應用了。當然，研究體外循環的人可不只吉本一家，只是大家都不知道，還有其他人也在做這種異想天開的事。明尼蘇達

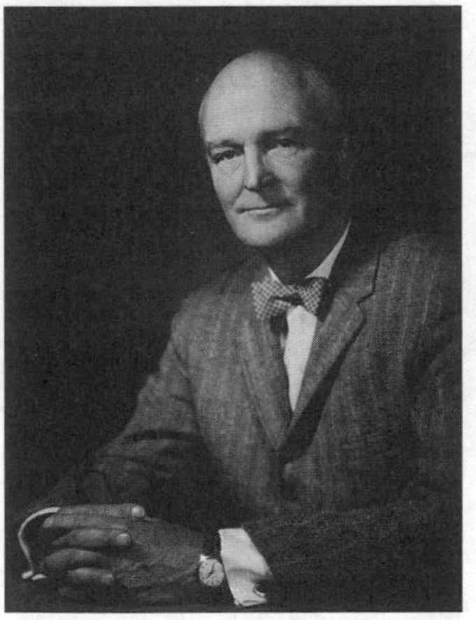

▲小約翰．吉本，人工心肺機的發明者，此成就在20世紀時徹底改變了心臟手術（圖源來自維基共享資源〔Wikimedia Commons〕公有領域）。

大學的克拉倫斯．丹尼斯醫生（Clarence Dennis）在碰到吉本時非常激動，因為他終於找到知己了，原來天底下不只一個人和他做一樣的白日夢。

丹尼斯曾經嘗試用體外循環來代替人的心肺功能，並藉此為病患動手術，但是兩次都失敗了。一次是因為診斷失誤，打開心臟才發現，原來病情比丹尼斯診斷的複雜多了，臨場措手不及。第二次倒是沒出現這個問題，但出現了空氣栓塞。這兩次，他都成功讓心臟停止跳動，手術也順利開始，但這兩位患者卻再也沒有恢復心跳。

丹尼斯吃了不小的苦頭，那吉本這邊的情況如何呢？他同樣也踢到了鐵板，這次他為一個十五個月大的嬰兒動手術。吉本診斷孩子得了心房間隔缺損，結果打開心臟一看，心房間隔是完好的，沒有缺損。吉本頓時腦袋一片空白，正打算檢查是不是別處出了問題時，孩子卻已經死了。後來發現，原來孩子是動脈導管未閉合。前文就提過這種病了，早在一九三八年，格羅斯醫生就能輕鬆搞定這個問題，甚至不需要打開心臟。

也就是說，這幾次都不是人工心肺機的問題，而是其他原因造成。一九五三年五月，吉本獲得罕見的成功，那次他用人工心肺機代替患者的心肺功能整整二十六分鐘，吉本完成了心房間隔缺損修補。而在一個星期後回診檢查，發現心臟缺損的確已經被修復了。一直到一九八〇年代時，還有人去探訪這個患者，他也還活得好好的。吉本這一次雖然大獲成功，但是這樣的成功沒有引起什麼關注，當時的低溫心臟手術占盡了風頭。而如果僅是需要治療心房間隔缺陷，低溫的方法就夠用了，大家的注意力都不在人工心肺上。

後來吉本又出了幾次麻煩。有的是在病患剛躺上手術臺，吉本切開胸腔後，甚至還沒碰心臟，心臟卻自己停了，他手忙腳亂的恢復心跳。後來為病患接上心肺機後，心跳就恢復了。但當心肺機一停，患者的心臟也跟著就停了。就這樣來來回回折騰了四個小時，最終病患還是死了，這孩子的心臟缺損並不像吉本所診斷的那麼簡單。

從一九五一年到一九五四年，全世界一共做了十三次用心肺機完成體外循環的心臟手術，但是僅有一次成功，也就是吉本的那一次。這種手術成功率太低了，遠遠不是發明一臺機器就能搞定的。那該怎麼辦呢？比奇洛的辦法是想辦法延長患者的冷凍時間，所以他開始研究土撥鼠的冬眠。土撥鼠在攝氏十度以下的時候就開始冬眠了，天氣寒冷的話甚至可以睡半年，牠是怎麼做到的呢？但比奇洛研究了半天，也沒什麼結果，這事也就不了了之了，冷凍手術之路似乎已經走到了盡頭。

而這一切的轉捩點，來自李拉海。前文曾提到，在路易斯醫生做低溫心臟手術的時候，他也在場擔任助手。李拉海見過不少心臟缺陷的孩子，他也知道，心臟間隔不過是個小洞，只需要幾針就能縫合。但是偏偏當時人類無法在心臟上動刀，只能眼睜睜看著一個個幼小的生命就這樣夭折。也因此，他才決定參加路易斯那次低溫心臟手術。

沒有心肺機時，人體也能派上用場

李拉海也有耳聞過人工心肺機，但是他從沒親眼見過，也沒有條件去研究這麼高科技的玩意兒。在某次偶然的聊天中，李拉海知道助手的妻子懷孕了。這當然是件好事，所以他倆就聊了許多有關胎兒的問題。包括肚子裡的孩子是沒辦法自己呼吸的，全靠母親提供富含氧氣的新鮮血液，孩子賴以生存的營養和氧氣都由母親透過胎盤提供。李拉海頓時靈光乍現，既然母親可以為胎兒提供氧氣和養分，是不是可以用一個人的心臟帶動兩個人的血液循環呢？說白了，就是把人體當作心肺機使用。

李拉海用動物做了實驗，發現效果很好。把活體當作心肺機，還是比死板的機器強多了，畢竟生物體內是有自我調節機制的。但是，他的這個創意在倫理學上會有麻煩。畢竟他把一個健康的人牽扯了進來，這個人平白無故，還要承擔一定的手術風險，誰會願意這樣做呢？

毫無疑問，就是那些先天性心臟病童的家長。對於部分家長來說，他們已經退無可退了。一九五〇年的夏天，小女孩朵拉（Dora Glidden）和雪麗．格利登（Shirley Glidden）在床上睡著了。第二天，朵拉沒起床，雪麗還以為她只是賴床。沒想到，母親進來後才發現這個十二歲的孩子已經死了。兩年前，醫生診斷這孩子有先天性的心臟病，但孩子的父母也沒在意。心想朵拉吃飯和睡覺都沒什麼問題，身體還不錯，只是容易感冒咳嗽而已。但從一九五〇年開始，這孩子的身體明顯變差，經常呼吸困難，所以住進了明尼蘇達大學醫院。透過血管攝影，醫生發現這孩子是心室間隔缺損。當時沒法治療，所以只能回家靜養。父母雖然也有心理準備，但沒想到死神來得這麼快。

一九五二年，這對夫妻又懷孕了。第二年時，生下了兒子貴格利（Gregory）。隨著這個孩子慢慢長大，父母驚恐的發現，這個孩子也很容易「感冒」。難道這家人運氣這麼差，這個孩子也有先天性心臟病嗎？他們接著趴在孩子的胸口上聽心跳，果然聽到某些雜音，跟朵拉的心跳雜音很相似，當時夫妻兩人馬上就慌了起來。後來聽說明尼蘇達大學醫院能夠治療心房間隔缺損，他們就帶孩子來看病。檢查結果下來，這孩子的病和姐姐一樣，就是心室間隔缺損。當時靠低溫心臟手術沒辦法治療，這對夫妻的希望瞬間破滅了。但好在有人告訴他們，李拉海醫生正在實驗新的辦法，要不要去找他試試看？這也是李拉海一直等待的機會。

李拉海有個好老師，歐文．旺恩斯坦（Owen Wangensteen）。他在手術前還為李拉海加油打氣，讓他放手去做，出了什麼事還有自己扛著。能有這樣的前輩和上司真是難得！手術室裡的場面也十分令人感動，孩子的父親和孩子兩人都躺在床上等待麻醉，兩個人對望了一眼。不知道麻醉後，他們是否還能活著再見面。對父子倆來講，這都是未知數。在麻醉以後，李拉海帶領助手迅速用管子和幫浦將兩人的血管連結在一起。確定父子二人的生命跡象都平穩後，李拉海阻斷了孩子自身的血管，孩子的心臟此刻起便不參與維持生命了。他接著切開心臟，發現果然是左右心室之間有缺損，破了一個洞。

李拉海很平靜，因為這次他不必再急著與時間賽跑，他用十二針便縫好了這個缺損，這個心臟總算被修好了。下一步，則是讓這顆心臟重新回到循環系統，再次開始工作。父親和孩子之間的管子此時可以關掉了，孩子再度靠自己的心臟驅動血液循環。李拉海都還來不及擦掉手上的血跡，就跟助手握手慶祝。他們創造了歷史，這天是一九五四年三月二十六日。從這天起，心室間隔缺損這種奪走無數孩童生命的先天性心臟病，不再是不治之症。

貴格利一開始恢復得很不錯，但是過幾天後，身體狀況又不行了。李拉海認為是肺部受到感染，於是開了抗生素，但最後還是沒能挽回這個孩子的生命。四月六日上午，這個孩子看了這個世界最後一眼後，心臟停止了跳動。孩子的父母哭得泣不成聲，他們已經死了兩個孩子了。李拉海卻在此時提出一個看似過分的要求，他希望能解剖孩子的屍體。貴格利的父母強忍著悲痛，最後還是同意了。只有找到孩子的死因，他的死亡才有意義。

李拉海解剖了孩子的屍體，發現當初縫合的心臟缺損已經癒合得差不多了，修復心臟的手術沒有問題，孩子最終的死因是肺部感染。換句話說，李拉海的手術是成功的。從一九五四年到一九五五年間，李拉海總共修復了四十五例患者的複雜心臟缺損。其中有二十八位患者痊癒，而四十五個擔任生物心肺機的人一個都沒出事。有個孩子因為血型特殊，不能請父母當生物心肺機。沒辦法，李拉海找了好久後才找到一個跟孩子血型匹配的人。這名男子名叫霍華德．霍爾茲（Howard Holtz），他二話不說就答應協助手術。他跟這個孩子非親非故，卻仍然願意這麼做。當時許多前來觀摩的醫生都被震懾了，最讓人頭痛的法洛氏四重症居然也能用手術修復，一個個都佩服得五體投地！

但是，李拉海自己知道，用人體當心肺機有風險。從倫理上來講也不太合適，這只是個權宜之計。如果想從根本上解決問題，還得靠吉本的人工心肺機。一九五八年，美國梅奧診所的約翰・柯克林醫生（John Kirklin）成功用改良後的心肺機完成了兩百四十五例心臟手術。梅奧診所的強大實力讓這種技術趨近成熟，由他們改良後的設備叫做就「梅奧－吉本心肺機」（Mayo-Gibbon Heart-Lung Machine）。此時還未解決的，就只剩各種手術方法的改進了，起碼心臟從此已不再是外科手術的禁區。

隨著心臟手術的逐漸普及，一些意想不到的問題就出現了。例如整個心臟是有規律的協調跳動，要如此協調統一，肯定背後有人在發號施令、傳遞信號。竇房結就是發號施令的部位，又稱為「節律點」。竇房結發出電信號後，沿著特殊的傳導途徑傳到整個心臟。要是在動手術的時候切壞了其中某些部分，那可就會要人命了。說不定不動手術反而能多活幾天，結果一動手術就被切死了。所以李拉海想到了另一個東西，叫做「起搏器」。

心臟不跳、亂跳？電一下就能解決

人類從很早以前就開始和電這個自然現象打交道，天上打雷不就是放電現象嗎？只是那時候的人不懂這是什麼玩意兒罷了。後來義大利醫生路易吉・伽伐尼（Luigi Galvani）發現，電居然能讓死去的青蛙腿像活著的時候一樣抽動，大家這才知道，原來生物和電有關係。那時候的科學家還發明了萊頓瓶（Leyden jar），可以儲存靜電，其實就是個電容器。當有些動物心臟停止跳動後，拿萊頓瓶電牠一下，說不定還能把牠救回來呢。

十八世紀末時，有個三歲的小女孩蘇菲・格林希爾（Sophie Greenhill）從樓上摔了下來，當場就失去了呼吸和心跳。各種醫療方法全都不管用，有個叫查爾斯・凱特（Charles Kite）的醫生，決定拿萊頓瓶試試看。在充了電以後，對著孩子的心臟電了一下，這孩子當時僅有微微的顫抖。但在電了幾次以後，居然活了過來，心臟開始跳動、呼吸也逐漸恢復了。凱特醫生可說是無意之中，製造了世界上第一臺心臟去顫器。

當然，這孩子絕對不是死而復生，可能只是出現「心室顫動」。也就是心臟的電信號傳導出了問題，造成心臟無效顫動，沒辦法規律的輸送血液。用電給心臟一點刺激，正好讓心臟除顫，這件事的成功純屬運氣好。

到一八六二年時，時不時會聽到某地傳來某人已經斷氣，但在電擊之後居然又活了過來的新聞。到了一八七五年，法國物理學家加布里埃爾·李普曼（Gabriel Lippmann）用毛細靜電計測量了動物的心電訊號，人類開始一點一點摸出門道了。一九二九年，澳洲醫生馬克·里德威爾（Mark Lidwill）打造出了電動起搏器，據說十分有效。但當時的人們還是害怕將人體通電，畢竟電刑不就是用高壓電把犯人電死的嗎？他們怎麼說也不相信電能救命。所以，里德威爾也沒有對外大肆宣傳此事，設計方案也沒有留下紀錄。

一九三三年，美國醫生亞伯特·海曼（Albert Hyman）和他的工程師兄弟查爾斯（Charles）做出了手搖式的人工電動起搏器。但是他卻因此被醫學界打壓，學界根本就不接受這種東西。海曼醫生連願意生產的工廠都找不到，最後他鬱鬱而終。不過，「起搏器」（Pacemaker）這個名字是他發明的，一直沿用到今天。

加拿大的比奇洛團隊在研究低溫心臟手術技術時，也發現在溫度恢復以後，狗的心臟會停止跳動。比奇洛某次實在是沒轍了，自暴自棄般的用鑷子戳了一下左心室，不戳不要緊，這一戳居然成功引發心室的收縮。後來進一步研究後，發現用電刺激也很有效，這就是起搏器的原理。後來比奇洛的研究成果給了美國的保羅·佐爾（Paul Zoll），佐爾在一九五二年時，用自己研發的起搏器，讓一位嚴重的心臟病人心跳維持了五十個小時。這位老先生毛病不少，有心絞痛、充血性心臟衰竭、安史二氏症候群（Adams-Stokes syndrome，心律異常引起的腦缺血及循環停止等症狀）等等。但最後，這個六十五歲的老人還是撐了過來，痊癒出院了。起搏器這東西真管用啊！一九五〇年代，同時也是心臟起搏器技術開始突飛猛進的時代。

但是，佐爾的起搏器電壓高達五十伏特，電極在使用時必須貼在胸口，要是電壓過低，就無法穿過那麼厚的人體直達心臟。目前普遍認為，日常生活的安全電壓為三十六伏特，在某些情況下不會對人造成傷害，但如果超過三十六伏特，那就不一定了。雖然某些人連接觸五十伏特的電壓還是沒什麼反應，但有些人皮膚比較敏感，甚至能清楚感覺到電流的刺激，對他們來說，光是戴著起搏器就不太舒服了。當時的起搏器非常笨重，至少要用小推車才能移動。而且沒辦法用電池供電，需要用插頭接上房屋裡的交流電。也就是說，如果病人戴著起搏器，基本上就不可能出門了。

李拉海醫生當然知道這些缺點，因此他想縮小起搏器的體積，但是電壓低了又不夠用，該怎麼辦呢？不然，直接在心臟上接兩個電極？距離如果離得近一點，一點點電流就很夠用了。不得不承認，李拉海的腦子裡奇妙的想法真的很多。他後來在病人身上做了測試，效果也不錯。但起搏器那麼重的重量，他仍沒辦法改變，他也不是電子專業出身的。後來病人要下樓去照 X 光，但起搏器還插著電呢，電線又不夠長，他下不了樓啊！李拉海也為這事煩惱了非常久。

他找了一個為醫院修理各種儀器的年輕人幫忙。這人名叫厄爾．巴肯（Earl Bakken），他妻子是學醫的，他學的是電子工程。他發現醫院裡的醫生、護士們都不會修理高級電器，這可能會是個商機。於是，巴肯成立了一家叫美敦力（Medtronic）的電器公司，專門為醫院提供服務。他在明尼蘇達附近幾個州的業務都發展得還不錯，醫生如果想訂做或改造某些器材，都會來找他幫忙。

巴肯以前剛好有做過類似的研究。但他不是為了研究起搏器，而是當年在學校的時候，他自己打造了簡易的電擊棒。巴肯也正好碰上了時代的風口，電晶體此時正在逐漸取代真空管，使得電子設備的體積大大縮小。沒幾個月後，巴肯就做出了一個肥皂盒大小、採用電池供電的起搏器，並和李拉海醫生的心臟電極配合使用後，效果非常好。美敦力公司也從此快速發展，如今已經是醫療科技業的巨頭了。這是一九五七年的事。隔年一九五八年，瑞典醫生奧克．森寧（Ake Senning）完成了世上第一例起搏器的植入。後來，心臟起搏器也開始變得五花八門，體積越來越小、用電越來越省、功能也越來越多。而且也早就不僅限對付先天性心臟病，畢竟普通的心臟病才是最常見的情況。

美國曾經做過統計，**在年輕運動員猝死的案例中，肥厚型心肌病變就占了三分之一。有些人甚至到發生猝死事件後，才被發現原來心肌特別厚**，小時候並沒有及時檢查。要是小時候便發現，並及時動手術解決，可能就能提早消除隱患，避免悲劇的發生。對於心臟等由肌肉組成的部位，超音波會是不錯的檢測方法，但如果用X光就未必能看清楚了。不過，先天性的心臟缺陷畢竟機率不高，大部分都還是後天的原因。例如在天氣寒冷的時候劇烈運動，就有可能造成血管痙攣，也就是血管平滑肌強烈收縮，變得比平常狹窄，人自然是受不了的。特別是如果發生在冠狀動脈上，人大概就沒了。長期熬夜和壓力較大也會有類似的後果。

造成冠狀動脈堵塞的原因，最重要還是所謂的「三高」（高血壓、高血脂、高血糖），這個道理大家都懂。而且，如果某個血管不通暢，可以在周圍長出一些新的血管來緩解壓力。老年人的身體是長時間累積下來的結果，較常不通暢的血管，應該都已有新生的血管輔助。而且老年人活動量較小，壓力也沒那麼重，往往心臟病發作都還有機會救得過來。很多年輕人反倒是從來沒碰過，一旦遇上，八成就完蛋了。

冠狀動脈心臟病（簡稱冠心病），是目前全球最常見的死因之一，一六％的人就是因為這個毛病死亡的，這種病症也是導致病人住院的主因之一。冠心病是指冠狀動脈粥狀硬化，引起心肌供血不足，造成心肌缺血、缺氧的疾病，是現代社會嚴重威脅人類健康的常見疾病之一。冠心病的臨床症狀包括心絞痛、心律失常、心臟衰竭、心肌梗塞，甚至猝死等。儘管冠心病的問題在現代較為嚴重，但其實古人也會得這種病，從馬王堆漢墓遺址出土的「辛追夫人」，就是死於冠心病。但當然，古人對這種病也沒有什麼好辦法應對。

大約在十九世紀中期，有人在吃下硝酸甘油後引發頭痛，後來才發現，原來這東西可以擴張血管，看來是個好東西。經過不斷實驗後，人們也發現小劑量的硝酸甘油，確實可以緩解冠心病。之後，許多患有冠心病的人都會隨身帶著硝酸甘油，以備不時之需，但是這東西只能緩解冠心病的症狀，並不能根治。

到了一九二〇年代，開始出現以手術治療冠心病的嘗試。當時在心臟上動刀的技術還沒發明呢，前文有提及，要在心臟上動手術刀，起碼得等到二戰結束以後。那麼，一九二〇年代的時候，醫生們是怎麼幹的呢？說白了，就是切斷胸口的交感神經，這樣就算心臟病發作了，疼痛的感覺也不明顯。這不是廢話嗎？神經都被切斷了，還痛什麼痛？這根本就是在騙人。

當時還有一種觀點，認為減少基礎代謝可以改善心絞痛的發作。聽起來好像有點道理，但不知道哪個大夫異想天開，為了減低基礎代謝，想出把甲狀腺切除一半的點子！這一下，心絞痛雖然減少了，但其他毛病全都來了。甲狀腺在整個內分泌系統中十分重要，影響的機能太多、太複

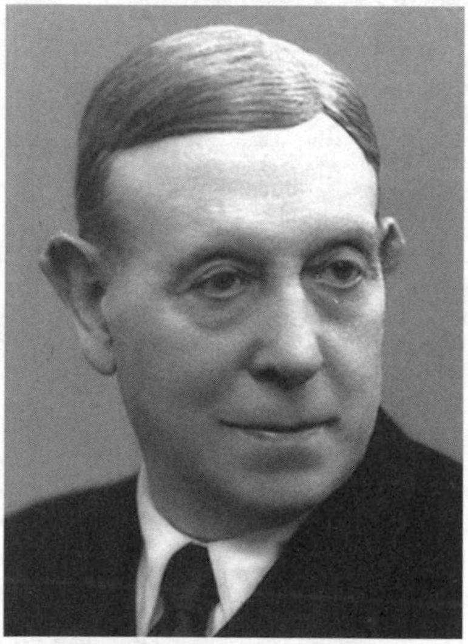

▲安東尼奧·莫尼斯，第一位拿到諾貝爾獎的葡萄牙人，不但發明了血管造影術，還是「腦白質切除術」的發明者（圖源來自維基共享資源〔Wikimedia Commons〕公有領域）。

雜了，怎麼能這麼做事呢？

說白了，當時醫生們對冠心病的認知還不夠完整，而且也不能在心臟上動刀。因此想出來的辦法全都不著邊際，甚至離題得有點離譜。但是，在面對病人的時候，醫生總不能什麼都不做吧？這可說是醫生自己「病急亂投醫」的奇妙現象。

當時人們已經知道，血管狹窄會造成一系列的問題，冠心病就是這樣。冠狀動脈本來就是為心臟本身供血，其實沒有多粗，直徑大約三、四毫米，跟電線差不多。要是堵塞了，心臟一缺血，就沒辦法好好工作了。但是，血管到底有多窄？在哪裡發生了堵塞呢？醫生要怎麼知道？難道要把胸腔打開看看嗎？在那個時代，這可不是選項之一。

那麼，用X光拍攝確認行不行呢？倒楣的是，X光對肌肉器官沒什麼反應。畢竟密度不夠，X光直接就穿過去了。骨頭的密度相對更大，能夠擋住X光。所以當我們看X光照片時，骨骼就相當明顯，但其他的結構就很難分辨。當然，有經驗的醫生雖然能一眼看出其他部位有沒有問題，但對於如此纖細的血管，還是不太有把握。

而人們在做上消化道攝影檢查時，需要服用鋇劑（硫酸鋇），也就是吃下一種X光無法穿透的東西。等待鋇劑進入消化道後，醫生就可以用X光觀察食道、胃部等部位的情況了。那麼這一招能不能應用在血管上呢？還真的有人這麼做了，不過首次突破則是在腦部的應用。一九二九年時，葡萄牙醫生安東尼奧．莫尼斯（António Moniz）將二五％的碘化鈉溶液注射進患者的腦動脈，然後透過X光拍攝患者腦部的血管影像。他在照片上可以看到清晰的血管陰影，因為血液之中的造影劑X光無法穿透。

這個莫尼斯的故事有非常多，他是個醫生，後來曾進軍政壇，當過葡萄牙駐西班牙大使，並帶隊參加過巴黎和會。後來回到醫學界後，發明了血管造影術，並發明腦白質切除術。拿下葡萄牙的第一個諾貝爾獎，不過這也成了諾貝爾獎歷史上最大的烏龍，差點敗壞了諾貝爾獎的名譽。具體發生了什麼事，在精神疾病的章節中再詳細說明，現在先點到為止。

莫尼斯當時遇到的困難也不少，第一個就是選擇顯影劑。他先選擇了溴化鋰，後來改成了碘化鈉。因為溴化鋰有刺激性，會造成患者不適。此外還有一個麻煩，就是打進去的任何造影劑都會被血液稀釋。所以要是藥水太濃了，就容易模糊成一大片黑影；但要是太稀了，分散在那麼長的血管中，最後也照不清楚。所以試來試去，莫尼斯最後選擇了二五％濃度的碘化鈉。

但顯影劑對人體還是多少有點影響，打得越少還是越好。如果想拍攝冠狀動脈，最好能直接把造影劑送進其中。否則如果改將顯影劑打進主動脈，最後能進入冠狀動脈的少之又少。莫尼斯當時並沒有這個能力，但他並不知道，就在這一年，一位德國醫生沃納．福斯曼（Werner Forssmann）將幹一件讓所有人都匪夷所思的事。那就是將一條導尿管插進自己的靜脈，並一寸一寸的將其往前推，一路直達心臟。

其實在血管內插管的想法由來已久，法國生理學家克勞德．伯納德（Claude Bernard）做出了非常了不起的貢獻，那就是在動物的血管內插管。他甚至曾將溫度計都插進動物的血管，並一路推進到心臟裡，最直接的測量了溫度與血壓。不過伯納德也承受了很大的壓力，因為在他的實驗中，動物都還活著，這些是活體實驗！敢虐待動物，就是大逆不道！就連他的家人都相當鄙視他，在伯納德臨死前，連自己的女兒都不願意進他的房門。不過，伯納德因為在醫學方面巨大的貢獻，還是享受了法國國葬的待遇。

所以，可以想像福斯曼承受的是什麼樣的壓力。他把自己的計畫告訴了同事和上司，他的上司理查．施奈德（Richard Schneider）聽後倒吸了一口涼氣，萬一這根管子插進去，讓心臟罷工了怎麼辦呢？這太危險了！在活體動物身上實驗都會挨罵了，今天你在活人身上做實驗，不是想找死嗎？

但是，福斯曼還真的這麼幹了，他把導尿管插進了自己的肘部靜脈血管，然後慢慢推進去。他還帶著這根管子，下樓到放射科照X光，看管子插到了哪裡。管子一路插到了右心房，他還想再捅進去幾公分，乾脆就這樣插進右心室算了，但是管子不夠長，只能就此作罷。他的上司施耐德差點氣瘋了，好在最後沒有出什麼意外，看來管子插進心臟不會引起多大的麻煩。福斯曼後來似乎還插上癮了，前後總共插了九次之多。

不管怎麼說，福斯曼的研究引爆了輿論，他被罵得狗血淋頭。後來，他就繼續當一位普通的泌尿科醫生。直到二十幾年後，他獲得了諾貝爾獎，大家這才想起他。就連他的孩子也沒想到，自己的老爸當年幹下了這麼驚天動地的事。福斯曼插管這件事有這麼重要嗎？當然了！**他這個舉動直接導致了兩大心臟治療技術的誕生：冠狀動脈造影術，和微創介入治療。**

一九五八年，克里夫蘭診所的法蘭克．索恩斯醫生正打算為病人做心臟造影。通常來說，醫生需要將導管從動脈插入，一直推到心臟附近，然後釋放出造影液。因為動脈血是往外流的，如果把藥直接打進動脈，肯定不會往心臟跑去，而是流向反方向。所以必須用導管把藥劑送到更靠近心臟的地方。索恩斯醫生讓病人翻了個身，這一翻，導管歪打正著的捅進了冠狀動脈。

索恩斯哪知道這件事啊，直到造影液打進了冠狀動脈，在X光上看得清清楚楚時他才發現。索恩斯冷汗都冒出來了，萬一造影劑引起患者的心肌梗塞或者是心臟驟停那該怎麼辦？好在病人什麼事都沒有，心率正常，其他指標也都正常。X光的照片洗出來後一看，結果驚人的清晰，右冠狀動脈看得十分清楚。索恩斯又在第二個病人的身上實驗了這樣的冠狀動脈造影術。隨後，他花了三年時間完善各種細節，做了幾百例檢查。人類終於又突破了一個瓶頸。過去在診斷病情時，總是依靠患者的口述：「哎呀大夫，我胸口好悶啊。」到底有多悶？哪裡出了問題？這些都只能憑病人描述判斷。但病人要是知道問題，還要醫生幹什麼呢？現在沒問題了，在X光照片下一切都無所遁形。

在此之前，雖然不知道到底問題出在哪，但也有比較粗暴的解決辦法。加拿大的醫生亞瑟・溫伯格（Arthur Vineberg）發明了一種手術，把胸腔裡的內乳動脈植入心室。管你哪裡有問題或堵塞，新建一條血管不就好了嗎？不過在他發明此方法的一九五〇年代，人們並沒有太過關注此事。要證明一個療法是有效的，需要花不少時間。不過，這個療法已經十分接近日後的心臟繞道手術了。

等到冠狀動脈造影術普及化後，就很容易檢驗手術效果了。索恩斯接待了兩位來自加拿大的病人，他們都曾動過溫伯格方法的手術。索恩斯仔細觀察了X光片，發現移植過去的血管產生了豐富的側支血管，可以說是生根了。效果實實在在的得到了證明，這個技術也就被逐漸推廣開了。

索恩斯是個內科醫生，所以他是從內科的角度去考慮問題的。有人可能會說，往血管裡插管也算內科的事？是啊，這又不是什麼大手術，這種小傷口只能算是微創而已。不過索恩斯有個同事是個外科醫生，他來自阿根廷。正是他開創了正式的心臟繞道手術，又稱冠狀動脈旁路移植術，這個阿根廷醫生名叫勒內・法瓦洛羅（Rene Favaloro）。

對付心臟的完整手段：繞道手術與血管支架

法瓦洛羅醫生非常有個性。當年他讀醫學院時，正好碰上阿根廷正義黨的胡安・裴隆總統（Juan Perón）執政。他們當時號稱將走上不同於美蘇的「第三條道路」，那時候的醫學院學生在實習之前，必須先簽字效忠正義黨。雖然這都只是例行公事，也沒人真的當一回事，但是法瓦洛羅就是不幹。這也導致他無法在大城市行醫，沒辦法，只好去彭巴草原的一個小村子當鄉村醫生。這一幹就是十二年，他還把弟弟也拉來一起幹。一點一滴開始累積，從建立手術室到添購各種設備，基本上是白手起家，他還時不時為村民解講健康科普知識，別說有多辛苦了。但這也是一種鍛鍊，這對兄弟從內科、外科、婦產科到兒科全都包辦，是標準的全科醫生。

當然，法瓦洛羅並不甘心在村子裡待一輩子。一九六二年，他把醫院交給了弟弟，自己攜家帶眷前往美國克里夫蘭（Cleveland）。他原本在阿根廷學醫時，考試就常常是第一名，成績好得沒話說，到了美國後他依然是學霸，很快就克服了語言這一關，考得了醫師資格。在克里夫蘭診所當了醫生，也就成了索恩斯的同事。當時冠狀動脈造影術剛發明沒多久，他每天都抱著一大堆X光照片回家研究，凡是有不懂的就跑去問索恩斯，畢竟人家經驗比較豐富。

一九六六年，法瓦洛羅在克里夫蘭診所成功完成世界上第一例，使用大隱靜脈的冠狀動脈旁路移植手術，而且他還確立了在正中開胸、血管吻合等技術細節。此次使用的大隱靜脈，是腿上的一條血管，人體中有一些血管不那麼重要，所以可以挪作他用。有了冠狀動脈造影術的加持，心臟繞道正式變得可能。從主動脈上接一條血管，連接到堵塞血管的下游，不就大功告成了，堵塞點不就被繞過去了嗎？

一九七〇年，第六屆世界心臟病大會在倫敦召開，法瓦洛羅的學術報告征服了在場的多數學者和醫生。他們開始相信心臟繞道手術可以預防病人心源性猝死，並延長病人的壽命。許多人都跑到克里夫蘭診所學習這種手術，逐漸的，心臟繞道手術開始在世界上普及了。法瓦洛羅也在同年達到事業上的高峰，但他接著馬上回了老家阿根廷，他建立了以自己名字命名的基金會，還有一家私立醫院，專為窮人服務，他覺得讓窮人看不起病

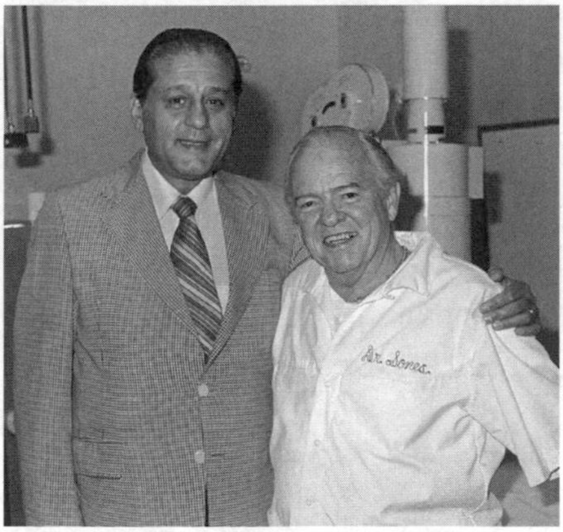

▲勒內·法瓦洛羅（左）與法蘭克·索恩斯（右），兩人在克里夫蘭診所同事期間，徹底改變了冠狀動脈疾病的治療方法（圖源來自維基共享資源〔Wikimedia Commons〕，由ClevelandClinicES上傳）。

的社會是可恥的。在拉丁美洲左派思想盛行，有這種想法也不讓人意外。後來著名的革命者切・格瓦拉（Che Guevara）不就是學醫的嗎？他甚至比法瓦洛羅還小了五歲呢。

法瓦洛羅可以說為這件事耗盡了心血，他培訓了大量的醫生，並建立研究所和實驗室。他還經常親自為窮人動手術，全都是由自己的基金會出錢。二〇〇〇年時，阿根廷爆發經濟政治危機，全國經濟崩潰，他的基金會也欠債一千八百萬美元。美聯準（按：Federal Reserve System，全名為聯邦準備系統，美國中央銀行體系）還敦促阿根廷政府資助法瓦洛羅的基金會，但根本就沒人回應。

二〇〇〇年七月二十九日，時年七十七歲的法瓦洛羅開槍自殺。這個拯救了無數心臟的人，用三十八毫米口徑的左輪手槍打碎了自己的心臟。他在給侄子的遺書中說道，自己非常失望，總覺得自己像個乞丐一樣，在政府面前乞討，他受夠了。這麼多的醫療機構都因為沒錢而維持不了，他為窮人付出的已經太多了，何況這本來就應是政府的責任。

人們常說「性格決定命運」。這句話套用在法瓦洛羅身上非常恰當。當然，用在另外一位心臟介入治療技術的開創者身上，也十分合適，這位醫生叫做安德烈亞斯・格倫齊格（Andreas Grüntzig）。他是德國人，後來搬到了瑞士。在一場講座中，他了解到美國醫生查爾斯・多特（Charles Dotter）意外發明的一種導管。一九六三年，多特醫生正在照常為病人實施血管造影術，需要將導管插進血管。但沒想到，這根管子硬是把血管狹窄的部分撐開了，血流一下就變得很通暢，這次純屬意外。

一九六四年，一個八十三歲的老太太腳上長了壞疽。也就是該部位血流不通，已經壞死了，並造成腐敗或者感染。眼看保不住了，只能截肢，但老太太怎麼樣也不肯，這位醫生沒轍，只好去找多特來請教。結果多特三兩下就把老太太腳上的血管疏通了，長了壞疽的部位逐漸好了起來。儘管第二年，這位老太太還是因為別的病離世，但起碼離世時雙腿是完整的，沒有任何殘缺。

多特就沿著這個思維開始發想各種能利用導管操作的事。例如清理血管時，不需要麻醉和拿刀切開，用這種介入治療的方式更方便快捷。這種操作實在是有點四不像，在內科眼中看起來像外科的活，但外科看了又覺得像內科的事。但是，這畢竟是一種全新的突破，原來除了吃藥和開刀以外，還有其他的治療方法。

一九七四年，安德烈亞斯在多特的基礎上，研發出了氣球導管。這東西的原理，是將導管頂部的氣球以充氣的方式膨脹，並藉此擴張血管。原來狹窄的地方被撐大了，那不就變暢通了嗎？一九七五年，他在美國心臟病學會的會議上展出成果。但在當時，並沒有人相信這個玩意兒能對付血管的狹窄和堵塞。

好在，事實勝於雄辯。一九七七年九月十六日，在一面倒的質疑聲中，安德烈亞斯頂著壓力為一位病患做了冠狀動脈擴張術。成功用導管前端的氣球，撐開了血管狹窄的地方，這一刻被載入了心臟病學的史冊。同年，安德烈亞斯再度回到美國心臟病學會報告，這次迎接他的是熱烈的掌聲。他終於成功了，從此治療冠心病又多了一個方法。但是安德烈亞斯自己卻相對冷靜，他知道那些用氣球撐開的血管裡，有約三〇％～五〇％會慢慢縮回來，血管是有彈性的。也就是說，這種方法雖然傷口很小，操作也方便，病人更不需要大動干戈、開膛剖肚，但仍遠不及心臟繞道手術的穩定。畢竟開了一條新的血管，通了就是通了，沒通就是沒通，效果是不會打折扣的。

一九七八年，另一位醫生烏立克．希格瓦特（Ulrich Sigwart）自己做了七例冠狀動脈擴張手術。當時這種技術還很原始，有諸多弊病。最要命的是，每二十個做了這種手術的人中，就有一個會發生心臟栓塞，導致急性血管阻塞，需要馬上做心臟繞道手術。希格瓦特就思考，該如何改進這個技術，畢竟這項技術是有希望和手術分庭抗禮的。

隧道修建工程給了希格瓦特很大的啟發。不管是挖地鐵隧道，還是穿越高山的隧道，都需要用鋼材加固結構，也就是每挖出一段，就馬上用鋼板把周圍的牆壁撐起來。現在有了隧道鑽掘機後，這個工程可以一氣呵成，前面一邊開挖，後面就接著貼上鋼板。希格瓦特這就想到，必須要有個什麼東西，在血管撐大後繼續保持形狀，讓血管不會縮回來。

經過一段時間的腦力激盪後，他們做了一個金屬網，讓血管一旦撐開就不會縮回來。希格瓦特用動物做了很多實驗，但還沒有在人體上使用過。直到一九八六年，他在洛桑大學演示血管擴張手術，病人是一位五十六歲的心絞痛患者。當時的手術結果挺不錯，大家都很滿意，於是就去吃飯了。希格瓦特醫生則留下和患者聊天，但聊著聊著，患者的臉色就變得不對了，表情非常痛苦。希格瓦特心想不好了，便馬上把病人送回手術室。按理來說，這時應該要馬上動心臟繞道手術。但是希格瓦特和助手們決定讓支架試試看，這是史上第一次為活人安裝心臟支架。

果然，在支架撐開了血管後就沒事了。血流十分通暢，支架效果十分顯著。六個星期後，這位患者在另一邊的冠狀動脈也裝上了支架，他最後活到八十四歲才離世。心臟支架技術經過不斷的發展後，材料不斷改變，最終成了治療心臟病的利器。

第一位接受做氣球擴張術的病患，在二〇〇七年時還活得好好的，可惜已無法追蹤到他現在的情況。當時他接受手術時才三十八歲，主治醫生安德烈亞斯也是三十八歲，可惜後者在一九八五年駕駛私人飛機時失事。所以，他沒有親眼見證支架技術的誕生，實在遺憾。

至此，造影、心臟繞道、支架，三大技術全都湊齊了。光是二〇一七年，中國就安裝了七十五萬組心臟支架。美國人更多，一共安裝了一百萬組支架。美國人口只有中國三分之一，這個數量十分驚人。美國也因此有在討論，對於沒什麼症狀的患者，是不是一定要安裝支架的問題，這就與中國的情況不太一樣。

冠心病是很常見的疾病。儘管有了治療技術，但對待這種病仍然不能掉以輕心。如今很多病都開始年輕化，過去老人容易得到的病，現在也不少年輕人在為此受苦。心臟病跟三高密切相關，和空氣汙染也有關係，兩者都會加大心肺的負擔。外面空氣不好的時候，能少出門就少出門吧。萬一碰上有人心臟病突發，請馬上撥打一一九，一切聽從醫生指示。如果發生猝死，必須馬上做心肺復甦術。因為大腦一旦長時間缺血，那就出大事了，人腦對於缺氧是非常敏感的。

在心臟上動刀是很難的一件事，出現的時間非常晚，但在腦袋上動刀的技術反倒淵遠流長，在世界各地都有發現早期人類打開顱骨的舉動。考古學家們挖出了一個頭骨，發現在頭頂上有個圓圓的洞。這個洞肯定不是自然原因造成的，十之八九是人類開的，否則不會這麼圓，可見古人已經掌握了某種環切技術。

看不到患部，就用猜的？腦部手術之始

古人相信有鬼魂附身。當有人口吐白沫、癲癇發作時，他們不會認為這是病，而會以為是鬼神附體。因此想打開頭顱，讓裡面的東西跑出來。古代巫醫不分家，醫生想在頭上開洞也不意外。傳說，華佗就曾想劈開曹操的腦子治療偏頭痛，好在他沒成功，要是真的一斧砍下去，真不知道他要怎麼收場。這個大洞他打算怎麼補上呢？現在被發現的開洞頭骨，在傷口邊緣還有生長的跡象。這就說明在開洞之後，這個人並沒有馬上死去，起碼還活了一段時間。但是，他們多活的這點時間並不足以讓這個洞癒合。要是華佗真的對曹操腦袋動手，估計最後也會是這個下場。

從早期人類開始，一直到十九世紀末，這個狀態沒有改變。在腦袋開洞的固然不少，但能活下來的幾乎沒有。直到外科手術技術大幅進步，事情才有了改變。

一八七九年，英國的威廉・馬克文（William Macewen）在格拉斯哥做了一例開顱手術，並切除一個腦膜腫瘤。一八八一年，他為另一位腦部化膿的病人開顱，引出膿液。至此，人類已能小心翼翼

的打開頭顱，而且人在手術後還能活下去。對於心臟，醫生們很清楚是怎麼回事。心臟的功能雖然重要，但構造相對簡單，製造心肺機來代替心臟似乎沒有那麼難。但是腦子太複雜了，醫生們只能盡力小心應對。腦細胞數量共有上千億個。誰知道一刀下去會引起什麼後果呢？

更要命的是，頭骨是硬的，哪裡出毛病了，醫生根本無從得知。畢竟摸也摸不出來，看也看不見，該在哪兒下刀才好呢？人的大腦可不是西瓜，不能整個剖開後就這麼放著。最好能在患病部位開個洞，越小越好。即便後來有了X光，但這件事仍然很艱難，因為大腦是軟組織，X光是很容易就穿過去，影像上也沒辦法看得太清楚。儘管從馬克文開始，大家都在嘗試打開頭顱，但效果始終很差，病人死亡率高達八〇％。腦部實在是太複雜了，而且十分脆弱。要不然，為什麼外面會有這麼硬的頭骨保護呢？

第一個突破這件事的，是美國醫生哈威．庫欣（Harvey Cushing），這個人被稱為「神經外科之父」。看了這麼多案例之後，我們應該了解，凡是這種「之父」，往往都是新時代的開創者。但是，庫欣其實不是第一個幹這件事的，起碼馬克文就比他早得多。真的說起來，馬克文和維克多．霍斯利（Victor Horsley）這兩個英國醫生應該才算是神經外科的奠基者。那麼庫欣究竟比起前輩們，強在哪裡呢？

一九九一年，耶魯醫學院的幾個學生正在喝酒聊天，談起大樓地下室裡神祕的地方，據說那裡擺滿了大腦的標本。哪個大學沒有神祕的傳說呢？其他學校頂多口耳相傳一下罷了，但是耶魯醫學院的這幾個學生可不是吃素的，膽子很大。這幾個人到了地下室，穿過舊管道，還搬開了不少冷戰時期儲備的鐵桶，一路上很多奇怪的障礙物。盡頭小房間的門鎖著，他們用迴紋針把鎖打開，開了這間破房間的大門。找到電燈開關後打開了燈，這才看到，裡面架子上擺著一排又一排的大玻璃罐，裡頭泡著的全都是大腦和腫瘤的標本。

庫欣留給世人的遺產，就此重見天日。庫欣所切除的所有腫瘤，都被他保存下來了，而且病人在每個手術的滿周年時，都要向他彙報恢復情形。許多病人死後，都把遺體捐贈給庫欣。庫欣從哈佛醫學院退休後，帶著他收集的標本和七千冊書籍回到母校耶魯，建立了這個圖書館。可惜這些標本和圖書放在地下室，後來逐漸被人遺忘了。庫欣還留下了上萬張病人的照片，現在學校正在整理，大概有兩千五百張已經編入資料庫，大部分還在等待處理。我們可以看到，庫欣靠自己建立了如此龐大的資料庫。他也就是憑藉這些資料，進而找到腦瘤的規律。

庫欣發現，腦子和身體有某種對應關係。醫生只要發現身體某個部位患病，就能知道大腦對應的那個部位有腫瘤。在這些研究的基礎上，他最先提出了顱內腫瘤的診斷、分級和分類方法。他還發現，巨人症、侏儒症等現象都和腦下垂體有關係。他對腦下垂體的研究非常深入，某次趁著老婆不在家，他還召集了一大群侏儒症患者到家裡做實驗。一九一二年，他發表了《腦下垂體及其病症》（*The Pituitary Body and Its Disorders*）一書，論證出僅有豌豆大的腦下垂體，就是影響人類成長機制的主要腺體。

庫欣還是神經外科學史上傑出的手術技術革新家。早在一九一七年，他就提出了神經外科手術的操作原則：手法細膩、止血徹底、盡力保護腦組織等。所以與其他人相比，他經手的腦手術死亡率為七·三%，而同期內其他統計則為三七%～五〇%。有個更誇張的說法：庫欣之前的腦部手術，十之八九活不成；在庫欣之後，十之八九都能活下來。可見他對神經外科所做的貢獻如此之大。退休後，庫欣轉向研究醫學史，也因此收集了大量的古代醫學書籍。七十歲的時候，他在搬動一大堆古書時心臟病發去世了。

以當時的技術，能做到的也就是庫欣這個程度了。但說到底，醫生們對大腦裡發生的事情還是一無所知，只能靠外部的症狀來猜測腦瘤的部位。醫生會依靠這種辦法精確打開頭骨，精確下刀切除表面的腫瘤，但對腦部深處仍束手無策。若想解決深處的問題，就必須等待醫學影像技術的突破。

一九六〇到一九七〇年代，影像醫學的大爆炸終於來臨，醫生們終於能有一雙看透人體的慧眼了。

20 讀圖時代：我要一雙透視之眼

在大腦動手術，最大的麻煩是不知道毛病出在哪裡。因為人的大腦被頭骨嚴密包裹著，根本看不透，又不能像開核桃一樣砸開它。醫生需要先確定位置，然後再下刀，盡可能減小手術帶來的損傷。庫欣為什麼被稱為「神經外科之父」呢？因為他找到一種能確認腦部病變位置的方法。腦部病變其實對身體的不同部位都有影響，透過這些影響，可以反推是大腦的哪一部分出了問題。這是人類首次有方法了解大腦哪裡出了毛病。但是，庫欣的辦法有不小的局限性，可能會出現誤判，畢竟這是一種間接判斷的方法。說白了，還是因為腦袋瓜是不透明的。當時，唯一一種觀察人體內部的影像技術，就是所謂的 X 光，但是 X 光也無法看清楚腦組織，實在是無能為力。

第一次看穿人體：X 光

X 射線是德國物理學家威廉．倫琴（Wilhelm Röntgen）發現的，因此他也因此成為世上第一個諾貝爾物理學獎得主。人類第一次知道有這種能夠穿透皮肉的射線，當時清朝的李鴻章路過德國時，還拍了一張 X 光照片呢，他是歷史上第一個拍攝 X 光照片的中國人。可別說，李老先生其實還挺時髦的。當時倫琴正在用真空管研究陰極射線，他使用的真空管其中一端是陰極，另一端是陽極。在這兩端加上高壓電，陰極上就會有電子流發射出來。當時大家不知道這是什麼東西，只知道這種射線會讓螢光粉發光。後來英國的約瑟夫．湯姆森（Joseph John Thomson）證明這就是電子，所謂的陰極射線就是電子流。

一八九七年，德國物理學家卡爾．布勞恩（Karl Braun）發明了一種新的陰極射線管，也叫「布朗管」或「映像管」，其實就是陰極射線管的一種變形。假如陽極是一個圓圈，而不是金屬板，那麼電子在衝過這個圈的時候會減速，但仍然煞不住車，一直往前飛，直到最後打在螢光粉上，顯示出一個亮點，這就是映像管顯示器的雛形。老式電視機使用的，就是這種陰極射線管。

當時研究陰極射線管非常熱門，人類就這麼誤打誤撞的撞進了電子學的大門。倫琴發現，電子束打到金屬上以後，會發出一種奇特的光，這種光就是X射線。電子打在金屬板上，有兩種方法產生X射線。一種是電子束撞進金屬板，速度大大下降，動能損失了不少，這些損失的動能就變成了一個個光子發射出去。光子的頻率取決於電子的動能變化，光子的能量等於普朗克常數（按：物理常數，用以描述量子大小）乘以頻率。電子的能量變化非常大，因此釋放的光子頻率也很高，達到了X光的波段。

還有一種情況是，高能的電子把金屬原子裡的電子打跑了，導致空出一個洞，自然會有其他電子來遞補。這個遞補過程會釋放出能量，高能階的電子跳到低能階時，會釋放出光子，而且是會以X射線的方式釋放出來。這也是陰極射線管X射線的另一個來源。

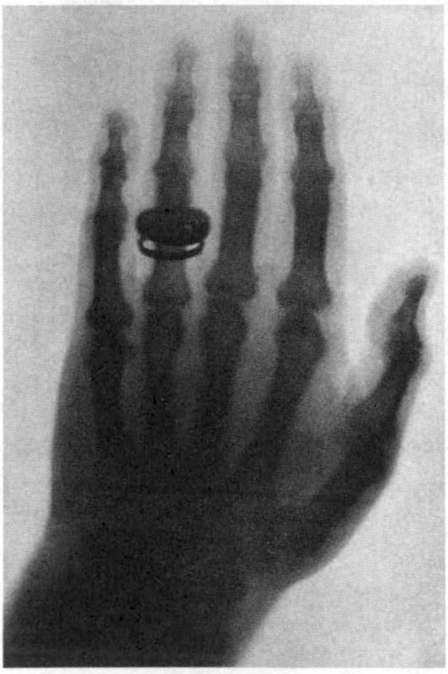

▲倫琴為好友兼解剖學家阿爾伯特．馮．克立克（Albert von Kölliker）拍攝的X光照片，後者在日後發現了粒線體（圖源來自維基共享資源〔Wikimedia Commons〕公有領域）。

有了X光後，人們就可以看清楚骨折一類的創傷情形了。或是如果有根針紮進肉裡，也能看得一清二楚。所以，X光在醫療方面是個非常重要的突破。一戰期間，瑪麗．居禮（Maria Sk odowska-Curie）就把X射線透視機裝到了汽車上，並組織戰地流動放射車。她還協助組建了法國的軍用放射中心，看得出來，居禮是很愛法國的。當時的歐洲打成一團亂，某個士兵中彈了，用X光一照，身體裡的子彈碎片全都看得清清楚楚。X光可以說引發了醫學的技術革命，由此，醫學大家庭又多了一門專門的學問，那就是影像醫學。

當X射線剛被發現時，美國的發明大王湯瑪斯．愛迪生（Thomas Edison）也在研究X射線，他發現用鎢酸鈣來製作螢光幕，效果比倫琴好上不少。所以，愛迪生發明的螢光幕後來成了放射科醫生們的最愛。不過愛迪生的助手克拉倫斯．達利（Clarence Dally）因長時間暴露在X光下，且沒做任何防護，年紀輕輕就得了癌症。愛迪生因此馬上放棄了對X射線的研究，他也是最早意識到X射線安全隱患的人之一。

當時，大部分人都不知道X射線對身體有一定的傷害性，不少女性把自己的X光骨骼照片當作一種時尚，還拿去送人呢。

X射線幾乎已經到了濫用的地步。如果要買雙鞋，只要在X光的機器上站一下，店家就會拍一張腳底的X光照片存檔，以後買鞋不用量尺寸，直接看X光照片就好了。

甚至有很多準媽媽，肚子裡懷了小寶寶，迫不及待想看胎兒的樣子。用X光一照，骨骼看得清清楚楚，準媽媽們很開心，但孩子就遭殃了。倫琴剛剛發現X射線不久，就有人用X光拍攝胎兒的照片。但很快的，大家就發現X射線可能會造成胎兒缺陷，例如小頭症和發育遲緩，甚至會造成流產。當時X光機的靈敏度不太好，因此需要很大的劑量。現在的X光機靈敏得多了，劑量也小很多。至於在現代，有些問題到底需不需要照X光呢，一切還是聽醫生的吧。

X光作為一種游離輻射，對人體有一定傷害。但毫無疑問，X光也是一種診斷的利器。我們當然要趨利避害，盡量減少X射線帶來的傷害，沒事就別隨便照了。X光成像反映的，其實主要是密度的資訊。X光幾乎無法穿透金屬，骨骼的密度比較大，因此也很難穿透，這些東西都會在膠捲上留下清晰的印子。但皮肉基本上擋不太住X光，所以只會留下很淡的痕跡。想想看，皮肉的影像本來就很淡了，還是一層層疊在一起的，即便想看也沒法看，這就是X射線的缺陷。例如血管就不能用X射線檢查，腸胃也無法在X光下看見。因此，才有了血管造影劑和鋇劑。只有採取這樣的辦法，才能看清楚這些結構。但這些仍然是扁平的圖像，血管就像層層疊疊的樹枝一樣，哪個在前，哪個在後呢？不好意思，影像中無法分辨。

那麼，這個問題如何解決呢？說來也奇怪，**解決這個問題的並不是醫學界的人，而是分別來自物理學界和電子設備開發商。更讓人意想不到的是，一九七九年的諾貝爾生理學或醫學獎就頒發給了這兩位標準的「圈外人」**。這兩位一個叫阿蘭·科馬克（Allan Cormack），來自塔夫茲大學（Tufts University）；另外一個叫高弗雷·豪斯費爾德（Godfrey Hounsfield），他來自英國電氣與音樂工業有限公司（Electric and Musical Industries Ltd），是位工程師。

一張看不清楚，那就多照幾張：CT造影技術

這家電氣與音樂工業有限公司可不得了，其英文縮寫是「EMI」，聽起來很耳熟吧。他們生產了大量的無線電廣播設備，在二戰期間還研究過立體聲錄音、雷達訊號處理，還研發了光電倍增管。他們也曾是唱片業霸主之一，不過現在EMI已經被收購了。

儘管這家公司很厲害，但說到底也就只是一家設備公司。因為這兩位都不是醫學界的人，所以當

消息宣布的時候，大家都一臉茫然，這兩位是誰啊？找來他們的英文個人簡介後，翻來翻去也沒看到博士字樣。原來這兩位都沒拿過博士學位，這在諾貝爾獎得主裡是非常少見的。頒獎詞裡倒是把他倆的貢獻寫得清清楚楚：他們發明了電腦斷層掃描（computed tomography，縮寫為CT）。這是自倫琴發現X光以來，影像醫學領域最大的一個發明。CT可以呈現出人體的立體結構，這是過去的醫生們想都不敢想的。

打個比方來講，如果人從一片樹林的外面看進去，就能看到枝葉重疊在一起的影像。如果想看出誰遠誰近，以及被遮擋的部分，只要繞著樹林走一圈就可以了。在繞圈的過程中，人就有機會看到那些被遮擋的部分。大腦也會自動去拼接這些資訊，最後在腦中構建出對這片樹林的立體印象。

CT掃描也是一樣的道理。在X光照片裡，身體的皮膚、組織、骨骼等結構都被壓扁了，變成一張扁平的照片。沒關係，那我們繞著圈多拍幾張，最後用計算機演算法把立體結構拼接出來。相關的演算法其實早在一九一七年就被提出了，但沒人想到可以這樣用。而CT掃描出來的照片，其實就是人體某個截面的影像。就像切黃瓜一樣，一根黃瓜可以切出無數個截面，把這些截面拼起來，就能組合出立體的人體透視結構。斷層掃描的方法不僅可以用在X射線上，用在其他探測手段上也十分好用，畢竟演算法是通用的。

科馬克出生在南非，在一九五七年發明了X光在人體內衰減的演算法，算是為CT技術奠定了理論基礎。但是他沒錢，沒辦法自己製造一臺原型機。一九六三年，科馬克移居到美國，在美國製造了第一臺CT原型機。一九六六年時，科馬克拿到了美國國籍。豪斯費爾德則是英國人，他在一九五一年進了EMI當工程師，完全不知道科馬克的存在。他自己研究斷層掃描技術，在一九六八年時，他拿到了專利。一九七一年，豪斯費爾德研發出了第一臺實用的CT機。當時還叫EMI掃描機，畢竟是EMI公司的產品。

產品研發出來了，總要做測試吧。為了不洩露技術機密，他們找了倫敦郊區的一家小醫院。在十月一日這一天，讓一位腦部患有腫瘤的女士接受CT檢查。這臺機器只能掃描頭部，雖然最後處理出的圖像還很模糊，但這已經創造歷史了。

一九七二年，豪斯費爾德在英國放射學年會上公布了這個成就，當場引起轟動。一大群公司都衝進了CT這個領域，一大群聰明的腦袋一起推動著技術的進步。很快的，CT機就從只能掃描腦部進化到全身都能使用，前後發展出了五代技術，空間解析度和時間解析度大大提升。CT技術也存在著類似摩爾定律（按：Moore's law，由英特爾〔Intel〕創始人高登．摩爾〔Gordon Moore〕提出，內容為：晶片上能乘載的電晶體數目，約每兩年將增加一倍）的規則，每十八個月技術就成長一倍。不過，這個趨勢到二〇〇七年時已經消停，技術發展進入比較平緩的時期。

話說回來，儘管CT斷層掃描技術實現了X光照片的立體化，許多過去疊在一起而無法看清楚的結構，現在都能看見了，但這畢竟還是X光攝影。X光的缺點，CT仍然是有的，例如密度相差不大的軟組織之間無法分辨，特別是大腦。就在CT技術誕生之後的兩年後，另一項重要的醫學影像技術誕生了，那就是核磁共振技術（Nuclear Magnetic Resonance，縮寫為NMR）。核磁共振成功解決了密度接近物質無法分辨的問題，當然也造就了一大批諾貝爾獎得主。

有了核磁共振，再軟的組織也無所遁形

核磁共振從原理上來講，比X光複雜多了。簡單來說，一開始，核磁共振的相關研究還是個純粹的物理學科目，最早開始研究的是奧托．斯特恩（Otto Stern）。他曾經當過愛因斯坦的助手，一九一九年到了哥廷根大學，在另一位物理學家馬克斯．玻恩（Max Born）手下工作。後來因為研

究質子的磁矩和分子束方法，而獲得了一九四三年的諾貝爾物理學獎，他發現質子是有磁性的。

他和瓦爾特・革拉赫（Walther Gerlach）兩人完成了一場著名的實驗：用高溫把金屬銀氣化後，變成一束分子束，並讓其通過非均勻的強磁場，看看會在螢幕上留下什麼痕跡。按理說，即便原子核有磁性，磁性方向也是雜亂無章的，透過強磁場後應該會在螢幕上留下整片的痕跡。但奇怪的是，銀原子在螢幕上留下的痕跡不是一片，而是分離成好幾條線。這就說明，銀原子的磁矩只能取幾個有限的值。這就驗證了德國物理學家阿諾・索末菲（Arnold Sommerfeld）的預言，空間的磁矩也是量子化的。其實銀原子的磁性只來自最外層的那一個電子，電子是會自旋的。

那麼斯特恩的發現和核磁共振到底有什麼關係呢？這個發現告訴我們，原子是有可能在磁場的作用下，整整齊齊排好隊的。沒有這個特徵，核磁共振也就不可能實現了。曾經在斯特恩的實驗室工作過的伊西多・拉比（Isidor Rabi）把斯特恩的實驗方法帶回了美國。他發現，用強磁場可以讓原子核的磁矩方向排得整整齊齊，然後再疊加一個快速變化的電磁場，也就是無線電波，原子核的磁矩方向便會被翻轉。

簡而言之，拉比的發現也就意味著，我們可以用強磁場和無線電波操控原子核。一九四四年，拉比拿到了諾貝爾物理學獎。當然，當時是二戰期間，許多科學家都在為軍方服務。費利克斯・布洛赫（Felix Bloch）和愛德華・珀塞爾（Edward Purcell）在麻省理工的輻射實驗室認識了拉比，並從他那裡學到核磁相關的許多知識。戰爭是高科技的催化劑，二戰期間的三大技術：雷達、原子彈、青黴素都深深改變了人類社會。當然，還有一些被低估的技術，例如聲納探測潛艇的技術，但這個我們暫且不提。

二戰一結束，這兩位馬上就開始了核磁共振的研究。他們發現，在強磁場之中，原子核就像個小磁鐵，排列得整整齊齊。若施加無線電波，原子核就會吸收這些電磁波的能量，這就是所謂的「共振」。一九五二年，這兩位也拿了諾貝爾獎，至此跟這件事有關的已經有四人拿了諾貝爾獎了。

當時有些商業直覺敏感的人，如瓦里安公司（Varian）就把核磁共振應用到工業上，並為一家石油公司打造分析儀。一九六五年，人們開始利用核磁共振技術來測定物質的結構。一九七一年，美國的雷蒙德．達瑪狄恩（Raymond Damadian）發現腫瘤的核磁共振訊號和普通的組織並不一樣，這也就意味著，核磁共振技術可以應用於醫學領域。一九七三年，保羅．勞德柏（Paul Lauterbur）和彼得．曼斯費爾德（Peter Mansfield）分別發表文章，闡述了核磁共振成像的原理。他們都認為，用線性梯度場獲取核磁共振的空間解析度是一種有效的解決方案，因而為核磁共振成像奠定了堅實的理論基礎。後來，他們拿了二〇〇三年的諾貝爾生理學或醫學獎。

到了一九八三年，美、蘇兩國的核子競賽越演越烈，美國老百姓一聽見「核」這個字就頭痛。核磁共振的縮寫是NMR，也就是核＋磁＋共振，再怎麼樣也要用三個字母代表。後來為了避免刺激大眾情緒，把「核」字去掉了，縮寫也改成了MRI（磁振造影技術，Magnetic Resonance Imaging）。

說了這麼多，很多人可能還是搞不清楚，到底核磁共振是怎麼運作的呢？打個比方，現在操場上有一群小學生，站得雜亂無章，每個人面對的方向都不一樣。音樂一響，他們要開始跳健身操了，一大群人立刻就站得整整齊齊，臉都朝著音響的方向。人體裡也有大量的原子，氫離子特別多，畢竟這是水的主要成

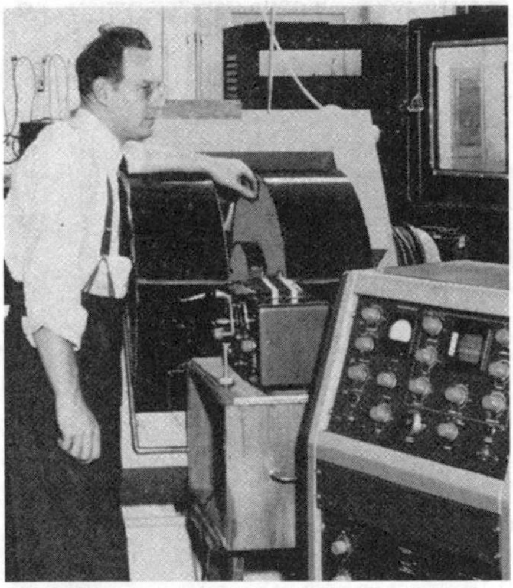

▲1957年，位於美國國家標準局的一臺核磁共震裝置，此時僅用於分析及研究固體，尚未引入醫療領域（圖源來自維基共享資源〔Wikimedia Commons〕，由Ptrump16上傳）。

分。而氫的原子核就是一個質子，這個質子有磁性，就像一個小磁鐵一樣。外界一施加強磁場，氫離子就會排得整整齊齊。

這時，給這些質子施加特定頻率的無線電波，恰好能和這些質子產生共振，質子被拉升到了高能階。就好比音響開始放音樂了，學生們一個個都開始跳操，而且跳得很認真。等到音樂一停，學生們每個都像洩了氣一樣，動作開始緩和下來，接著又開始變得自由散漫，站得亂七八糟的。核磁共振跟這個過程差不多，一旦外界的電磁信號消失，氫離子就會逐漸恢復到自由散漫的狀態，從整齊劃一變得混亂，這個過程會釋放出能量，也就是光子。這些光子，就是我們能探測到的影像，這些光子攜帶著身體內部的資訊跑了出來，我們便可以根據這些資訊拼接出影像。

但是，大腦裡面那麼多的氫原子和質子，即使有光子釋放出來，也會全部混在一起，要怎麼分辨呢？這是個好問題，其實是有辦法的。就拿腦部核磁共振為例，首先在周圍產生一個不均勻的磁場，從上到下，磁場強度都是不一樣的。為什麼要不一樣呢？其實就是在為每個氫原子核「拉弦」，這裡需要把每個氫原子核都想像成一根琴弦：拉得緊，共振頻率就高，拉得鬆，共振頻率就低。人在核磁共振儀器裡躺下後，從上到下，每一根弦的鬆緊都不一樣。

發出特定頻率的無線電波時，並不是所有的氫原子核都跟著共振，只有某一區頻率對上的原子核會共振，然後將電磁信號撤銷，這一區的氫原子核開始釋放光子，外面的感測器也馬上開始記錄。然後改變頻率，換下一區。就這麼一層一層掃描，最後就能拼出一幅完整的影像。

所以，核磁共振和X光並不一樣，因為核磁共振並沒有用X光照射。醫學核磁共振主要是靠氫離子，氫的原子核，也就是質子。也因為這樣，核磁共振攝影在水分含量多的地方效果較好，水分較少的地方就相對差一點，這個特徵恰好與X光及CT相反。**核磁共振應用在骨骼時反而效果不佳，但骨骼上的肌肉、韌帶、軟組織，都可以看得一清二楚**。所以當運動員受傷了，都是用核磁共振檢查的，看看是否有韌帶拉傷，或是肌肉出了問題等。骨頭的情形還是得用X光或CT來看，這兩者是互補的。所以有時候醫生會讓你一次做兩個檢查，可不是為了多收錢啊！

有了現代化的CT技術和核磁共振技術，現在醫生檢查腦部病變，已經比庫欣那個年代方便、精確得多了。**現在的醫生都有一雙透視眼，能看穿人的頭骨、看穿大腦結構，這都是醫學影像技術的功勞**。醫生們現在可以將CT和核磁共振的資料匯整，得到腦部的立體影像，接著慢慢的研究並確定手術方案。最後在儀器的監控之下，為腦部動手術。

現代腦部手術用的工具是「雙極電刀」，它的形狀像個長長的鑷子，頂部是通電的電極。大腦其實跟豆腐的質地差不多，甚至比豆腐還要細膩。下刀的時候需要格外小心，能少切一部分就少切一部分。土耳其的醫生蓋其．亞薩吉爾（Gazi Ya argil）發明了以專用顯微鏡輔助，順著大腦結構縫隙，深入內部切除病變部位的技術，這就是所謂的「顯微神經外科」。這種手段，在庫欣那個年代是無法想像的。

當然，能不切最好就不切，對付帕金森氏症（Parkinson's disease）或癲癇等疾病時，可以在大腦植入電極，用人為的電刺激來糾正大腦錯誤的電信號。但該在哪裡植入呢？這還是得靠影像醫學來確定。這種變革用「天翻地覆」來形容，一點也不為過。

核磁共振和CT技術不僅大大推進了神經外科發展，對人腦的研究也發揮了巨大作用，這種醫學影像技術是人類技術史上一座偉大的里

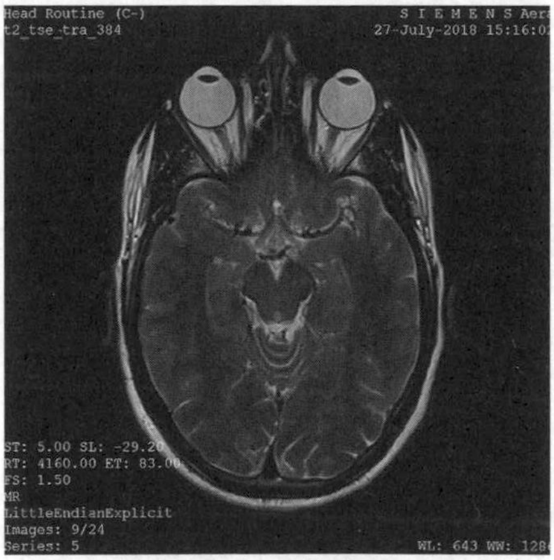

▲一幅現代的核磁共振影像，除了可以看見腦部等軟組織外，分層攝影的技術使我們能在不切開頭顱的情況下，觀察到大腦與眼球連結處等細節（圖源來自維基共享資源〔Wikimedia Commons〕公有領域）。

程碑。核磁共振不僅用在醫學診斷上，在製藥方面也有很大的作用。一九八〇年代，在田中耕一、約翰．芬恩（John Fenn），和庫爾特．維特里希（Kurt Wüthrich）這些科學家的共同努力下，成功發明以核磁共振技術測定生物大分子立體結構的方法，這對生物學和醫學基礎理論研究等領域，都有巨大、深遠的意義。他們的成果立刻對生物製藥領域產生影響，特別對一九九〇年代，愛滋病藥物的研製貢獻不小。他們也因此共同拿下二〇〇二年的諾貝爾化學獎，核磁共振領域簡直拿獎拿到手軟！

當然，核磁共振也有自己的麻煩。因為有強大的磁場，所以金屬絕對不能靠近。曾經有不聽勸告的病人，強行把輪椅帶進去，結果就被吸在機器上，拿不下來了。這個磁場強到你難以想像。清理機器時常常能掃出不少的金屬物品，比如髮夾、別針之類的，還有不少硬幣。

醫療用的核磁共振磁場，有分幾種不同的強度檔位，一般都是一．五T和三T的版本。這邊使用的單位T，是特斯拉（tesla），這是個非常大的單位。冰箱磁鐵的磁場強度大概是一毫特斯拉，也就是一千分之一特斯拉。就連較弱的核磁共振，其磁場都比冰箱磁鐵強了一千五百倍！強磁場不僅會吸引磁性物質，強烈的電磁信號也會使得體內的金屬產生電流。要是病患裝了前文提過的心臟起搏器，麻煩可就大了。但現在也在逐步解決這個問題，例如骨折時在體內安裝的鋼板，其材質並不是鋼鐵，而是抗磁性的鈦合金，所以並不會有太大的問題，而心臟起搏器也出現了抗核磁共振的型號。反正有需求，肯定會有人在這方面努力，問題最終總會解決的。

核磁共振的機器往往都是龐然大物，動輒好幾噸。早期的機器起碼有十噸重，後來雖然變得輕了一點，但起碼也還是有兩噸。因此這東西貴得要命，兩千多萬元都算是便宜的了，比一輛勞斯萊斯（Rolls Royce）還要貴。不過這和正子斷層造影（Positron Emission Tomography，縮寫為PET）的儀器相比，也還是小巫見大巫。這東西和CT結合起來，叫做PET－CT，機器貴得不得了，需要將近六千萬元。

CT只管外表。說白了，就好比在這地方長了個腫瘤，因為已經長出來了，所以CT能夠看見。到了核磁共振之後，相對來講好一點，這地方密度看起來沒有什麼變化，但元素的組成成分似乎已經改變了，MRI可以看出這種端倪。而PET就更厲害了，這個地方要長腫瘤了，都還沒長出來，但大量的營養正在往這裡聚集，這都能看得出來。

PET需要借助一種特殊的製劑，叫做氟代去氧葡萄糖。也就是用一個氟原子取代葡萄糖中的氧原子。這裡氟元素不是一般的氟，而是帶放射性的F-18。如果發生放射性衰變，這個F-18就會衰變成普通的氧原子，氟代去氧葡萄糖分子也就變回了普通的葡萄糖。

這東西跟葡萄糖很相似，在普通葡萄糖裡面加上一點後注射進患者體內，這東西就會跟著葡萄糖一起移動。F-18是會發生貝他衰變（Beta-minus）的，也就是會不斷釋放出電子。一般的電子丟出來就丟出來了，但這東西可是反粒子，走不了幾步遇到正粒子就會發生湮滅，然後釋放出兩個光子。這種光子的頻率很高，達到伽碼射線（Gamma ray）的級別，穿透力很強，根本不會轉彎，並直接穿透人體跑出來。接著，在患者周圍裝置一圈探測器，這兩個光子一定是從完全相反的方向跑出來。假如探測器同時抓到了兩個光子，通常就會認為，這是兩個正負電子湮滅時產生的那一對，那麼這兩個感測器之間的連線中點大概就是正負電子湮滅的地方。人們用這種方法就能知道葡萄糖正在何處聚集、如何分布。用這招不僅能檢查癌症，甚至能檢測到早期的阿茲海默症（Alzheimer's disease）。

F-18的半衰期是一百零九．八分鐘，也就是說，幾個小時後，體內的F-18也就消失得差不多了。不過要在體內注射放射性的物質，還是有麻煩的，其輻射量需要小於CT。而現在的PET儀器通常都和CT或MRI以一體機的方式製造，合而為一，資料也是共同使用的，所以這東西真的不便宜。

對人體最友善的透視眼：超音波

那有便宜一點的選項嗎？有啊，X光機就很便宜，幾萬塊就買得到了。如果覺得X光機不安全，不能經常使用，也沒關係，還有一種相對安全的選擇，那就是超音波，它的儀器也不算貴。超音波影像，是X光和核磁共振之外的另一種技術，這東西就說來話長了。人類與超音波的首次邂逅，是在蝙蝠身上發現的。這時人類才發現，原來人耳聽不見兩萬赫茲以上的聲音。我曾經用軟體測試過，頻率提升到一萬六千赫茲時，我的耳朵就聽不見了，但有些人的耳朵仍能聽見這樣的聲音，兩萬赫茲則是絕大部分人都聽不到。

後來隨著電子技術發展，人類已能製造出振盪器，產生高頻的正弦波。但是，人類仍缺乏將高頻交流電轉換成超音波的裝置。有人說，音響不就是把電信號變成聲波的機器嗎？沒錯，但是喇叭的振動頻率有限，根本達不到超音波。這個問題後來被皮耶．居禮（Pierre Curie）無意之中解決了，他就是前文提到的瑪麗．居禮的先生，但這時兩人還沒相遇。一八八〇年，他和哥哥兩人一起發現了「壓電效應」。如今的按壓式打火機，就應用了壓電效應。按下按鈕時會拉動彈簧，接著彈簧會將力量在一瞬間釋放，重重敲在一塊壓電陶瓷上。這一敲，壓電陶瓷便會產生高電壓，爆發出電火花，火花就能點燃丁烷，這就是按壓式打火機的基本原理。壓電效應其實就是：特殊材料受到壓力的時候，在兩端會產生電荷。

一八八一年，這對兄弟又發現了逆壓電效應。就是壓電材料的兩端通電，這塊材料便會產生機械形變。接著只要通上高壓交流電，就可以把電信號轉換成聲音信號。反過來，利用壓電效應也可以把機械振動變成電信號，收發超音波的工具就此有了雛型。

一九三一年，謬哈索（O. Mulhauser）取得了超音波相關的專利，透過一邊發射超音波，一邊接收回波，就可以探測到金屬內部的缺陷。一九三五年，蘇聯人謝爾蓋．索科洛夫（Sergei. Sokolov）走得比他更遠，他完整提出了超音波照相機的構想，用以探測金屬內部的缺損。二戰期間，大家都在研發聲納以對付水中的潛艇，所以才會如此大力研究超音波技術。也因此，早期的超音波診斷裝置怎麼看都像是軍用設備。

英國出生的約翰．懷爾德（John J. Wild）看到許多人被德國導彈碎片擊中，進而導致腸衰竭。他曾見過用超音波確認坦克裝甲裂縫的方法，因此他才想把超音波應用到觀測腸道損傷上面。他在一九四九年曾用超音波來測量腸道組織的厚度，早期設備的解析度還非常差。但到了一九五一年，他獲得一組振動頻率高達十五兆赫茲的超音波設備，這個頻率下的解析度相當不錯。他便開始用超音波為病患識別肚子裡的腫瘤，這種技術在柔軟的組織上反應特別好。儘管他並不是第一個將超音波技術用於人體診斷的，但還是被推崇為「醫學超音波之父」。

早期的超音波診斷其實一點都不直觀，能看的只是反射波形的紀錄。例如將探測器放在腦袋上時，觀看回波的波形，一開始是一道高峰，聲波出了探測器後直接碰到頭骨上，這個高峰是碰上骨頭後反射回來的；後面接著一連串的雜訊，這些是腦子裡的腫瘤反射回來的；然後又是一個峰尖，這是左右腦間的空隙；接下來的高峰，是撞到另一邊的頭骨後反射的回聲。看來腦子裡長腫瘤了！準備動手術！後來在一九五一年，現代的超音波被發明了。現在為孕婦做產前檢查時，經常使用的就是這種超音波。新型超音波就能看見同一個截面上的回波了，也就是一幅平面斷層掃描的影

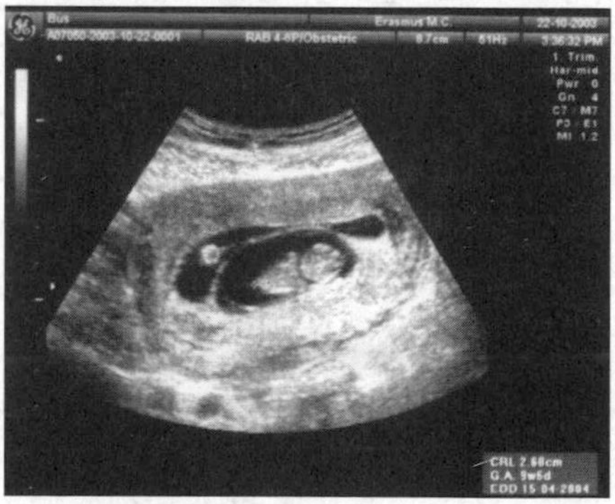

▲ 現代醫學所使用的超音波影像，圖中可隱約看見一對雙胞胎（圖源來自維基共享資源〔Wikimedia Commons〕公有領域）。

像。如果探測的位置正確，還能看見胎兒完整的輪廓。

聲波會產生都卜勒效應（Doppler effect），別忘了血管裡的血液仍在流動，要是聲波打到這些流動的液體，反射回來的聲波頻率就會改變。透過頻率改變的幅度，就能知道血液流動的方向和速度。將這些資訊疊加在超音波影像上，並額外用紅色、藍色標記出血流方向，就是所謂的「都卜勒超音波」。有經驗的醫生一看螢幕就知道，胎兒是否有臍帶繞頸等情況發生，並即時處理。

一九五七年時，相關論文開始出現。一九五九年，第一臺都卜勒超音波儀器完成。一九六四年，醫生開始使用都卜勒技術探測胎兒的血管情形。一九七三年，強森醫生（Johnson）等人開始用都卜勒超音波來診斷心室間隔缺損。對於心臟這塊肉，還是超音波看得特別清楚。到了一九八〇年代，人們開始用都卜勒超音波獲取血管造影圖，這種方式不需要在血管裡注射顯影劑，畢竟顯影劑也有可能造成副作用。這就是超音波技術的優點：傷害極低，反覆多做幾次也不會有什麼大問題。

現在，超音波的立體影像技術也更加成熟。利用這種技術，有很多小寶寶還沒出娘胎，就已經拍攝了人生第一張照片，留下永久的紀念。當然，這種技術在現代也有，不過兩者主要都用於診斷胎兒先天缺陷，拍照留念等等只是副業罷了。

另外也有直接用肉眼觀察的技術，例如內視鏡。在科技發達的今天，已經可以把攝影鏡頭做成豆子大小，然後放進人體，醫生就在外面觀察拍到的影像，這都不是什麼難事。現代醫學多少和古代有一點呼應：古人吃藥，現代人也吃藥；古人動手術，現代人也動手術，儘管水準天差地別，但是多少還是有點關係。唯獨醫學影像是全新的突破，這是因為，影像醫學是建立於現代工業、科技基礎上的。如果沒有發達的電子工業，沒有資訊技術的加持，就不可能有如此先進的影像醫學。

我們生活在工業社會中，即便有人想回到田園牧歌的過去，恐怕也不太可能。工業時代的好處我們正在享受著，但工業時代的麻煩，我們卻往往始料未及。

21 反應停事件：不監管哪來的公信力

在日本戰後恢復期的末段，科技、經濟高速發展時曾出現過一種令人聞風喪膽的病：「水俁病」。從時間上說，這並不是偶然，與整個時代背景都緊密相關。其實不僅僅是日本，在美國歷史上也曾出現過類似的現象。在經濟高速發展時期，各種問題都層出不窮。各個國家從外面看起來光鮮亮麗，經濟上都交出耀眼的成績單，可說是黃金時代。但可惜內部問題太多，各種矛盾都逐漸凸顯了出來。所以馬克．吐溫把那個時代稱為「鍍金時代」（Gilded Age），一個「強盜貴族」（Robber Baron）的時代。

那個時代的商業競爭非常激烈，甚至有點野蠻。那些商人幾乎沒有底線，造假成性，就連吃進身體裡的東西也不例外。例如將糖水加上褐色色素，就變成了「蜂蜜」。還有各種假冒的「草莓醬」、「巧克力醬」，甚至還有摻進黏土或石膏的「麵粉」。一八五四年，僅紐約附近就有約一萬五千頭牛是用餿水飼養，這種牛產下的牛奶也被稱作「餿水奶」，每年都導致幾千孩童死亡。

當時的歐洲也好不到哪裡去，市場上的牛奶大部分都摻水。用的也不是乾淨的水，誰還管乾淨不乾淨，就算是汙水也照摻不誤，牛奶的低劣品質甚至反向推動母乳餵養率上升。報紙評論員甚至說過，孩子們喝餿水奶，成年人喝餿水酒，誰也逃不掉。由此可見，當年的食品安全也是個大問題。

一九〇六年，美國記者小厄普頓．辛克萊（Upton Sinclair Jr.）出版了一本小說叫《屠場》（*The*

Jungle）。小說中描寫了一個立陶宛家庭，來到美國尋找「美國夢」，他們到芝加哥的屠宰場打工。在當時那個弱肉強食的社會，這個立陶宛的移民家庭非常悲慘，可以說幾乎要家破人亡了。這本書描寫了當時芝加哥屠宰場的很多細節。據說，當時的老羅斯福總統一邊吃早餐一邊看這本書，看到其中對屠宰場的描述後，他大叫一聲，噁心得連剛吃的香腸都吐掉了，甚至把整盤早餐扔出了窗外，可見當時美國的食品安全惡化到什麼程度。

即使要求成分公開，廠商也有方法鑽漏洞

老羅斯福總統是美國進入二十世紀後的第一位總統。此時，進入二十世紀的美國也醞釀著改變，一八九〇年到一九二〇年的這三十年，被稱為「進步時代」（Progressive Era）。美國在此段時間經歷了大幅的社會政治改革，其中最重要的三位總統，分別是老羅斯福、威廉・塔虎脫和伍德羅・威爾遜（Woodrow Wilson），開創這一切的，就是老羅斯福。

老羅斯福把這本書的作者請到白宮，仔細詢問書裡寫的到底有多少是事實，並派人暗中調查。結果消息走漏，工廠得知後馬上連夜大掃除。但即使如此，當檢查人員進入工廠時，還是被工廠裡令人作嘔的狀況給震驚到了。也許，正是這件事促使總統支持食品藥品監管立法。在各方的呼聲與壓力下，一九〇六年六月三十日，國會透過首部《純淨食品與藥品法案》（*Pure Food and Drug Act*），由老羅斯福總統簽字批准。不能再視若無睹了，該監管的事情，政府就該責無旁貸的扛起責任。

這個過程的重要推手之一，就是當時美國農業部的首席科學家，他叫哈維・威利（Harvey Wiley）。也因此，《純淨食品與藥品法案》又被稱為《威利法案》（*The Wiley Act*）。別看這部法律不厚，僅有十三條，這可是美國監管食品和藥物的開端。一九〇六年，同時也是美國食品藥物管理局

（Food and Drug Administration，縮寫為FDA）誕生的一年。

不過當時的FDA還不叫這個名字，它的前身是農業部下屬的化學局。其首席化學家就是威利，他是最早開始調查食品添加物和市場上食品的人。他還到處發表演講，呼籲建立食品的品質標準。另外還做了大量的研究，甚至動員志願者做化學防腐劑的毒性試驗，最終完成一系列報告，詳細描述了食品造假的各種手段。《威利法案》的通過使得化學局有了監管權，但當時對於藥品的監管僅限於標籤。十九世紀是假藥的「黃金年代」。當時市面上銷售的很多藥物配方都是不公開的，醫生和使用者都不知道這些「藥」裡面到底有什麼。畢竟這些都是「祖傳祕方」，不會輕易透露給外人。

同時，商人也為這些藥申請了專利。再加上當時並未禁止藥物廣告，導致報紙上經常出現大幅的不實廣告，比如某地某人吃了大力丸後，就能刀槍不入，腰不酸了、背也不痛了……反正就是靠包裝和宣傳推銷假藥，就跟現在某些保健食品差不多。

所以當時監管的重點，就是那些「祖傳祕方」。如果廠商在包裝上老老實實把成分和含量寫清楚，那就沒事了。但法律並沒有規定上市前的審核方式，所以當時的監管措施對誇大療效的行為也沒轍，這就導致不少漏洞產生。一九一一年，美國最高法院判決，《威利法案》不適用於錯誤的療效聲明。也就是說，即便是藥品宣稱的成分和療效並不一致，不符合美國藥典，也不需要負任何責任。

顯然，最高法院的判決和政府監管的初衷並不一致，《威利法案》其實並不夠用。政府內部改革也勢在必行，農業部化學局分別管理食品和藥物的部門也獨立成立。一九二七年，成立了「食品、藥品和殺蟲劑組織」（Food, Drug, and Insecticide Administration）。三年後的一九三〇年，這個機構被改組成食品藥物管理局。直到這時，FDA這個名字才正式出現。不過，此時FDA還是美國農業部的下屬單位。

FDA在當時面臨的主要任務之一，就是修改法律，而且也獲得小羅斯福總統的支持。在一九三〇年代，消費者權益保護組織開始嶄露頭角。這股新興的力量對政府有很大的影響力，揭開黑幕的記者、FDA官員、關心消費者的議員和律師們，開始了長達五年的立法鬥爭。

消費者權益組織當時注意到了一些事，例如放射性製品被大量濫用。鐳元素具有放射性，而且會激發其他物質發出螢光。在硫化鋅螢光粉裡添加鐳元素，就能做出夜裡發光的螢光粉。在手錶刻度上塗上螢光粉，就能在夜裡看清楚時間。在當時，為手錶塗螢光粉的都是一些女工，她們會用細毛筆作業，時不時就需要將筆尖放進嘴裡舔一下，以防止筆尖分岔。就這樣，她們不知不覺中攝入了大量的鐳元素，導致口腔癌的發病率極高。

當時很多人把鐳當作仙丹妙藥，幾乎包治百病，一般人哪裡知道有問題呢？甚至有公司推出了針對運動員的含鐳飲料。鐳對人體是沒有用的，但鐳元素的化學性質跟鈣元素接近，哪裡有骨頭生長，鐳元素就會聚集在那裡。偏偏下顎的骨頭是全身生長最快的，於是下顎骨就聚集了大量的鐳元素，造成癌症，許多人的下巴都不得不切除。基本上就是毀容了，但即便這樣也保不住性命。這些人死了很久之後，在開棺驗屍時還能檢測到強烈的放射性，畢竟鐳元素還在裡面。

鐳濫用是當時的一大社會問題。當然還有一些其他問題，例如會致盲的化妝品，對糖尿病無效的療法等。消費者權益組織開出了一大張清單，推動國會立法監管，但是國會一直無法通過。直到一九三七年出現了「磺胺酏事件」，在前文解說青黴素時曾提到這件事，當時的主任藥劑師瓦特金斯在上法庭前自殺了。正是這件事，促使國會通過了藥品監管的法案。這些都是拿人命換來的，大家都希望以後不用再付出如此高昂的代價了。

一九三八年六月二十五日，《聯邦食品、藥品和化妝品法案》（*Federal Food, Drug, and Cosmetic Act*）經小羅斯福總統簽字生效。從那時起，這部法律就成為美國的藥品生產和銷售的基本框架。而從政府監管的角度來看，因為以下限制，FDA的權威性也大大的增強。

- 監管範圍擴大到化妝品和醫療器具。
- 藥品在上市前必須證明產品的安全性，禁止在食品添加有毒物質，同時規定有毒物質的安全許可量。
- 可以檢查藥物、食品與化妝品製造商。

一九〇六年時，化學局僅有二十八名雇員。到了一九三八年，這部法律通過後，FDA進入快速發展期。一九三〇年代時，人員發展至兩百人，一九五〇年代達到三千人，至今已突破一萬人了。有這麼多人緊盯著廠商，後者當然也會做出改變。一開始的藥廠全都是化學家，只需要把藥物製造出來就行了。現在不夠用了，必須聘請醫生和其他學科的科學家。這就讓藥廠必須升級，並做各種藥物的安全性試驗，成本也因此大大提高。大公司還扛得住，但小工作室就受不了了，紛紛被時代淘汰，現代化的製藥業也開始出現了。

青黴素的工業化生產可說是一個指標，現代製藥業從那時起進入蓬勃發展的時期。人們發現，原來一種新藥可以賺這麼多錢！看來科技領域的投入十分值得，而且還能一本萬利。於是各大藥廠也跟進投入科學研究，全世界都掀起了研發抗生素的熱潮。

對孕婦無害的反應停，卻是無數胎兒的殺手

一九五三年，瑞士的汽巴藥廠（Ciba）在研究抗菌藥物的過程中，發現了一種新東西，這東西叫沙利竇邁（Thalidomide），又稱「反應停」，是一種麩胺酸的衍生物。本來汽巴藥廠打算找抗菌藥物，但這東西對細菌沒有半點殺傷力，所以就被放棄了。汽巴藥廠是現在著名的瑞士諾華藥廠

（Novartis）前身之一，諾華是好幾家公司合併而來的，歐洲人在製藥這方面也十分厲害。

既然汽巴藥廠對沙利竇邁沒興趣，那麼就由一家德國的公司格蘭泰（Grünenthal）接手了。美國人搞定了青黴素的大規模生產，但當時並不允許德國引進，畢竟是戰敗國嘛。等到這項命令解禁後，格蘭泰便獲得了生產青黴素的許可，也賺得盆滿缽滿。所以，他們也緊盯著抗菌類的新產品。他們把沙利竇邁和阿斯匹靈、奎寧、維生素C等成分混合，作為一種治療呼吸道感染的藥物販售。

但他們偶然發現，沙利竇邁具有抑制中樞神經的作用，能夠顯著改善孕婦的嘔吐和失眠等症狀，也就是抑制妊娠反應。而且這個藥不會成癮，動物實驗也沒發現任何毒性。只要別一下子吃進去幾公斤，估計就不會有什麼危險。如果想靠這東西自殺，更是想都別想。此外，這東西比當時常用的苯巴比妥這種安眠藥、鎮靜劑的效果還要更強！

藥廠當然看到了這種藥的市場潛力，便開始專門研究沙利竇邁。一九五七年十月，他們把沙利竇邁作為抗妊娠反應的藥物投入歐洲市場。不久後，就進軍日本、澳洲、紐西蘭等國家，在全球四十六個國家都很暢銷。準媽媽們一聽這東西沒有副作用，立刻就愛上了這種藥。

這種藥在全世界註冊了很多商品名稱，中文就叫做「反應停」。一般都是以藥錠或藥水的方式出售，不需要醫生診斷即可購買，是非處方藥。可見當時大家都對它十分放心，認為這東西不會對人體產生傷害。但事實上，所有人都錯了，而且錯得離譜。那個遭受傷害的人還沒有機會發表意見，他現在正在娘胎裡呢！

這個史上最大藥害事件背後的女英雄，頂住了上億人的壓力拯救了一個國家。世界人口大國之中，只有兩個國家，反應停不得其門而入。一個是中國，這還可以想像，一九六〇年代初，中國還在大躍進呢！另一個人口大國，也是世界藥物的主要消費市場——美國，也沒有進口反應停，這並不是經銷商不努力，以往ＦＤＡ的審核也沒有這麼嚴格，都是走個儀式就差不多了。但是，他們卻被一位女子活生生的拒於國門之外。

說實話，法蘭西斯．奧爾德姆．凱爾西（Frances Oldham Kelsey）是一個普通的ＦＤＡ工作人員，也是位普通的妻子和母親。她從來沒想到，自己有一天會成為英雄，但醫藥史上最著名也最重要的《基弗爾－哈里斯修正案》（*Kefauver–Harris Amendment*），和她的命運註定將緊緊聯繫在一起。

凱爾西在一九一四年出生在加拿大，她的父母相當開明，允許她像男孩一樣讀書、接受良好的教育，而且讀的還是醫學專業，一直到在麥基爾大學（McGill University）得到碩士學位。接下來，她準備攻讀博士學位。但她碰到了一個非常困擾的問題，那就是性別歧視。即便是現在，有些社會對受過高等教育的女性還是有刻板印象，更別說當年的環境了。

她的導師建議她寫一封信，給芝加哥大學藥學系主任，尤金．蓋林教授（Eugene Geiling）。出乎意料的，蓋林教授很快就回信了，但信封上寫的卻是「奧爾德姆先生收」。原來，蓋林以為法蘭西斯是個男生。男生的名字也有個「法蘭西斯」（Francis），拼寫也差不多，蓋林教授八成是搞錯了。直到凱爾西出現在蓋林面前，他這才知道自己誤會了。那也沒辦法，就將錯就錯吧！一九三七年，美國爆發了磺胺酏事件。作為蓋林的助手，凱爾西也參與了調查。一九三八年時，她年僅二十四歲，就拿到了藥學博士學位，畢業後留在芝加哥大學任教。

一九三九年，也就是二戰開打的這一年，她開始研究瘧疾。當時凱爾西並沒有什麼具體的研究成果，但是她有一個經驗，那就是**有些藥物能夠穿過胎盤這層**

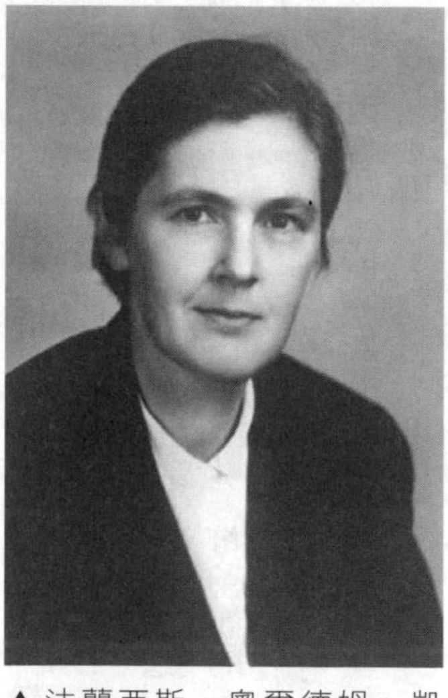

▲法蘭西斯．奧爾德姆．凱爾西，憑藉謹慎行事的態度，阻止「反應停」進入美國市場，拯救了全美無數尚未出世的嬰兒（圖源來自維基共享資源〔Wikimedia Commons〕公有領域）。

屏障。胎兒的全部營養都是由母親供應，但胎兒和母親之間也不是什麼都互通，胎盤就是一道「防火牆」，為胎兒提供隔離與保護。但是這道防火牆並不是沒有漏洞，某些物質能穿過這層防火牆，直接進入胎兒體內。作為一名女性，凱爾西對這件事非常敏感。

整體來說，凱爾西的生活很普通，她在大學時遇到自己未來的先生。後來就結了婚，生了孩子，生活重心也轉移到家庭上。一九六〇年時，她到ＦＤＡ擔任公務員。工作很穩定，待遇也不錯。如今不管在臺灣或中國等地，想當公務員的人也多的是，大家都懂的。

凱爾西剛到職一個月，就接到一項審核任務。一個名為「凱維頓」（Kevadon）的藥物申請上市，其實這就是反應停在美國使用的商品名稱。一間名叫馬里恩實驗室（Marion Laboratories）的公司得到格蘭泰的授權，成為反應停在美國的總代理商。他們正準備大賺一筆，結果申請到凱爾西這一關，就被毫不留情的踢回去了，讓馬里恩公司一頭霧水。不是走個形式而已嗎，怎麼那麼認真？

沒辦法，凱爾西是一位女性，她對孕婦用藥的議題非常敏感。馬里恩公司提交的報告裡，壓根就沒有提到任何孕婦使用後的副作用。當時這個藥被全世界準媽媽們的一致讚賞，都說這款藥相當有效，但是在動物實驗的數據中，卻發現這款藥對中樞神經的抑制作用並不明顯，為什麼會這樣呢？

凱爾西覺得事情不太對勁，**難道這種藥，在動物和人體上的作用不一樣嗎？**如果動物實驗和人體使用結果不一致，憑什麼相信從動物身上得到的安全結果能套用到人體身上？凱爾西再接著往下看，發現申請資料中也沒有提到口服吸收和排泄相關的資料。不行，請公司回頭補充資料吧。按照規定，審核期限是六十天。這一駁回，就要再等六十天的時間，加起來一共好幾個月。馬里恩公司也十分著急，人家還想趕在耶誕節前上市呢。這下好了，明明在九月就提出的審核許可，六十天、六十天這樣拖下去，看來是趕不上耶誕節了。

但如果不是這六十天的緩衝期，美國人可就要倒大楣了。就在同年十二月，英國一家醫學雜誌刊登了某位醫生的來信，其中提及部分長期服用反應停的女士出現了周邊神經病變，手腳像針紮一樣痛。凱爾西看到這封信後，立刻要求馬里恩公司提供更多資料。她強烈懷疑反應停會損害懷孕女性健康，甚至會影響胎兒。

凱爾西和馬里恩公司的人前後共有六次攻防戰，凱爾西就是不讓反應停過關。在此期間，凱爾西承受極大壓力。首先，對方公司向FDA的上層投訴，凱爾西的上級也承受了不小的施壓。而且消費者也站在藥廠這一邊，這種能抑制孕婦妊娠反應的神藥，政府為什麼非得為反對而反對呢？讓反應停過關不好嗎？好在凱爾西自己也是女性，否則當時女權擁護者肯定會蜂擁而上，批評這種作為有多麼歧視孕婦。但凱爾西可不管這些外界干擾，她要的就是兩個字——安全。這件事拖了足足一年。一次駁回需耗時兩個月，六次剛好就是一年整。

歐洲一些醫生也已經發現事有蹊蹺——患有海豹肢症的嬰兒似乎越來越多。所謂的海豹肢症，就是手臂、雙腿發育不全，四肢直接長在身體兩側，就像海豹一樣。這樣的畸形兒日後要怎麼生活呢？很可能一輩子都無法自理，太可怕了。

不僅是四肢的問題，有一些胎兒出生時內臟器官也有缺陷，不然就是眼睛和耳朵有問題。另外還有許多死胎或流產，這些就很難統計了。一九六一年十一月，德國一位醫生發現，至少有一半出現這些情況的胎兒母親，在懷孕首三個月都服用過反應停。十天後，德國藥物管理機構下令讓反應停立刻退出市場，不許再販售了。

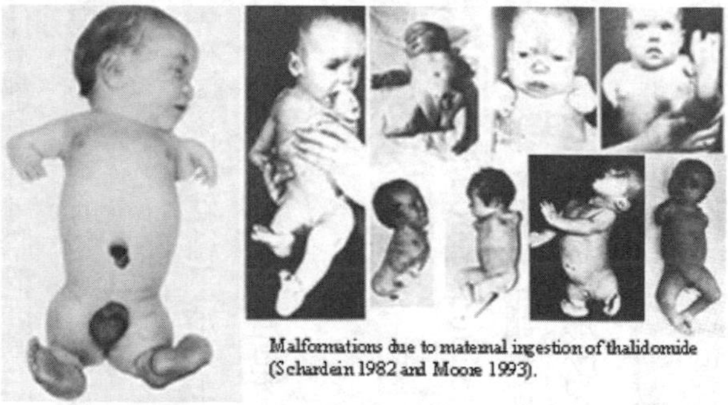
Malformations due to maternal ingestion of thalidomide
(Schardein 1982 and Moore 1993).

▲因反應停而罹患海豹肢症的胎兒，手腳畸形且扭曲，就如同海豹一般。該照刊登於1990年代的美國期刊（圖源來自維基共享資源〔Wikimedia Commons〕公有領域）。

澳洲則在一九六一年四月就發現，這種畸形嬰兒跟反應停之間有不小的關聯，但格蘭泰公司拒不承認。然而問題越來越多，他們也掩蓋不住了。同年十一月，英國政府也下令，讓反應停撤出市場。一九六一年十二月十六日，醫學期刊《刺胳針》上發表了一篇報告，挑明反應停和海豹肢症之間的直接關係。

自一九六一年底到一九六二年初，許多醫學雜誌上都出現相關報告。當時全球已經有八千多名海豹肢症嬰兒患者了，反應停迅速從市場寵兒變成人人喊打的過街老鼠。一九六二年三月，馬里恩公司向FDA撤銷申請——現在哪還有臉申請下去呢？在這之前，他們聯繫了一千兩百位美國醫生，在美國本土做人體實驗，藥物都已經分發下去了。儘管反應停沒有在美國正式上市，但是因為實驗的關係，或有人私下透過關係弄到了一些反應停，美國還是出現了十七例海豹肢症病例，但這也已經比其他地方好多了。

後來發現，沙利竇邁在靈長類動物身上特別有效。也就是說，用老鼠做實驗是看不出問題的，而且對懷孕早期的影響非常大。要是孕婦在最後一次月經後三十五到三十七天內服用反應停，會導致胎兒耳朵畸形和眼部缺失；三十九到四十一天時服用會導致胎兒上肢畸形；四十三到四十四天服用會導致胎兒罹患海豹肢症。長期服用下來，對準媽媽也會有傷害，例如周邊神經病變等。

法庭調查中表示，格蘭泰公司只用老鼠做實驗，人體實驗選擇的都是懷孕中晚期的女性，所以該實驗存在安全漏洞，這些潛在的問題一個都沒發現。在德國波昂大學（University of Bonn）做的實驗相當不符合相關規範，當時已發現，反應停可能會對兒童，尤其是嬰兒的神經系統產生副作用，但這些跡象也沒得到重視。任何一起重大事故，在深究其原因後，都會發現並不是偶然事件，而是因為少數人的不理不睬，對諸多跡象視而不見所造成的。

嚴密監管vs.盡快上市，藥物管理的千古難題

直到現在為止，科學家們對沙利竇邁造成胎兒畸形的原因也只有初步了解。沙利竇邁是一種有機分子，這種物質有兩種「同分異構物」，原子排列方式不一樣。就像人的左右手，看起來形狀是對稱的，照理來說效果應該差不多，但是這兩種互為鏡像的分子進入人體後，產生的作用完全不一樣。其中一種分子可以抑制妊娠反應，另一種分子則是導致畸形的罪魁禍首。

美國非常幸運，好在FDA有凱爾西，她怎麼也想不到自己的堅持，竟然避免了這麼大的一場浩劫。一九六二年七月十五日，《華盛頓郵報》（*The Washington Post*）報導了凱爾西的事蹟，這個沒沒無聞的公務員，一夕之間成了美國家喻戶曉的名人，她也獲得了甘迺迪總統（John F. Kennedy）頒獎。凱爾西的行為大大提升了FDA的聲望，公信力就是這樣建立的。監管體系要是像篩網一樣，千瘡百孔、漏洞百出，誰還會相信你呢？

凱爾西一直在FDA工作，直到二〇〇五年退休。二〇一〇年，FDA以她的名字設立了凱爾西獎。她也成了美國國家女性名人堂的一員，在她的老家，也有以她名字命名的高中。二〇一五年八月七日，凱爾西在加拿大逝世，享年一百零一歲。

一九六二年十月，《基弗爾－哈里斯修正案》在美國國會參、眾議院全票透過，經總統簽字後正式成為法律。這個法案爭論了五年之久，在反應停事件的催化下，國會終於高票透過這個法案。如果沒有如此嚴重的反應停事件，國會恐怕還會無止境的糾纏下去。醫學的進步、監管體系的完善，都是拿一條條寶貴的人命換來的。《基弗爾－哈里斯修正案》又叫《藥物功效修正案》（*Drug Efficacy Amendment*），對藥物監管的嚴格程度，可說是空前絕後。其重點包括以下幾條：

- 每一種藥品上市之前，都要向ＦＤＡ提交安全性和藥效試驗報告。
- 要求ＦＤＡ評估所有在一九三八年後上市的藥品功效。
- 加強管制藥物臨床試驗，包括參與實驗患者的知情與同意。
- 確保製藥業的良好生產規範。
- 加強ＦＤＡ在檢查企業生產和紀錄管理等事務的權力。

新法律還防堵了一種漏洞。以反應停來講，當時在美國還沒上市，代理商卻已聯繫一千兩百位醫生，發放幾百萬錠藥物了。他們完全可以用做實驗的名義發放這些藥，在還沒審核通過的情況下，就已經流入民間。在一九六二年法案修正後，這個漏洞就被堵上了，此後任何人體實驗都需要先通報ＦＤＡ同意。從一九六〇年代開始，美國至少花了二十年時間，完善新法案的原則與規定，並逐漸形成現今國際公認的全套程序、專業標準和指導原則，ＦＤＡ的權威性也就是這麼來的。畢竟，如果藥物監管不嚴格，會鬧出多少人命就不好說了。

藥物有副作用，政策也會有副作用。正因為這個法案，ＦＤＡ在審核藥品時變得小心翼翼，新藥上市的數量和速度都明顯下降。而各大藥廠為了提供安全性和藥效報告，都得花費大量時間和金錢，以至於現今想研發一款新藥，並通過ＦＤＡ審核，沒有花上十億美元簡直免談。要是把那些研發失敗的成本也算進去，一款新藥動輒要花上百億美元！

果然，到一九八〇年代時，麻煩便來了。愛滋病開始在美國氾濫，當時，這種病遭受許多可怕的歧視，患者都背負巨大的道德壓力。愛滋病患者往往會被貼上負面的標籤，例如毒蟲、同性戀等。以至於社會多數人都覺得這些人活該，他們也因此處於鄙視鏈的最底層。藥廠並不重視研發愛滋病藥物，加上ＦＤＡ審核程序冗長緩慢，許多人都在等著救命藥上市，可惜ＦＤＡ就是審核不過。就連歐洲已經上市的藥，美國就是買不到。

有興趣了解這段歷史的，可以去觀賞電影《藥命俱樂部》（*Dallas Buyers Club*）。片中主角朗恩（Ron）被診斷出罹患愛滋病，醫生告訴他只能再活三十天，他該怎麼辦？當時有一種抑制愛滋病的新藥「疊氮胸苷」（AZT）正在達拉斯的醫院做雙盲試驗。但雙盲試驗就意味著，你並不知道自己吃的是真藥還是假藥，就連發藥給你的醫生也不知道。所以，即便朗恩參加了試驗，吃到藥的機率也只有五〇％。對他來說，他不想碰運氣。朗恩想要百分之百的機率，於是他買通了醫院清潔工幫他偷藥，這下拿到的肯定不是假的了。

可惜好景不長，醫院的櫃子後來上了鎖，清潔工再也偷不到藥，朗恩也斷藥了。為了活下去，朗恩想盡辦法，到墨西哥找到一位被吊銷執照的醫生，為自己開了一些美國沒有上市的愛滋病藥物，並足足帶了好幾大包回美國。得了愛滋病的人又不只他一個，於是許多人都聚集了過來，形成一個小團體，畢竟朗恩這裡有能救他們命的藥。

雖然這些藥在美國並不合法，但你自己吃，救自己的命，政府也管不著，不過仍禁止買賣這些藥物。要是買賣，事情的本質就變了。於是，朗恩組織了一個俱樂部，向會員收會費，但會員吃藥免費，這可不算買賣，只就是個擦邊球！畢竟一切都是為了活下去，想活著有什麼錯呢？

是不是覺得這個故事，和前幾年引起話題的中國電影《我不是藥神》很像呢？沒錯，這兩個故事劇情真的很相似。而《藥命俱樂部》中對應的官僚系統就是FDA，雖然藝術作品不免有誇大部分情節，但事情整體來說，真的就是這麼回事。

朗恩是真實人物，他靠著這種方式，硬生生把自己的生命延長了兩千五百五十七天。在這些日子裡，他努力帶回來的藥又為多少人續命，就難以計算了，儘管這其實是不合法的。後來，FDA也為這種救命藥物設計了快速通關模式，加快完成審核程序。說到底，FDA也是由一個個活生生的人組成，他們也有感情和同情心。所以一方面要堅持原則，另一方面也要能靈活變通，不能只認死板的規則，需要就事論事、一碼歸一碼。

比方說，對於反應停這種造成了一萬多名新生兒畸形的藥，也不能一口咬定它就是毒藥。一九六五年，以色列的醫生就發現反應停對痲瘋病患的自體免疫症狀有一定的療效。一九八〇年代初的研究也發現，反應停對免疫系統有調節作用。一九九八年七月十六日，ＦＤＡ批准反應停作為治療痲瘋結節性紅斑的藥物在美國上市。美國是第一個讓反應停重新上市的國家，現在每年銷售額也能達到兩億美元。反應停對多發性骨髓瘤也有非常好的效果，用於這種症狀的反應停衍生物，也已進入ＦＤＡ的臨床三期試驗。

為什麼大家對這種舊藥這麼看重呢？說白了，就是為了省錢。對於上市已久的舊藥，藥廠畢竟更加了解，許多測試以前都做過了，就不必再做一次。從頭研發一種新藥非常燒錢，ＦＤＡ的測試越嚴格，週期越長，藥品研發的成本就越貴。其中的分寸拿捏，也很耐人尋味。

22 發現青蒿素：只能靠大海撈針嗎？

前文提到ＦＤＡ對新藥的嚴格監管，要是太鬆散，就會留下大量安全隱患；要是太嚴格，便會導致新藥研發速度太慢，讓救命藥遲遲上不了市，病人用不到藥。而研發時間拖得越長，藥的價錢也就越貴，這對病人也很不利。如今新藥研發非常昂貴，往往都把真金白銀花得像流水一樣，其中主要的原因是，現在研發藥物仍然是「神農嘗百草」的模式，這種模式簡直就像無頭蒼蠅亂撞。抗瘧疾藥物的研發過程就是一個典型的案例。

人類對於瘧疾這種疾病一點兒都不陌生，這是一種熱帶病，俗稱「打擺子」。瘧疾的英文單字（Malaria）來自義大利文，原意是「髒空氣」。古代歐洲人就已經意識到，這種病多半發生在溫暖潮溼的地方，那裡到處都是山嵐瘴氣，中國古代大致也這麼認為。

漢武帝南征閩越時，曾經碰到瘧疾大流行。歷史上記載：「瘴癘多作，兵未血刃而病死者十二三。」東漢伏波將軍馬援南征交趾時，也碰上瘧疾流行，「軍吏經瘴疫死者十四五」。清朝乾隆年間和緬甸發生過好幾次戰爭，也都因為瘧疾而受到重創，有時竟會「及至未戰，士卒死者十已七八」。許多病人出現陣發性的顫慄、發燒、冒冷汗，而且是一陣一陣的，有明顯的週期性。過不了多久，人就死了。

馬其頓的亞歷山大大帝雄才大略，當年統一了希臘、征服埃及、橫掃中東，一直打到印度河流域，最後就是因為得了瘧疾，才死在前線軍營裡。同樣是雄才大略的帝王，康熙皇帝一六九三年也得了瘧疾，而且病情嚴重，什麼丸、散、膏、丹，吃下去全都不管用。聽說高手在民間，便招募醫術高超的閒人進宮來想辦法，但也沒找來幾個有用的。來的醫生並不少，但一聽說要先經過四位大臣以身試藥後，便嚇跑了一大半。康熙皇帝不敢直接吃民間進獻的藥，萬一有個「反清復明」的小人送了毒藥來，該如何是好呢？總有刁民要害朕的！民間的大夫們也不傻，萬一哪位大人吃出了問題，自己肯定小命不保。

最後還是靠法國傳教士洪若翰（Jean de Fontaney）進獻金雞納樹的樹皮，治好了康熙帝的瘧疾。法王路易十四的王子得了瘧疾，也是靠金雞納霜治好的，傳教士們心裡有數。康熙將這種藥稱為「聖藥」，可見他有多重視。康熙皇帝跟著外國傳教士學了不少西方的知識，對當時的西方醫學多少有點了解。後來，康熙皇帝自己也經常為大臣開金雞納霜，他在宮裡做實驗，掌握了給藥的劑量，康熙皇帝在這方面真的挺認真的。

對抗瘧疾之始：奎寧

康熙五十一年（一九七二年），江寧織造曹寅得了瘧疾，當時找不到金雞納霜。蘇州織造李煦是曹寅的大舅子，他向康熙皇帝上了密摺，說曹寅快病死了，請求皇上給點聖藥救命。曹寅是康熙的好兄弟，從小一起長大的朋友。聽到消息後，康熙馬上派六百里加急（按：指用一天能走六百里的速度傳遞書信、文件等），帶著金雞納霜往江寧一路狂奔。

但當金雞納霜送到江寧織造府時，曹寅已經去世了，沒有趕上最後一刻。打開康熙在密摺上的批覆，發現他把這種藥的詳細使用方法以及對應症狀都寫得很清楚。並特別叮囑，萬一症狀不對，不是瘧疾，千萬不能服用。而且還另外提醒，別亂吃補藥，那都是騙人的。在批覆的末尾還連寫了四個「萬囑」，可以說是千叮嚀萬囑咐。看來康熙皇帝很了解金雞納霜的副作用，也了解民間醫生們的真實水準。當然，這也是康熙的真情流露，可見他對這個兒時夥伴如此關心。

那麼金雞納樹皮到底是什麼東西呢？這種藥物的具體起源已不可考，可能來自南美的印第安人。印第安人用金雞納樹的樹皮來治療「高熱」，其實就是瘧疾，這種樹皮也能緩解瘧疾病人渾身顫抖的症狀。因為這種樹皮非常苦，通常都要摻進糖水喝下去。

傳說，西班牙駐秘魯總督的夫人得了瘧疾，眼看命不久矣。打聽到當地人有一種祖傳祕方，便從大老遠弄來一點金雞納樹的樹皮並磨成粉。但這東西實在太難吃，根本無法下嚥，於是混在葡萄酒裡讓夫人喝下去。很快的，夫人的病就好了。一九四〇年，總督的醫生跟著夫人回到西班牙，並帶了一大箱樹皮回歐洲，準備賣個好價錢。後來這種樹皮在歐洲十分流行，並用過「伯爵夫人粉劑」、「耶穌會士粉劑」等名字販售，五花八門，但誰也不知道其中有效成分為何。

好在這個情況引起了瑞典植物學家卡爾·馮·林奈（Carl von Linné）的注意。一七四二年，林奈以總督夫人的姓氏「欽瓊」（Chinchón）命名此種植物，這就是金雞納樹（Cinchona）名字的由來。有人考證後發現，林奈拼寫人家姓氏的時候，漏掉了一個「h」，搞了半天居然寫錯字了。而後來也有人考證，總督夫人這個故事並不可靠，其實在一五七一年，耶穌會的傳教士們就已經知道有這種神奇的樹皮了。

不管怎麼說，名稱上的各種混亂已被林奈解決，但是醫學上的濫用並沒有結束。當時歐洲人幾乎把金雞納樹皮當作治療各種發燒的萬靈藥，但金雞納樹皮僅對瘧疾引起的發燒有效，對其他的病並不管用。現在人們已知道，金雞納樹皮中含有很多生物鹼，占七%～一〇%。一八二〇年，法國藥劑師約瑟夫·卡芳杜（Joseph Caventou）和皮耶－約瑟夫·佩爾蒂埃（Pierre-Joseph Pelletier）合作，從金雞納樹皮中分離出奎寧。後來發現，奎寧才是金雞納樹皮之中唯一能有效對付瘧疾的成分，但並不是每一種金雞納樹皮都含有奎寧。一八六五年，英國人偷偷從秘魯運出一批奎寧含量極高的樹種子。後來，這批樹種子被荷蘭人高價收購，在爪哇殖民地大量栽種，爪哇就成了全世界最主要的金雞納霜產區。

那麼人為什麼會得瘧疾呢？一八八〇年，法國醫生拉韋朗在阿爾及利亞用顯微鏡觀察瘧疾病人血液時，發現一種非常小的蟲子，這是一種單細胞的生物，瘧疾正是這東西在搗鬼。人體裡怎麼會有這東西呢？他很確定這東西不是由人傳給人的，但他還沒有找到真正的傳播途徑。

解開這個謎的，正是前文提過的「熱帶醫學之父」萬巴德和羅斯。羅斯從一八九二年開始研究瘧疾，萬巴德告訴他，拉韋朗在瘧疾病人血液中發現一種單細胞的瘧原蟲，應該是這種蟲子導致了瘧疾，但不知道這種蟲如何傳播。一八九五年，羅斯開始在印度研究瘧疾傳播。他一直在尋找蚊子和瘧原蟲之間的關係，但一直沒成功。直到一八九七年，他成功在蚊子體內找到瘧原蟲。一八九八年，羅斯在鳥類的血液裡發現了瘧原蟲的胞子，而且在蚊子的唾液裡發現了瘧原蟲。一九〇二年，羅斯拿到了諾貝爾生理學或醫學獎，拉韋朗一九〇七年也拿了諾貝爾獎，都是因為對瘧疾的研究。

瘧疾依靠一種叫做「瘧蚊」的蚊子傳播，瘧疾也跟著蚊子，一路從熱帶到溫帶都有足跡。溫帶的夏天是瘧疾好發期，這個時期降水多、天氣悶熱，很適合蚊子生長繁殖。到了冬天，蚊子們便銷聲匿跡，瘧疾的傳播也因此呈現週期性。但在熱帶地區，蚊子常年都可以生存，瘧疾也就一年四季不停的傳播，所以疫情在熱帶地區更為嚴重。

而其實，瘧原蟲也不只一種，牠們也有不同類型。康熙皇帝得的瘧疾是「間日瘧原蟲」，每四十八小時發作一次，每次兩個小時，難受得讓康熙皇帝半死不活。最厲害的叫「惡性瘧原蟲」，這傢伙沒完沒了的肆虐，完全不休息，它也是所有瘧原蟲中死亡率最高的一種。稍微輕微一點的，是「三日瘧原蟲」，每七十二小時發作一次，死亡率較低。但不管是輕症還是重症，瘧原蟲都不好對付。

瘧疾為什麼有這種週期性呢？主要跟瘧原蟲的生活史有關係。瘧原蟲潛伏在蚊子的口器裡，口器就像是一根針，隨著蚊子將口器刺進皮膚吸血，瘧原蟲就這樣進入了人體，並隨著血液循環進入肝臟，在肝細胞內快速分裂生殖。瘧原蟲是單細胞生物，內部有細胞核。分裂生殖首先將細胞核分裂成好幾個，細胞此時還沒分裂，這個時候就叫做「裂殖體」。然後，每個細胞核帶著一部分細胞質分家，這時叫做「裂殖子」。

隨著裂殖子大量進入血液後，它們便一個個鑽進紅血球裡。瘧原蟲進入紅血球後，人會稍微感覺舒服一點。牠們在紅血球裡發育、生長，並繼續分裂繁殖。大量裂殖子再次從紅血球鑽出來，這一出來，人就會開始發高燒，渾身顫抖。然後，這些裂殖子會再次入侵更多紅血球，藏了起來。就這麼周而復始，人也就不斷發作，這麼折騰病人肯定受不了的。

瘧原蟲不僅會無性的分裂生殖，在蚊子體內時還會有性生殖，最後輾轉進入蚊子的唾液，做好入侵人體的準備。瘧原蟲的行為模式非常複雜，而且會躲在細胞裡，避免被免疫系統發現，這就是瘧疾很難對付的原因。

在二十世紀初，奎寧幾乎是對付瘧疾的唯一手段，化學合成技術要等到一九四四年成功突破。即便如此，化學合成奎寧還是很麻煩、價格高昂，所以從植物萃取還是主流。當時荷蘭控制了金雞納樹的資源，雖然英國人在印度也種了一些，但成效並不好。荷蘭自己也沒有大規模生產奎寧的能力，於是和德國人合作。但是一戰開打後，德國人的原料來源也被切斷了。那時，協約國要求荷蘭停止向德國運送原料，導致後者的奎寧產業直接崩潰，逼得德國不得不尋找替代品。

新的難題：沒在怕奎寧的超級瘧原蟲

由此可以發現，人類抗擊瘧疾的歷史，跟戰爭緊密聯繫在一起，每次的技術突破都和戰爭有關係。因為如果瘧疾在軍隊中流行起來，將會嚴重影響戰鬥力，所以軍方非常重視。德國的拜耳藥廠承擔了開發抗瘧藥物的任務。他們研發出了阿的平（Mepacrine），這是一種黃色的小藥錠，是從染料之中篩選出來的。德國的染料工業很發達，後來許多染料輾轉變成了藥物。

到了第二次世界大戰，金雞納樹的主要種植區印尼被日本占領，歐洲各國的原料來源也斷了，於是紛紛開始研發新的抗瘧疾藥物。美國主要還是依靠阿的平，每人都帶著這種黃色的小藥錠。但是美國人大部份都不愛吃這玩意兒，因為這東西本來就是種染料，吃了以後，皮膚會變黃，臉色也不好看。也因此，太平洋戰區的瘧疾疫情特別嚴重，道格拉斯・麥克阿瑟（Douglas MacArthur）將軍曾形容以下場景：三分之一的人在打顫，三分之一在恢復，剩下三分之一在上戰場，非戰鬥傷員多得不像話！日本也好不到哪裡去，他們雖然掌握大批原料，卻無法做出奎寧，也拿瘧疾沒辦法。瓜達康納爾島戰役時，瘧疾就造成雙方大量傷亡。

美軍一度以為是士兵不願意吃藥導致，但後來發現，即使士兵們老老實實的把阿的平吃下去，醫生們卻在病人血液裡同時發現了阿的平成分和瘧原蟲，這說明什麼呢？說明瘧原蟲根本就不怕阿的平，具有抗藥性的瘧原蟲出現了，這下可麻煩了。

在歐洲戰場，美國在擄獲的德國俘虜身上，發現了一種白色小藥錠。這種藥好像是對付瘧疾的藥物，吃下去後人還不會變黃。這是什麼成分呢？送回去化驗後，發現這東西叫氯化奎寧，可以靠化學合成大規模生產，且不需要金雞納樹皮。德國人將其作為祖傳祕方保護，祕而不宣，畢竟是戰爭期間嘛。美國人也在一九四四年獨自發明人工合成的奎寧，研究者勞勃・伍華德（Robert Woodward）和威廉・多林（William Doering）並不知道，德國早在一九三四年就發明了這玩意兒，他們為此可花了不少的力氣。

中國當時也在抗日戰爭期間，大量人口撤退到四川、雲南、貴州等地方，也曾遇到瘧疾爆發。當時從中藥常山中提取了六種常山鹼，其中三種對瘧原蟲有強烈的抑制作用，可惜副作用太大了，人吃了之後會劇烈嘔吐，所以這東西沒辦法當作抗瘧疾藥物。從中藥尋找抗瘧疾藥物一事，早在抗日戰爭時就已經開始了，只可惜負責這項工作的學者張昌紹，最終在死於文化大革命。

一九四七年，氯化奎寧開始大規模進入市場，這種藥的作用比奎寧還強八到三十二倍。加上滴滴涕（DDT）成為廣泛使用的殺蟲劑，蚊蟲迎來了滅頂之災。在二戰後的一九五〇年代，瘧疾被迅速的鎮壓。當時人們還以為，距離戰勝瘧疾已經不遠了，但他們完全沒有意識到瘧原蟲這種古老的微生物有多頑強。一九五七年，在哥倫比亞和泰國相繼發現對氯化奎寧產生抗藥性的惡性瘧原蟲。氯化奎寧主要的作用方式，是藉由進入瘧原蟲的消化泡，在瘧原蟲排出藥物之前就將其殺死，**但是這些經過基因突變的瘧原蟲，排出藥物的速度是過去的五十倍**，根本就來不及發揮藥效。最後那些受不了氯化奎寧的個體都死了，相當於為具有抗藥性的個體留出充分的生存空間，於是後者便開始氾濫。

越戰開打時，一切都陷入混亂之中，基本的生活設施都被摧毀。當時北越的軍隊，要穿越滿是樹林的「胡志明小徑」運送人員和物資，當然就經常與蚊蟲相遇，瘧疾毫無意外的爆發了。一千兩百人的軍團，經過一個月行軍後，能打仗的僅剩十分之一，剩下的全都病倒了。美軍為了打仗，也不得不在樹林裡奔走，當然也把瘧疾帶回了軍營，甚至在美國本土引起過幾波疫情。好在，傳統奎寧還可以稍微抑制這種有抗藥性的瘧原蟲。可是北越怎麼辦呢？他們什麼藥物都沒有。

氯化奎寧一出現，傳統奎寧的市場就開始迅速萎縮，種樹畢竟不如工廠生產來得快，所以傳統奎寧已不太好找。當時美國封鎖北越，北越只能派人到香港的黑市收購奎寧，但這樣能買到多少呢？根本就不夠用！北越只好向中國求援，當時中國國內的瘧疾患者不少，奎寧也不夠用，只好把腦筋動到研製新藥上。說是新藥，其實也不新。當時中國對中藥還有信心，相信總能找到一些有用的藥方，而美國同時也在化學藥品中尋找抗瘧疾的新藥。所以，不知不覺中，這件事就變成中、美兩國的醫藥競賽，儘管當時雙方都不知道，還有另一個國家也在全力以赴尋找對抗瘧疾的藥物。

《肘後備急方》的中藥智慧：青蒿素

當時中國還在文化大革命時期，大量的科學研究已經癱瘓。但是抗瘧疾藥物的研製命令來自毛澤東本人，計畫因此得以順利進行。中國接著傾全國之力，在一九六七年召開了「瘧疾防治藥物研究工作協作會議」，並開始代號為「五二三項目」的研究計畫。當時，年紀較長的教授和學者們都讓位給了年輕人，使得中青年研究人員成為計畫中的骨幹。

一九六九年，屠呦呦加入五二三項目，當年她三十九歲。此時中、美兩國都在篩選新的藥物，美國已篩選了二十五萬種化學合成藥物。中國雖然科技實力相對落後，卻也篩選了四萬多種藥物和中藥提取物，兩方都在上萬種藥物中尋找治療瘧疾的解方。屠呦呦所在的北京中醫研究院，也立即開始搜集各種中醫和中藥典籍，以及民間偏方。同時，還走訪了各地的老中醫。把能找的資料全都找遍了，最後共挑出兩千個藥方，並從中挑選六百四十個號稱能治療瘧疾的藥，其中就包括了青蒿。

中醫研究院大部分人員，學習的都是中、西醫結合的理論，因此他們也都有現代醫學的知識。他們要完成的任務，是從植物中提取出真正有效的抗瘧疾成分。青蒿的提取物效果並不好，甚至還比不過胡椒，導致屠呦呦一開始甚至放棄了青蒿。

當時的思維還是沿襲中醫煎湯熬藥的方法，要不就用水煮，不然就用酒泡，離不開水和乙醇這兩種浸取方法。按照中國官方的說法，屠呦呦本人當時說，她從東晉葛洪的《肘後備急方》看到的「青蒿一握，以水二升漬，絞取汁，盡服之」這段話啟發了自己。「絞取汁」，就是擰出汁液來，葛洪可沒有說要煮啊，難道是高溫破壞了其中的有效成分嗎？於是，屠呦呦他們改用乙醚低溫萃取的方式，終於提取出有效成分。

其實，從屠呦呦的靈光乍現，到使用乙醚還有一段很長的路。如果單純是溫度的因素，那用冷水浸泡不就好了嗎？何必動用乙醚呢？不過，國際上到是經常用乙醚來提取植物中的有效成分。因為有些元素是脂溶性的，並不溶於水或乙醇，但可以溶解在乙醚之中。屠呦呦自己也曾提到過這個因素，她猜想，也許青蒿中的有效成分就是脂溶性的。

一九七二年，屠呦呦報告了自己的發現，這種青蒿的提取物對瘧原蟲的抑制率可達到一〇〇%。她後來也因此獲得諾貝爾獎，並證明除了奎寧之外，還有另一種藥物也能對抗瘧原蟲。這是從零到一的飛躍成就，諾貝爾獎最喜歡的就是這種從零到一的轉折了。

這個發現立刻就引起了官方注意。屠呦呦當時僅在老鼠身上做過實驗，官方接著立刻安排北京和海南島的醫院做臨床試驗。青蒿的提取物成分很複雜，北京中醫研究院在其中提取出一個分子，並取名為「青蒿二號」。但是該藥物在海南島試驗時，卻發現了大問題，青蒿素二號被發現具有心臟毒性，抗瘧疾的效果也不明顯。青蒿素的研究陷入困境。

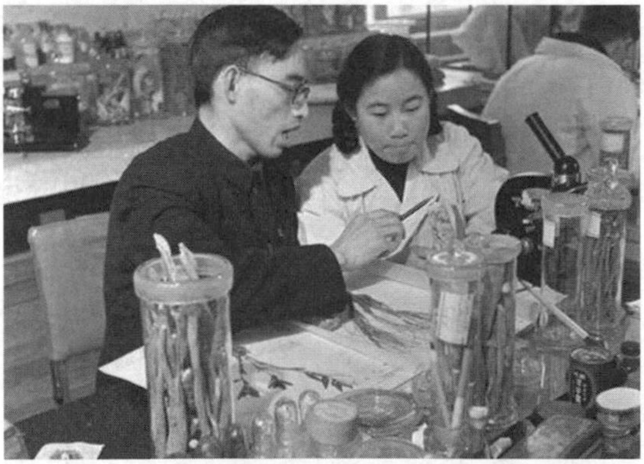

▲在北京中醫研究院擔任實習研究員的屠呦呦（右），日後發明了全新的抗瘧疾藥物，並因此獲得諾貝爾獎（圖源來自維基共享資源〔Wikimedia Commons〕公有領域）。

好在抗瘧疾藥物的研發，當時在全中國遍地開花。一九七三年初，雲南藥物研究所發現在雲南也有類似青蒿的野草，叫做「苦蒿」。同年四月，雲南藥物研究所以汽油作為有機溶劑，提取出了一種分子，暫時命名為「苦蒿結晶三號」。用這個苦蒿結晶做動物實驗時發現，本來紅血球裡有許多瘧原蟲，卻在服藥後四個小時內數量大幅下降，八個小時後就殺得乾乾淨淨，效果出奇的好。而且這種苦蒿結晶，對心臟也沒什麼副作用。山東那邊也從一種叫黃花蒿的植物取出了類似的結晶體，也對瘧疾有良好的療效，且沒什麼副作用。

那麼麻煩來了，青蒿、苦蒿、黃花蒿之間到底是什麼關係？這就是中國古代典籍的一大問題，同一種植物可能有各式各樣的名字，同一個名字也可能對應著好幾種完全不同的植物，簡直讓人眼花撩亂，這對研究造成不小的麻煩。最後只能請植物學家來辨認，發現這三種植物其實都是黃花蒿，是中醫典籍中把青蒿和黃花蒿混為一談了。

那這個新藥的名字該叫什麼呢？如果叫黃蒿素，是否就證實祖宗搞錯了？這可不行，這不是打古人的臉嗎？給老祖宗留點面子吧。於是該藥取名叫「青蒿素」，保持跟中藥某種程度上的關聯。但是中國藥典上寫得很清楚，中藥的「青蒿」對應的植物就只有黃花蒿一種，可不要再搞錯了。

但從發現有效成分，到變成實際藥物，中間的路還遠得很呢。五二三項目辦公室要求雲南藥物研究所採購大批黃花蒿製藥。但雲南黃花蒿的花期已經過了，葉子都已經枯萎，根本沒辦法提取。青蒿素主要存在於葉子之中，在根、莖裡都沒有。好在有老家來自四川的人提醒大家，四川的花期比雲南晚，在那裡應該能找到合適的青蒿藥材。

一語點醒夢中人，中國的各地氣候差異也是實用的重要資源。在四川的某間中藥材倉庫，他們找到了大量青蒿原料。一般來說，植物中的青蒿素含量約在〇．〇三％左右，但這批青蒿藥材的含量居然高達〇．三％，高出了十倍。查來查去才發現，這批藥材來自重慶的酉陽，後來此地也成了青蒿素重要的原料產地。

等到青蒿素生產出來，準備做臨床試驗的時候，高溫溼潤的天氣已經過去了，中國大部分地區都是溫帶氣候，根本沒有多少地方還有瘧疾病人，做試驗都沒地方做。但中國氣候多樣，終於等到雲南的耿馬縣爆發瘧疾疫情，這群人馬上前往該地試驗。第一個接受青蒿素治療的病人，是個十三歲的孩子，他得的是惡性瘧疾，高燒不退且一直嘔吐。他在服用青蒿素後第四天就退了燒，人也救回來了。在觀察了十八例病例後，大家一致認定青蒿素具有治療惡性瘧疾的效果，而且副作用很小。

青蒿素是中國獨立研製的一款新藥，所以具有里程碑一般的意義。這種藥在越戰後期發揮了不小的作用。但因為當時作為軍事機密，並沒有對外公布。一直到越戰結束後，才逐漸解封。

而美國在尋找化合物的路也不太順利，他們發現，奎寧的分子式中有個含有氮原子的雜環結構，認為是這個雜環在發揮藥效，所以尋找的藥物，都是帶有這種雜環的化合物。一直到第一四二四九〇號，才發現有效的藥物，也就是美爾奎寧，並在一九七五年投入使用。但此時已經趕不上越戰了。

世界衛生組織非常重視消除瘧疾，也因此開始大力推廣美爾奎寧。但大家都很清楚，出現抗藥性只是早晚的事。從氯化奎寧的大規模使用到出現抗藥性，中間相隔十二年。但美爾奎寧抗藥性的出現，恐怕不需要這麼長時間，美爾奎寧的結構和氯化奎寧十分相似，瘧原蟲可能很快就能適應。青蒿素的意義就顯現在這裡，這是一種結構上和奎寧完全不一樣的藥。瘧原蟲們壓根就沒見過，也不認識，所以對付不了青蒿素的攻擊。後來也出現了青蒿琥酯、雙氫青蒿素，和蒿甲醚等衍生物。

後來，大家聽說在南斯拉夫也有人在研究青蒿。在那個時代，中國完全沒有智慧財產權的概念。當時只覺得誰能有新的科學發現，誰就光榮，純粹是為國爭光的想法。於是，在中國醫學期刊的英文版上刊登了青蒿素的化學結構。被眼尖的美國人看到了，美國人大吃一驚，**因為這種藥物的分子結構和奎寧類完全不一樣！**

美國軍方便讓植物學家們去尋找，看看美國有沒有類似的植物。結果他們發現，青蒿遍地都是，美國也有。他們花了兩年時間，按照中國公布的方法提取出了青蒿素，確實有抗瘧疾的作用。於是，美國人便把成果發表在著名的《科學》（*Science*）雜誌上。他們說，青蒿素就像一顆炸彈，效果又快又狠。瘧原蟲還沒反應過來，就被炸死了，是一種效率極高的抗瘧藥。

世界衛生組織當然也知道了這件事，並召集專家在中國開了一場關於青蒿素的會議。此時，這東西已經作為科學成就發表，不太可能再爭什麼智慧財產權了。當時中國甚至連智慧財產權的概念都還沒建立，也不懂什麼叫做專利權。不僅如此，當時國際上其他國家的新藥上市，都需要做隨機雙盲大樣本對照試驗，有嚴格的要求。但中國呢？開個專家鑑定會就結束了，兩邊的流程完全不一致。

所以，在世界衛生組織眼裡，青蒿素只是化合物，並不是真正的藥物。後半段沒走過的流程還得走完，這個過程極其痛苦，有大量的新知需要學習。連第一關藥品優良製造規範（Good Manufacturing Practice，縮寫為GMP）都沒通過。新藥上市前，還得有認證機構來考察藥廠，看看藥廠是否符合生產規範。結果中國桂林第二製藥廠花了好大力氣，還是沒通過檢驗。這一下，整個程序都停了下來。世界衛生組織推薦中國和美國的沃爾特里德國家軍事醫療中心（Walter Reed National Military Medical Center）合作，爭取用國外藥廠符合GMP規範的設備，生產符合標準的青蒿素藥物，但最後這個合作還是不了了之。

青蒿素本身並沒有專利權，誰都可以生產。這個藥對世界人民大有好處，拯救了上百萬人的性命。透過青蒿素的研發過程，人們也了解到一種全新藥物研發的模式，基本上還是得用神農嘗百草的模式，也就是不斷嘗試，大規模尋找。在五年就發現青蒿素，可是運氣好到破表的結果。美國人花了更長的時間，也只找到了美爾奎寧，但它的效果還不如青蒿素呢。

但到今天為止，人類主要還是靠奎寧和青蒿素這兩大藥物來對抗瘧疾，已經很久沒有全新的抗瘧疾藥了。現在的青蒿素也不是單獨使用，而是將兩種藥物聯合使用，盡力把瘧原蟲殺得一乾二淨，就算留下一點點都會有巨大的隱憂，會讓瘧原蟲有機會適應藥物，並產生抗藥性。如果新藥研發的速度仍趕不上瘧原蟲產生抗藥性的速度，人類的抗瘧疾之路仍然很嚴峻。

所以，關鍵在新藥開發的速度上。這種地毯式搜索的製藥方法已經越來越無力了。更悲慘的是，直到現在也還沒弄清楚為什麼奎寧能對付瘧原蟲，雖然已經有幾種說法，但還沒得到最終結果。這種事在醫學史上很常見，講到這裡，是不是覺得有點洩氣呢？從尋找藥物這點來說，我們其實並沒有比古人厲害多少。

大海撈針太冒險，藥物設計應運而生

所有研究醫藥的科學家們也都想改變這種局面。於是人們就想，能不能根據特殊目標，直接設計「標靶藥物」呢？別以為不可能，還真的有這樣的藥物。前陣子有一部造成話題的電影，叫《我不是藥神》。這部電影提到一種藥物，能夠延長慢性骨髓性白血病患者的生命，只要有藥吃，那就死不了。這種叫「格列寧」的藥非常貴，以至於主角不得不從印度購買仿製藥，甚至還做起海外代購的生意，為病友們提供格列寧，結果惹出一大堆麻煩，大致是這樣的故事。這部電影是有真實原型的，電影中叫「格列寧」的藥物，對應的就是現實中的「格列衛」（Glivec），生產這種藥的就是大名鼎鼎的瑞士諾華藥廠。

我們都知道，細胞都有自己的壽命，比方說一個紅血球的壽命大約是四個月，死亡之後會由新的細胞代替。要是有個細胞永遠不死，瘋狂的分裂、複製，這就是癌症。慢性骨髓性白血病，就是人體骨髓中的主要粒細胞不受控制的增長，並在血液中累積而成。少則三年，多則五年後，病人就去世了，大部分都是這種結局。

一九六〇年，美國賓州大學的彼得．諾維爾（Peter Nowell）發現慢性骨髓性白血病患者的第二十二號染色體居然短了一截，和一般人的染色體不一樣，而且每個細胞都有這種變異，這種變異很可能和慢性骨髓性白血病有直接相關。這個異常的二十二號染色體被稱為「費城染色體」（Philadelphia chromosome），因為賓州大學就位在費城。

到了一九七三年，芝加哥大學的珍妮特．羅利（Janet Rowley）發現費城染色體其實有一部分長錯了地方，第九號染色體上的某一段長到了二十二號染色體上，二十二號染色體的一部分則長到九號染色體上，這顯然是線接錯了。又過了十年，一九八三年時，美國國家癌症研究所發現，這個接錯線的現象與慢性骨髓性白血病緊密相關。第九號染色體上的ABL基因，恰好與第二十二號染色體上的BCR基因接在一起，拼湊出了一條混合基因。基因是製造蛋白質的範本，混合基因最終導致一種異常的蛋白質產生。而帶有這種蛋白質的細胞，就會拚命的分裂複製，就像油門被卡住一樣，停不下來。研究人員把這條基因複製進老鼠體內，老鼠果然也得了慢性骨髓性白血病，這下找到原因了。距離當年費城染色體被發現，已經過去三十年了。

慢性骨髓性白血病是一種非常單純的病，病因就是染色體接錯了線導致，並錯誤生產BCR－ABL蛋白質。只要抑制這種蛋白質，就能抑制慢性骨髓性白血病。這種蛋白質的分子結構，科學家都已經清楚，接著就是要找到一顆能直擊標靶的子彈。

瑞士汽巴嘉基製藥公司（Ciba-Geigy）的研究員尼古拉斯．萊登（Nicholas Lydon）的團隊和奧勒岡健康與科學大學的布萊恩．德魯克爾（Brian Druker）合作，透過大量篩選技術尋找BCR－ABL蛋白抑制劑，說白了，就是用機器來取代人工，更高效的篩選化合物，最後發現了二苯胺基嘧啶。接著，再透過增加甲基和苯甲醯胺等基團修飾，使藥性增加，最終獲得了專門針對BCR－

ABL蛋白質的化合物「伊馬替尼」（Imatinib）。

一九九二年，伊馬替尼開始立案申報。到了一九九六年，汽巴嘉基和山德士公司（Sandoz）合併成諾華公司，諾華也接續在伊馬替尼上耗費了不少苦心。直到一九九八年，伊馬替尼終於進入人體實驗階段。在第一期實驗中，選取了五十四名已經過治療，但病情仍很嚴重的白血病患者，每人接受三百毫克的藥物，結果其中五十三名都達到「完全血液緩解」，也就是血液和骨髓檢查數值都回歸正常，簡直是令人震驚的奇蹟！

一九九九年，伊馬替尼進入第二期臨床試驗，效果好得不得了。在治療一年半後，這些患者的五年存活率仍高達八九．二%，臨床試驗成功的結果也發表於《新英格蘭醫學雜誌》（*The New England Journal of Medicine*）。因為效果實在太好了，諾華便向美國FDA申請快速審核。二〇〇一年，FDA批准伊馬替尼用於慢性骨髓性白血病的治療，並以「格列衛」為名上市。從申請到通過，僅僅花了七十天，這是至今FDA史上審核速度最快的一次，也是少見的僅透過第二期臨床試驗，就直接獲准上市的實用新藥。

這種藥簡直不可思議。在過去，確診這種白血病的患者中，能活過五年的僅有三〇%。在格列衛出現後，提高到八九%，效果比過去採用的手術、放射治療、化療等手段都還有效。這是因為這種病的病因單純，其次是藥物研發不再像過去漫無目的的尋找，而是針對標靶設計藥物的分子結構。這種研究方法被稱為「藥物設計」。該藥的主要研發員萊登、德魯克爾和查爾斯．索耶斯（Charles Sawyers）獲得二〇〇九年的拉斯克獎（Lasker Award）。這是僅次於諾貝爾獎的醫學界最高榮譽，因為許多評審委員和諾貝爾獎重疊，所以拉斯克獎也被稱為「諾貝爾獎風向球」，像屠呦呦在二〇一一年獲得拉斯克獎，二〇一五年就拿到諾貝爾獎。

如果單純從直接拯救生命的數量來講，青蒿素的貢獻肯定高於伊馬替尼，畢竟青蒿素拯救了數百萬人的生命。但從製藥方法上來講，伊馬替尼的成就超越了青蒿素，伊馬替尼代表著一種新的藥物研發手段，可說代表了未來的製藥發展方向。

常有一種論調，認為古代留下的藥方和典籍其實是個知識寶庫，這話也不能說全無道理。許多藥物都是從植物中提取，以古代典籍作為參考，多少可以縮小尋找範圍，但這個知識寶庫的意義也在逐漸下降。一方面，越加努力發掘，剩下有價值的資訊就越來越少，總有研究完的一天；另一方面，設計藥物如果越來越多的話，人類就會逐漸超越大規模尋找藥物的範疇，誰還會想漫無目的的亂找呢？畢竟，人人都想提高效率。希望這一天能夠早點到來。

不管研發藥物的速度能否加快，臨床測試的速度肯定快不起來。為什麼ＦＤＡ要求的臨床試驗標準這麼複雜、這麼麻煩呢？這一切其實這要歸咎於一位中國人，他原本想設計一套嚴格的測試方法來平息紛爭，卻沒想到，反而讓從老家帶來的中藥幾乎全軍覆沒……。

23 實證醫學：請拿出證據來！

設計標靶藥物，不管對任何病症都是理想的解決方案，但可不是每次都能運氣這麼好。慢性骨髓性白血病畢竟是一種相對單純的病，其病因早就被研究出來了，就是基因導致的，這也就為伊馬替尼的研發節省不少的時間。要知道時間就是金錢，省時間就是省錢。即便如此，伊馬替尼的藥價還是貴得要死，瑞士諾華公司也因此飽受批評。

但有時候，藥價也不能完全怪罪藥廠，FDA苛刻的臨床試驗要求也是一大原因。當然，我們都知道FDA是為了嚴格把關品質，因此才堅持要做隨機雙盲大樣本對照試驗，而且要做好幾期，每次都曠日持久。那麼有沒有快一點的方法呢？至今為止還真的沒有。隨機雙盲大樣本對照試驗，是大家公認的黃金標準。這個標準也不是短時間成立，而是有著很長的歷史。

如果一直追本溯源下去，會發現對照試驗的思想早在中世紀就有了。當時伊斯蘭世界首屈一指的醫生伊本．西那，他為了驗證自己的理論，特地養了兩隻小羊。這兩隻羊的體型差不多，餵養方式也一樣。後來伊本．西那把這兩隻羊分開飼養，一隻生活在原來的羊圈，另一隻則帶去和狼當鄰居。雖然隔著籠子，但小羊還是被嚇得不輕，天天看著對面的大野狼張牙舞爪，漸漸就得了抑鬱症。碰到這種事情，誰還能保持精神穩定呢？小羊日漸消瘦，最後一命嗚呼了。

那麼伊本．西那想說明什麼呢？那就是環境對生命的影響有多大，並強調實驗個體之間的統一性。要是換成其他醫學理論，認為每個人體質不同，不能比照辦理，那伊本．西那的這個實驗就沒有任何意義了。但顯然，伊本．西那認為即使是不同的人，也能適用同一種醫治方法。對照試驗的意義在於剔除那些不相干的因素，伊本．西那正在想盡辦法這麼做。

在伊本．西那的時代三十年後，中國北宋的《本草圖經》也描述了一個實驗。其中有兩個人，一個人嘴裡咬著一根黨參，另一個人則沒有。讓這兩人跑上三至五里路，口中沒有黨參的人肯定會開始氣喘吁吁，而咬著黨參的另一人則臉不紅氣不喘。這段描述倒是有點對照試驗的味道，但這並不是一次試驗，而是作者的想像和揣測。

不管怎麼說，有對照試驗的想法並不是難事，但不管是伊本．西那還是北宋的《本草圖經》，其樣本數都小得可憐。即使依此做了對照試驗，誤差還是非常大，他們顯然並沒有「大樣本」的概念。這種對照試驗思想也沒有作為一種通用方法流傳開來，只是曇花一現罷了。一直到六百年之後，這種對照試驗才被英國醫生林德首次實現。

前文已講過林德醫生研究壞血病解藥的方法，他把十二個差不多狀況的病人分成六組，每組兩人。林德已經盡量增加參與實驗的人數，起碼他已經有這種意識。他的研究也為後來發現維生素C奠定了基礎，這也是人類史上第一次人體對照試驗。

後來，蘇格蘭的軍醫漢密爾頓，也做了一次大規模的對照試驗研究放血療法。他把三百六十六名患病的士兵分成三組，三組病人的病情程度差不多，接受的治療也大致相同，這就確保了這幾組人之間的統一性。唯一不同的是，其中兩組病人並不放血，僅由剩餘一組病人接受傳統的放血療法。結果，不放血的兩組中分別有兩個和四個病人死亡，放血組的死亡數則高達三十五人，這之間的差異有顯著的意義。這是人類第一次大型對照試驗，它所顯示的數據與事實的可靠性，遠勝一切理論推演和典籍紀錄。

又過了十年後，法國的皮耶爾．路易醫生，發表了用同樣方法進行的臨床觀察結論。這個實驗可不簡單，歷時七年，一共觀察了近兩千名病人，進一步證實放血療法與病人的死亡率之間的關係。**直到這時，有了如此充分的證據後，西方醫學才將歷史最悠久、最博大精深的放血療法判處死刑**。但各種傳統醫學可不包括在內，如果翻閱其他國家的資料就會發現，直到現在還有人在研究用放血療法治療月經不順。

隨著研究人群的擴大，統計學的介入就顯得特別重要。統計學可不是簡單的數人頭這麼小兒科的技術，南丁格爾在統計學上就有其獨到的貢獻。如前文所介紹的，她發明了一種叫「玫瑰圖」的統計圖表，讓官兵的死亡原因一目瞭然，再也不是死板的數字。前文也提過約翰．斯諾醫生，他曾建議維多利亞女王在分娩時使用麻醉藥減少痛苦。斯諾也是一位偉大的醫生，因為他發現了霍亂的傳播方式，拯救了無數人的生命。當時他依靠的，就是統計學的方法。

藥效、病因的證明，可不是醫生說了就算數！

霍亂在全世界發生過七次大流行。從一八一七年開始，第一次霍亂大流行在印度爆發，主要肆虐範圍在亞洲。一八二六年，第二次霍亂大流行，這次很快就席捲了全球。一八三九到一八五六年，第三次霍亂大流行，也在全世界大肆傳播，歐洲各大城市基本上都沒逃過。這次最早的疫情源頭是孟加拉，當時這也是印度殖民地一部分，恆河就是從孟加拉入海的，當地的情況應該不難想像。

一八五三年，霍亂襲擊了英國倫敦，當時這種神祕的病症根本就找不到病因。人在感染霍亂以後，會開始上吐下瀉，全身變成嚇人的灰色，且短時間就會死亡，一般都不會超過四十八小時。到了同年冬天時，瘟疫似乎已經過去。但誰知道，第二年，一八五四年的秋天，霍亂又一次捲土重來，就連埋葬死者都來不及，屍體只能堆放在家裡，並放上洋蔥掩蓋腐臭。

倫敦的寬街（Broad Street）一帶疫情最為嚴重，短短十天之內有五百人喪命。當時英國公共衛生部門認為是瘴氣所致，倫敦的空氣太差了，熏天的臭氣加上嗆人的霧霾，很可能就是疫情主因。當然也有人提出異議，比如亨利・懷德海（Henry Whitehead）神父就認為問題出在水源上。但當時各種聲浪都有，一時之間也找不到具體的原因。

與此同時，霍亂大流行引起了一位醫生的注意，那就是約翰・斯諾。他開始在寬街附近走訪，並打聽各種情況，當然也得到了懷德海神父的幫助。神父對此地可是瞭若指掌，他覺得問題應該是出在水源上。斯諾醫生這一次採用一種全新的統計方式，他用筆在倫敦地圖上，把出現霍亂病人的地點全都標記起來，然後將所有的水井和抽水機標出來。他發現，寬街上那些得了霍亂的人都分布在同一口水井周圍。人總是要喝水的，那他們會去哪裡打水呢？當然是離得最近的水井。

斯諾醫生挨家挨戶的調查，果然發現，霍亂病人都曾經喝過寬街那口井裡的水。但也有例外，例如附近的一間啤酒廠裡就沒有人得霍亂，另一家工廠也沒有人得病。但是倫敦北部卻有一個老太太和她的侄女因霍亂而死，這究竟是怎麼回事呢？他仔細調查發現了原因，發現啤酒廠中沒有人得病，是因為工廠裏的工人都直接飲用啤酒，所以他們不會去喝井水。而啤酒在釀造、發酵過程中，就已經把霍亂弧菌都殺死了。

另一家工廠則是因為廠裡有自己的水井，因此

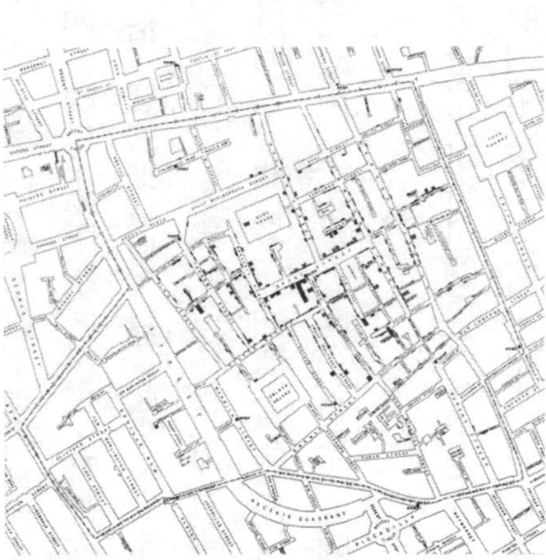

▲約翰・斯諾醫生製作的倫敦霍亂患者分布圖，其中他用黑色色塊標出霍亂患者的居住地，再另外標出水井、抽水機位置，最終發現該市霍亂疫情的起源（圖源來自維基共享資源〔Wikimedia Commons〕公有領域）。

也沒人去喝寬街那口井的水。那麼倫敦北部那位老太太是怎麼回事呢？原來她家曾經住在寬街，喜歡喝這口井裡的水。後來搬走後，她的兒子還會每天專門打兩桶水送去給老母親，真是太倒楣了！

看來，寬街這口井就是罪魁禍首，有關部門也半信半疑的把這口井封了起來。斯諾認為，病人的地理分布和環境水源分布之間有相關，而當這口井被封閉後，這幾條街就再也沒有新的霍亂病人產生。這下，水源和霍亂間的關係徹底被證實，變成實際的因果關係。要知道，證明任何一種因果關係都是不簡單的。約翰．斯諾的霍亂研究，也因此被視為臨床流行病學的開端，他的地圖標記法是空間統計學的源頭，而臨床流行病學是實證醫學的基礎。

實證醫學其實也是一點一點發展起來的，很多人都做出了自己的貢獻。不過，大家還是傾向把阿奇．科克倫（Archibald Cochrane）視為實證醫學的創始人之一。為什麼他能夠獲得如此高的評價呢？這還得從他的經歷說起。科克倫出生在蘇格蘭，二戰期間，他參加了英國皇家醫療隊，被派往希臘戰場。一九四一年五月，德國出兵攻打克里特島。科克倫在這次戰役中成為德國人的俘虜，並被關進塞薩洛尼基（Thessaloniki）戰俘營中。

在這個戰俘營裡，科克倫是唯一一名醫生。當時戰俘營裡爆發了白喉疫情，面對兩萬多名戰俘，他根本就做不了什麼。科克倫手裡根本沒有什麼能治病的藥物，他只能眼睜睜看著疫情越來越嚴重。他預計，這場白喉大流行起碼會帶走幾百條人命。

但令科克倫震驚的是，最後竟只死掉四個人，其中三個還是因槍傷而死的。按理來說，科克倫應該感到高興才對，但是他卻只覺得毛骨悚然，並對自己學習多年的醫學產生深深的懷疑。人體既然有如此強大的自癒能力，那麼以前的種種醫療行為，到底是醫生的治療發揮了作用，還是是病人自己好起來的呢？自己過去到底都在幹什麼？這是人類第一次對醫療的效果產生懷疑。畢竟，**該如何分辨是醫療的效果，還是患者自己自癒呢？這的確是個要命的問題，不透過對照試驗無法解決**。

當時，科克倫並不知道有隨機對照試驗這種東西，可見當時的醫學思維，其實跟古代差不了多少，只不過手段先進了一點。那時候看病都還是靠醫生個人的經驗來判斷，選擇治療方法也是依照醫生主觀經驗。別說那年頭，即便是現在，這種事似乎也是天經地義，電視節目上出現的各種醫療、養生專家，也無一不是道骨仙風、鶴髮童顏。為什麼呢？因為在大眾印象中，經驗豐富的醫生歲數肯定不會太小，神醫就應該長這種樣子。

扯得太遠了，繼續講回科克倫，他的故事還沒結束呢。科克倫畢竟是戰俘，他們後來被德軍轉移到德國境內的埃爾斯特霍斯特戰俘營（Elsterhorst）。這裡條件比希臘稍微好一點，起碼生病的戰俘可以集中居住，這樣可以避免傳染其他人。

科克倫在埃爾斯特霍斯特時也同樣擔任醫生，當時戰俘營裡又開始流行起結核病。科克倫非常頭痛，因為治療結核病的辦法有很多，但他並不知道哪一種治療方法能真正有效。加上前陣子在希臘戰俘營的經歷，他甚至懷疑治療行為反而會縮短病人的生命。戰俘營的條件總是不會好到哪裡去，有一段經歷讓科克倫非常刻骨銘心。一位垂死的蘇聯戰俘，因為胸口疼痛不止而不停喊叫著，科克倫拿聽診器檢查之後，發現這位蘇聯戰俘有嚴重的胸膜摩擦音。很可能是因為乾性胸膜炎，肺部與胸腔間的胸膜發炎了，隨著呼吸，胸膜就像兩塊砂紙一般互相摩擦，這就是疼痛和摩擦音的來源。

科克倫聽不懂俄語，不知道這個蘇聯人在喊叫什麼。戰俘營裡也沒有止痛藥，但總不能什麼都不做吧！出於醫生的本能，他坐到病床上，把這位痛苦的病人緊緊抱在懷裡。但奇怪的是，病人逐漸安靜了下來，好像不那麼痛了！幾個小時後，病人在科克倫的懷裡平靜的死去。醫生的關懷是最好的撫慰，這就是所謂的「安慰劑效應」。大家都沒想到，安慰劑效應居然可以如此強大。在確認治療方法是否有效時，僅觀察病人反應遠遠不夠，很有可能一個無效的療法也能起到安慰病人的作用，讓病情暫時好轉。所以，安慰劑效應就是阻礙醫生發現真正有效治療措施的一層迷霧。

該怎麼對付安慰劑效應呢？辦法還是有的。美國東岸從北部的麻薩諸塞州，一路到最南方的佛羅里達州，一共二十五家退伍軍人醫院將要合作舉行一場大型癌症臨床試驗，目標是為了了解幾種癌症化療藥物對白血病的療效。當然，更專業的說法是「大規模多中心臨床試驗」，在這樣的試驗中，請一位統計學家設計統計模型，確保結果客觀性十分重要。

小組找到一位專業的生物統計學家，他叫李景均。為什麼選這個人呢？這個人的名氣可不小，光是他的著作《群體遺傳學導論》（*First Course in Population Genetics*）就充滿其他醫生看不懂的高等數學。李景均是一位華人，一九三〇年代在四川金陵大學農學院讀書，後來去美國康乃爾大學留學，在抗日戰爭期間回到中國。他在生物統計學和群體遺傳學方面有傑出的成就，並在一九四八年出版《群體遺傳學導論》，在生物學界有遠大的影響。再後來，因為與學界意見不合，他並不同意當時自蘇聯傳來的遺傳理論，最後逼不得已，再一次遠走美國。

實證醫學的兩大公敵：心理作用、人群差異

他先從羅湖橋來到香港，在香港停留期間沒有身分，一家人都成了黑戶，最後還是一九四六年諾貝爾獎得主赫爾曼．馬勒（Hermann Muller）幫了他的大忙。要不是看在馬勒的面子上，李景均還拿不到去美國的簽證。到了美國，也是馬勒幫忙，讓李景均獲得在匹茲堡大學的教職。

李景均以統計學家的身分參與癌症化療藥物研究。作為團隊的生物統計主管，李景均負責試驗的統計設計，這項工作的重要內容是將受試者隨機化，即為每位病人編號，之後按照編號給藥，醫生自己也不知道病人究竟吃的是實驗藥物還是安慰劑。

這種安排讓許多醫生火冒三丈，他們覺得自己的尊嚴受辱，居然沒有權利知道自己給病人吃的是

什麼？在這些醫生看來，這是荒謬、不道德的，完全不能接受。李景均因此承受了很大的壓力，但是雙盲是對付安慰劑效應最好的辦法。如果不這樣做，就沒辦法知道藥物是不是真的有效果。不過，美國國家衛生院的高層倒是聽懂了李景均這麼做的理由。

在試驗設計的會議上，李景均遭到醫生們的圍剿，好在國家衛生院力挺李景均。並表示，如果不按照隨機和雙盲的試驗方法，他們將拒絕為這項研究提供經費。出錢的才是老大，醫生們再生氣也惹不起，最後他們才老老實實接受了李景均的方法。

李景均重視兩個原則，那就是「隨機分組」和「雙盲測試」。雖然最早的雙盲測試是英國的奧斯汀．希爾（Austin Hill）在驗證鏈黴素藥效的時候發明的，但李景均對推廣隨機和雙盲也有非常大的貢獻。英國的希爾最早開始做雙盲測試，是因為鏈黴素的樣品太少了。當時的鏈黴素都從美國進口，對治療結核病有奇效，但總共只有五十克。這東西當時才剛被研發出來，比金子還貴。該如何最大限度的測試，而不浪費這些藥，是希爾最頭痛的問題。最後，他設計出了隨機雙盲的測試方法。

結核病人進入實驗中心以後，會領到一個信封，裡面會寫到患者被分配到的組別，患者當然也不知道這背後的涵義。其實其中的S組才是治療組，C組是對照組。兩組人生活的房間不一樣，彼此也不相見。否則其中一組吃藥，一組不吃，很容易讓試驗露餡。最後測試結果顯示，S組在與C組比較之下，治療效果很顯著，鏈黴素被證實是有效的。逐漸的，隨機對照試驗確立了自己的江湖地位，如今已成為公認的標準。隨機對照試驗的測試規範非常複雜，也非常嚴格。反正越嚴格的實驗，其名詞就越長，限定用語也越多，不但要加上大樣本，還要加上雙盲，實在太麻煩了，大家後來都用簡稱RCT（隨機對照試驗，Randomized Controlled Trial的縮寫）來稱呼。

其實實證醫學的建立，還有另一個歷史背景。英國在戰後建立了國民健保署（National Health Service，縮寫為NHS），是先進國家中首創。而且英國人還喊出了一個響亮的口號：「治療免費」

（Care Free），英國人對此還是蠻自豪的。二〇一二年，倫敦奧運開幕式上，六百多位醫護工作者在舞臺上排出絢麗的「NHS」字母，引來全場歡呼。許多歐洲國家後來也有樣學樣，由國家一手包辦所有的醫療服務。

但真正的免費是不可能的，羊毛還是出在羊身上，繞了一大圈，最後還是全體老百姓的納稅錢負擔。而這筆錢該如何花在刀口上，就成了大問題。所以，科克倫提出了一個新口號：「有效的醫療全部免費」（All cost effective treatments should be free）。言下之意，就是許多醫療其實是無效的，這種無效的醫療怎麼能讓全體老百姓買單呢？這不是把錢丟進水溝裡嗎？不管是醫療保險還是商業保險，誰也不想吃這種虧啊，所以醫療的有效性就變成討論重點。

科克倫分析並匯整了戰後最新的醫學決策與思想，並開始呼籲大家要重視證據。但凡是有點科學知識的人都知道要重視證據，但是哪些證據才是可靠的呢？科克倫非常推崇RCT，他曾說過：「隨機化臨床試驗相當重要。」他自己就經常使用對照試驗來解決問題。

科克倫曾研究過冠心病的治療。當時，主流思想認為這種病應該住院治療，甚至被當作天經地義的處置方式。畢竟相較於在家治療，大家還是比較喜歡住院。但科克倫在做完RCT後發現，真正有療效的，其實是在家治療。RCT這種方法就像在打破各種神話與迷思，許多舊有的觀念都禁不起RCT的考驗。

科克倫還測試了醫生在疾病診療之中的一致性。什麼意思呢？就是同一位病人，分別讓不同醫生診斷，並觀察醫生們的診斷是否一致。比方說，他找了兩位口腔科的醫生為同一位病人看病，結果這兩位給出的診斷結論，除了牙齒數目以外，其他全都不一致。到底誰對誰錯呢？這就說明，其實醫生都是根據自己的經驗判斷，根本就沒有使用最可靠、最踏實的證據決策。雖然這也情有可原，醫生們每天都要花大量時間面對不同的病人。他們能用來更新資訊的時間和經歷都不足，大多數醫生的知識會逐漸過時。最新的知識發現，他們很可能根本就不知道。

在中國網路流行語中，「遇事不決，量子力學」這句話，經常被人拿出來調侃科幻作品中，常用高深學問來帶過荒誕劇情的手法。但仔細想想，這句話好像還真有那麼一點道理。假如在空想的情況下討論一個病該怎麼治療，醫生往往可以講出一大堆想法，仿佛一切皆有可能。但等到實際面對病人的時候，一切可能性又都被丟棄了。針對眼前的病人，最好的療法只有一個，醫生的工作就是把這個療法找出來。**作為醫生，必須提出具體的問題，再依據證據尋找解答。這就是實證醫學**，這並不是一門具體的學科，而是一種思想。

不是所有證據，都值得參考

經過科克倫和阿爾文·芬斯汀（Alvan Feinstein）以及大衛·薩基特（David Sackett）等人前赴後繼的推動，實證醫學思想終於逐漸成熟。到了一九九〇年代，實證醫學開始興起。顯然這並不是偶然，而是社會發展的作用，因為此時，世界正在經歷電腦和網際網路的興起。網路時代，就不是知識更新過慢的問題了，而是知識量太大，根本無從篩選。那麼，哪些證據是可靠的呢？這就要涉及到實證醫學的「證據等級」。

證據等級的分類體系經歷過幾次升級，中間有過各種分類，從五級到GRADE等。但這畢竟不是一本醫學專業書籍，我們只需要了解大致的分類方式就行了，此處以英國牛津實證中心二〇〇九年發表的版本為例：

● 第一級：具顯著意義的RCT組成的系統性回顧。

- 第二級：世代研究（在一段時間內，對某一特定群體的觀察）。
- 第三級：由病例對照研究組成的系統性回顧。
- 第四級：個案病例。
- 第五級：專家意見。

系統性回顧十分重要，因為各種五花八門的RCT報告非常多，但結論都不一致，甚至互相矛盾。哪個證據才是可靠的呢？例如這個實驗證明「生命在於運動」，另一個實驗證明「生命在於靜止」，該聽誰的呢？系統性回顧就是將同一個研究主題的實驗彙集在一起，並一起分析、評論與比較。這樣就比只做一次RCT還更可靠，所以這是第一級證據。

假如找不到最高級別的證據，那就退而求其次，看看有沒有世代研究的實驗結果。因為有些事情是沒辦法透過RCT實驗得到結果的，像吸菸和健康之間的關係。假設你找來一群受試者，並按照RCT嚴格執行，測試吸菸危害健康的程度，那就麻煩了。首先，這並不實際，這個實驗必須嚴格執行好幾十年，誰有能耐控制這麼多活生生的人呢？又不是集中營！其次，這是有道德倫理風險的，你有資格要求受試者損害自己的健康嗎？可想而知，這完全做不到，只能靠世代研究來解決。

大致來說，前三級的證據都有一定的可靠度，最後兩級就只有參考價值了。這個思維其實不僅在醫學領域，很多地方都能應用。大家可能會注意到，專家意見是放在第五級。就連單純的專家意見，都不應該優先參考，沒有專業的江湖騙子就更不能隨便相信了。又像各個國家的傳統醫療手法，都被歸類為「替代醫學」，也有人說應該稱為「另類醫學」。這些治病的手段也不能說完全沒有參考價值，但作為證據，肯定是最墊底的那一類。一般來說，並不需要參考到這麼沒有依據的選項。

這也反映出一種科學思維方式，一切都是可量化的。這個世界不是非黑即白，而是有著豐富的灰階，從可靠到不可靠是逐次遞減的。科學思維往往是「向內尋找」，但凡有點不可靠的證據，都必須先存疑。但是醫學是一項技術，技術的思維是「往外尋找」，要不然怎麼會有「死馬當活馬醫」這個說法呢？兩者的行事標準不一樣。

現在有了電腦後，在實證醫學的指導下，醫生的工作是不是變得比較有統一標準了呢？其實也不盡然，個人的經驗時常還是會發揮重要的作用，並不是所有的證據都能與之相符。例如當醫生要尋找一種藥物，找到相關的RCT實驗數據，仔細研究實驗過程後發現，參與該試驗的都是成年人，可是今天的病人卻是個孩子。這個RCT證據算數還是不算數，有多大的參考價值呢？大家心裡還是要有一把尺，如何選擇證據、分析問題，這些都離不開人的經驗。

儘管人們都承認，若根據嚴格的RCT實驗，得出的就會是非常可靠的證據。可是，這個證據與病人之間的情況是相符嗎？以禽流感為例，當H5N1剛出現的時候，大家都推薦以克流感作為與其對抗的首選藥物。但同時又指出，這種論述的證據等級並不高。克流感可是經過多項高品質的國際多中心雙盲RCT驗證，為什麼證據等級會低呢？道理很簡單，克流感的臨床試驗，是在人類季節性流感的人群中實行的，H5N1和普通的流感僅僅是類似，並不完全一樣，克流感的作用機制可能對H5N1有效，但又沒有直接證據來證明這一點。但不然能怎麼辦呢？總不能什麼都不做吧？

同樣的，歷史上不乏非對照試驗具有高度可靠性的案例。例如青黴素的臨床測試，效果就好得不可思議。當時可沒有什麼RCT，僅僅靠人的感受就得出了結論。所以，這種事可不能一口咬定。實證醫學的目的，是去除各種干擾和雜訊以做出最可靠的決策，一切手段都是圍繞這個目標進行。

總之，醫生面對的還是人，人體是複雜的，不能機械化的套用相同標準。病人是一個個活生生的人，病人自己的意見也不能忽視。例如當醫生找到了一種最可靠的方案，但病人卻出不起醫療費用，該如何是好呢？付錢這檔事，最終還是病人自己說了算。那麼，醫生此時是不是該考慮退而求其次，選擇其他方案呢？這是值得深思的問題。

又如某些病人得了絕症，現代醫學也束手無策時，病人轉向傳統醫學或民間偏方尋求治療方法，醫生該怎麼辦呢？應該攔著他嗎？我的親戚還真的碰上過這種事。人到中年得了癌症，在那種情況下，她什麼偏方都信，攔都攔不住。人的求生欲望是非常強烈的，管它是不是救命稻草，先抓緊了再說。難道要我去為她介紹什麼叫「隨機雙盲大樣本對照試驗」嗎？我可沒那個心情。

所以說，醫學不僅僅是個門科學，還是一門技術，同時還是一種關懷和安慰。醫學不是萬能的，有很多事目前人類還做不到，這一點必須老實承認。有些仗永遠打不贏，例如和微生物的演化競賽，這一點大家應該都能理解。此外，還有另一個難以對抗的宿命：人終有一死，衰老是無論如何無法抗拒的……。

第六章

此消彼長，永無止境的對抗

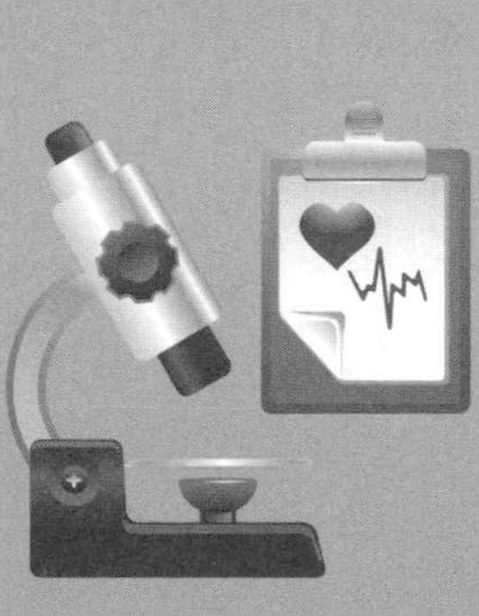

24 木桶的短板：被吞噬的記憶

有一種病，醫生們曾以為找到了病因，似乎一切證據都指向了那個罪魁禍首。哪知道卻被現實殘酷的打了臉。辛辛苦苦研發了那麼多的新藥，結果全軍覆沒，一個真正管用的都沒有。一百多年過去了，到現在還是搞不清楚病因。這種讓醫生和科學家們飽嘗失敗苦果的病，就是大名鼎鼎的阿茲海默症，俗稱老年痴呆。這就是懸在老齡化社會頭頂之上的一把「達摩克利斯之劍」（按：比喻終將到來的末日）。

有一部熱門的中國電視影集《都挺好》，裡面的角色蘇大強就是一名阿茲海默症患者。相信有不少人身邊就有得了阿茲海默症的老人，如今這已不是罕見的病。但怎麼會叫這麼麻煩的名字呢？其實，阿茲海默是一位德國人的名字，也就是這種病的發現者阿洛瓦·阿茲海默醫生（Alois Alzheimer）。

記憶的喪失，可不是忘記那麼簡單

阿茲海默醫生曾在德國的柏林大學、圖賓根大學和符茲堡大學學習醫學，一八八七年時從符茲堡大學畢業，獲得博士學位，後來進入法蘭克福的精神病院工作。一九〇一年十一月二十五日，一個叫奧古斯特・迪特（Auguste Deter）的婦人來找阿茲海默醫生看病。這位婦人很消瘦，也顯得很蒼老，但是她的年紀並沒有非常大。她的家人告訴阿茲海默醫生，她最近經常忘記事情。剛做過的事，常常一轉頭就想不起來了。很多人都覺得人老了嘛，就容易忘記事情，這很正常。但這位奧古斯特其實才五十一歲，並沒有特別老。這把年紀就出現記憶力的問題，有點不太正常，也引起眾人的警惕，所以才來醫院找醫生檢查。

阿茲海默醫生開始為這位婦人檢查，身體沒什麼異常。但是跟奧古斯特聊天，發現她前後語言接不起來。問她叫什麼名字時，還能想得起來，但問她姓什麼就答不出來了。問她老公叫什麼，她也支支吾吾的。問她今年幾歲，這倒是記得很清楚，她回答自己五十一歲。問她家住在哪裡，她也支支吾吾的回答：「你應該來過吧。」其實這是老太太想不起來，但又不想承認而搪塞的話。問她結婚了沒有，她回答，自己有點糊塗了，這倒是實話。

阿茲海默可以確定，奧古斯特的記憶力出了問題，有很多地方是空白的。一般人要是忘了的話，重新記一次不就好了嗎？但這位婦人就是記不住。她已經產生時間和空間的認知障礙，搞不清楚現在幾點鐘，不知道自己在哪裡。即使重新告訴她，也沒辦法在腦子裡形成這段認知。吃飯的時候，阿茲海默醫生問奧古斯特，你在吃什麼呢？她嘴裡明明在吃肉，卻說是菠菜。後來醫生讓她嘗試寫一個數字「5」，這夠簡單了吧？但她就是寫不出來，最後寫了「woman」，差得也太遠了。

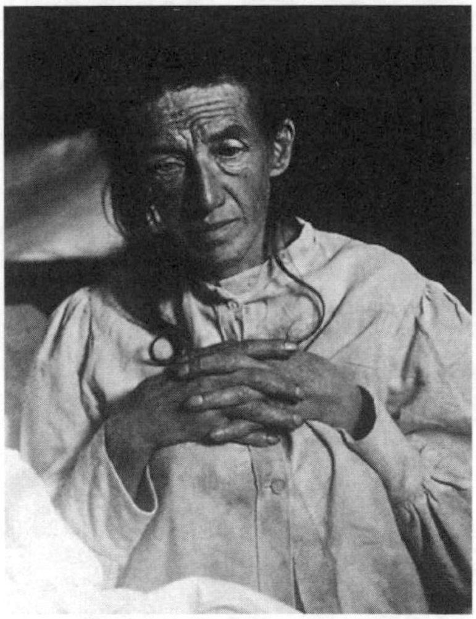

▲ 奧古斯特・迪特，世上第一例被診斷患有阿茲海默症的病患（圖源來自維基共享資源〔Wikimedia Commons〕公有領域）。

阿茲海默意識到這個病人很特殊，便對奧古斯特治療了五個月，而且經常關心。沒多久後，阿茲海默離開法蘭克福，到慕尼黑大學的精神病診所工作，治療也就不得不中斷了。但他一直掛心著這個病例，並與她的家人保持聯繫。一九〇六年四月，奧古斯特因為感染褥瘡導致敗血症而去世。

阿茲海默一直在做神經病理學方面的研究。早在一八九八年，他就發現在痴呆患者中，部分是因為大腦皮質的神經節退化所引起，所以阿茲海默醫生和婦人的老公商量過後，決定對奧古斯都實施屍檢，看到底是哪裡出了問題。

奧古斯特的腦部和病歷，一起被送到了阿茲海默工作的慕尼黑大學，埃米爾．克卜林（Emil Kraepelin）的實驗室，在此有兩位義大利醫生和阿茲海默一起工作。首先，阿茲海默發現她的腦部已經明顯萎縮，比正常的大腦瘦小非常多。阿茲海默注意到奧古斯特的腦體積縮小、重量減輕，腦溝加深、變寬，腦皮質萎縮，顳葉的海馬迴萎縮得特別嚴重。一般的醫生也只能看到這一步了，用普通的顯微鏡也看不出什麼端倪。但是，阿茲海默醫生認識蔡司的光學工程師。蔡司的光學顯微鏡在當時獨步天下，而且還開發了一系列觀察技術。前文講過，柯霍也跟蔡司關係非常好，所以才研發了油浸顯微鏡。可以說，蔡司是醫生們的好朋友，為他們提供了不少幫助。

這一次阿茲海默醫生使用的技術，叫銀染法。銀染法是讓神經細胞、神經纖維和網狀細胞顯現的一種觀察方法，大腦皮質切片在經過硝酸銀浸泡後，不同細胞吸收沉澱銀原子的能力不同，也就形成了深淺不一的黑色，神經纖維可以被看得清清楚楚。他發現，奧古斯特的大腦神經細胞很多都已經死亡，甚至細胞核都溶解了。

當然，有的細胞情況較好，有的較差。實際上，好壞程度代表著病理改變的不同階段。早期病變的神經細胞，部分神經纖維呈現正常的樣子，而另一部分神經纖維則異常增厚且僵硬；到了發展期，神經纖維逐漸靠近，形成粗壯的神經束，並開始發展成神經細胞胞體；在末期時，神經細胞的胞體和細胞核瓦解，只有糾纏的神經束顯示這裡曾有一個神經細胞存在過。約有四分之一到三分之一的腦神經細胞出現上面所說的病理改變。同時阿茲海默觀察到，患者腦子裡有大量的蛋白斑塊堆積，不知道是為什麼。

一九〇六年，阿茲海默在一次科學會議上報告了奧古斯特的病例，並且展示他的觀察結果，這是醫學界第一次對老年痴呆症的亞型有如此精確的描述，但當時沒有人關注他的研究。到了一九一〇年，一些學者透過調查也證實了阿茲海默的研究，他們發現了十幾個病例。看來的確有這麼一種病，會導致人的記憶力和認知能力出問題。這些人的歲數其實也不算大，應該還不至於到老糊塗的年紀，所以將其正式命名為「阿茲海默症」。阿茲海默的導師克卜林把這個名稱寫進了《精神病學綱要》（*Psychiatry*）第八版，這就是這個病名字的由來。

一九三〇年，有人用一種叫做「剛果紅」的染料，將阿茲海默患者的腦組織病變部位染色，並證明阿茲海默看到的那些蛋白斑塊裡，普遍包含一種類澱粉蛋白。到了一九四〇年，有人透過調查與拜訪患者家族，發現了新的情況，阿茲海默症似乎是一種家族遺傳病。某個家族中居然有好幾個人都罹患了，他們在沒有很年老時，就開始出現失智的症狀，且大多數都發生在六十五歲以前。至於第一個被發現的奧古斯特有沒有家族性的遺傳，這個倒沒有人調查過。但這種家族的數量很少，在此之後很長一段時間，阿茲海默症都沒有獲得足夠的重視。當時認為阿茲海默症是一種早發性老年痴呆症，人們絲毫沒有意識到，這種病六十五歲以上的老先生、老太太也會得。

隨著二十世紀的醫學技術持續進步，一九三一年電子顯微鏡問世，這種顯微鏡的解析度非常高，可以放大一百萬倍，科學家們終於可以觀察到更精細的結構了。到了二戰後，電子顯微鏡開始被廣泛應用。同時，人類對於大腦的研究也在繼續。一九六八年，一套新的評估系統出現，其可以為人的認知和記憶情況評分。只有在精確的評估下才能比較，並知道這個人的記憶力和認知水準到底下降了多少，量化是非常重要的研究手段。

隨著研究深入，並在很多老年人身上做了屍檢後。大家才發現，有些老人腦袋不如從前，出現所謂「老年痴呆症」的症狀，其實就是阿茲海默症。過去，阿茲海默症是指年紀沒有特別大，卻已經出現短期記憶力、認知能力障礙的情形。在此之前，人們一直以為老人們是因為腦部動脈硬化才導致腦袋不靈光。的確，很多老年人都有心血管疾病，但沒想到他們所謂的「老糊塗」也是阿茲海默症的表現。病理分析上這兩者非常相似，甚至可以說是同一回事。這一下讓大家都嚇出一身冷汗，原來阿茲海默症的患者這麼多！

大家都知道，腦部的不同部位有不同功能，海馬迴的功能就是保存短期記憶。大部分的阿茲海默症患者都是海馬迴受到損傷，或是病變萎縮，最後導致人的短期記憶出了問題，最近發生的事根本沒辦法被大腦記住。但是過去的記憶反而相對完整，回憶起來問題不大，所以很多罹患阿茲海默症的爺爺奶奶們，動不動就會想起過去，一遍一遍重述當年的事。

隨著大腦神經細胞損壞一天比一天嚴重，各種症狀就會一點一點加重，目前觀察認為，這種損傷是不可逆的。隨著時間推移，大腦裡的詞彙會開始越來越少，有些東西放在患者眼前時，他們怎麼也描述不出來，說話也越來越沒有邏輯。他們腦子裡的記憶千瘡百孔，到處都是空白，大腦於是不得不胡拼亂湊出各種破碎的記憶。

當然，阿茲海默症患者意識中，拼湊出來的很多事都是虛假的，根本就不存在。很可能他根本不記得眼前這個人是誰，怎麼會突然出現在自己身邊，甚至住在自己家裡。天啊！家裡有陌生人進來了，這裡不安全啊！這當然會把他嚇得不輕，甚至可能出現疑神疑鬼的情況。脾氣、性格隨著大腦損害加劇也會出現變化，會變得冷漠，表情也會變得麻木。不過也會有人情緒失控、又哭又笑。因為到底是哪部分大腦出了問題，都是說不準的。

等到病情加重，長期的記憶也會受損。你會發現患者仍然喋喋不休，一再講述過去的事情，但每一次的情節卻都不一樣。因為有些資訊大腦回憶不起來了，就會找相似的片段填補上去。到下一個階段，患者的詞彙量越來越少，也就變得不怎麼愛說話。身體的協調性也會變差，有些人會容易摔倒，接著逐漸發展到不能自理，完全臥床不起。家人一方面要照顧他，卻又很難正常與其交流情感。到最後，他會忘掉一切，連親人都想不起來，變成一個熟悉的陌生人。這往往也是子女和親屬們心理上最無法承受的一點，想哭卻又哭不出來的一種感受，非常令人揪心。

在這個階段，患者往往會因為其他的病症死亡，例如肺炎。一般來說，阿茲海默症大約會讓患者減少十年的壽命。因為這種病不是突如其來的改變，而是一點一點的吞噬人的大腦，不多加留意的話很難及早察覺。況且，人有一種傳統認知，覺得人老後腦袋不清楚是正常的。人總是會衰老，腦子也會衰老。況且在過去，人均壽命也不長。在二戰後的一九六〇年代，美國的人均預期壽命才一口氣攀升到六十五歲，在戰前連五十歲都不到。到了一九七〇年代，人均預期壽命突破了七十歲。這一下，問題的根源終於暴露了出來。

步履蹣跚的尋找療法，問題到底出在哪呢？

一九七四年，美國國會通過決議，在國家衛生院下設老年研究所，將一切與老年人相關的研究提上了議事排程。是啊，國家的老先生、老太太越來越多，各種和衰老有關的問題，總得研究。阿茲海默症終於不再被眾人所忽視，其中有一個人，在這件事上功不可沒，他就是美國阿茲海默症協會的第一任主席杰羅姆．史東（Jerome Stone）。

說起來，這位史東是一位有名的富豪。一九七〇年時，他的妻子開始出現阿茲海默症的症狀，縱使有萬貫家財，卻完全無濟於事。史東這才發現，原來大家對這個病的了解十分有限，幾乎是一片空白，醫生們也提不出什麼像樣的治療方法。史東驚訝於全球關於阿茲海默症的了解如此之少，於是開始盡自己最大的努力，推動醫學界研究阿茲海默症。從那時起，他開始頻繁與醫學界的神經學家們交流，嘗試把相關學者組織起來。直到一九八〇年，阿茲海默症協會成立，史東出任第一任協會主席。後來類似的機構，才在全世界如雨後春筍般陸續成立。

阿茲海默症協會在宣傳與研究上有重要的推廣作用，為這樣在當時難以看到回報、單純是學術性的研究提供巨額資金支持，也呼籲公眾了解並重視這種悄無聲息的致命殺手。直到現在，這個協會仍在精神疾病領域有著重大的影響力。一九八四年七月，阿茲海默症的臨床診斷標準正式確立。到這時，普通大眾才逐漸知道，**所謂的「老糊塗」並不是正常老化的一部分，而是一種疾病。**

既然是一種病，總得治療吧！該怎麼治呢？普通老百姓怎麼也沒想到，這是人類目前為止碰到最棘手、最絕望的一個病。醫生們一直在努力，一九八四年，醫學界完成類澱粉蛋白的測序。原來，這種類澱粉蛋白是由三十九到四十三個氨基酸的殘基組成的，並為他取了名字，叫「β（beta）類澱粉蛋白」，簡稱Aβ。這種蛋白到底有什麼作用，為什麼健康的大腦裡沒有這種東西呢？看來這東西跟阿茲海默症有密不可分的關係。

接著分析，發現這種蛋白其實來自於人體內正常的類澱粉前體蛋白（簡稱APP）。假如APP蛋白出於某種原

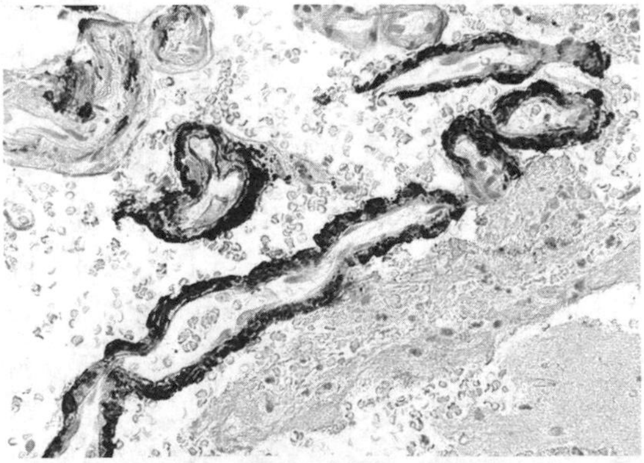

▲ 大腦皮層中沉積的類澱粉蛋白，會引起阿茲海默症等疾病（圖源來自維基共享資源〔Wikimedia Commons〕，由Nephron上傳）。

因被裁切，剩下的那一小段就是所謂的Aβ蛋白。說白了，就是個殘骸。科學家們將這些蛋白取出後，放在培養皿裡實驗，發現這東西的確可以破壞神經細胞，看來這傢伙就是罪魁禍首。

這還不算結束，假如提取大量的Aβ蛋白，並注射進老鼠的大腦，會讓老鼠得阿茲海默症嗎？說實話，老鼠智商本來就不高，很難檢測出前後智力高低。但解剖後發現，老鼠腦部的病變情況很類似阿茲海默症患者的大腦，看來這個動物實驗是有效的。後來用基因改造的方式，讓老鼠自體產生大量Aβ蛋白後，結果也十分類似。

證據正在一步一步的完善，科學家們先是發現了阿茲海默症患者大腦中大量的蛋白斑塊後，確認其中主要成分就是Aβ蛋白。接著把Aβ蛋白取出，放在培養皿裡後發現，Aβ蛋白果然能破壞神經細胞。下一步，把這東西注射進老鼠大腦，結果老鼠的腦部也出現非常類似阿茲海默症的狀況。再下一步怎麼辦呢？做人體試驗嗎？這可不行，會有倫理問題的。

那怎麼辦呢？別忘了，早發性的阿茲海默症會家族遺傳，分析他們的基因出了什麼毛病不就好了？果然，在家族遺傳性阿茲海默症患者身上找到了三個基因。基因帶有製造蛋白質的各種基本訊息，用這些訊息製造各種各樣對應的蛋白質後，人體再依靠各式各樣的蛋白質實現各種功能。例如APP基因就是負責生產APP蛋白的，但另外兩種基因：PS1和PS2，卻活生生的把APP蛋白切斷了，其碎片就變成了Aβ蛋白。這幾條線索都與Aβ蛋白有關，看來這下準沒錯了，這種蛋白就是導致阿茲海默症的原因。

尋找病因就像是峰迴路轉的破案過程，等到證據的每個環節都搞定，已經到了二○○○年左右，都步入新世紀了。醫學界花了三十年時間，終於形成一種理論，那就是由於目前還不清楚的原因，導致人體產生了大量的Aβ蛋白，這東西吞噬、破壞人腦中的神經細胞，最終導致阿茲海默症。原理大致上清楚了，剩下的就是各大藥廠的工作了。對付Aβ蛋白的辦法還是不少的，首先是堵住源頭，有沒有阻止Aβ蛋白形成的方法呢？這是第一個方向。另外，就是想辦法加強人腦自體清理的功能，發現Aβ蛋白後，馬上清除不就行了？這也是一個辦法。還有就是用藥物直接殺掉這些Aβ蛋白，這是最直接了當的解決方式了。

過去幾十年，很多藥廠就是按照這個標靶設計藥物。在前文講青蒿素和格列衛的章節中，已經提過現代製藥業設計藥物的方法。各大藥廠研發出針對Aβ蛋白的藥物，共有兩百多款，並紛紛開始臨床試驗，投入的錢多得不得了。結果做了那麼多試驗，沒有一種藥真正有效。如果說失敗一次算是被打臉的話，那麼在阿茲海默症面前，人類的臉早就被打腫了，被打了足足兩百多次。

藥廠耗費的總研發資金，達到令人瞠目結舌的六千億美元。這是多大的一筆數目呢？超過了波蘭全國二〇一八年的國內生產毛額（GDP），波蘭在全球排名第二十一，第二十名則是瑞士。更要命的還不是新藥研發受挫，而是如果照這樣發展下去，各國的醫療保健體系都快撐不住了。二〇一九年，全球有五千萬位阿茲海默症患者，與之相關的醫療成本是一萬億美元，這還只是一年的份，到二〇三〇年時預計還會翻倍。看到這個數字後，是不是覺得那些新藥的研發費用根本是小巫見大巫了？

治標不得，治本不能，對抗阿茲海默症的路還長得很

人均預期壽命不斷提高，很多經濟發達國家都已經步入高齡化社會，六十五歲以上的老人患病機率是五％左右；到了八十五歲，患病機率就達到三〇％；到了九十歲，患病機率則會飆升到五〇％。老人越來越多，阿茲海默症患者就會等比例增加。在全球，每三秒就會新增一位阿茲海默症患者。到二〇五〇年，全球患者預計將會達到一．五二億人。

別忘了，一個老人患病，影響的可是整個家庭，由此造成的GDP損失幾乎無法統計。中國的

阿茲海默症患者數目，估計有一千萬，是世界阿茲海默症第一大國。沒辦法，誰叫中國是世界上人口最多的國家，負擔是很重的。當然，政府部門面對高昂的支出十分難過，但老百姓看著親人一天天被阿茲海默症摧殘，一定也很傷心。製藥公司眼看著這麼巨大的需求市場，卻沒辦法提供解藥，他們也非常無奈。直到現今為止，投入市場的相關藥物仍寥寥無幾。

最開始人們發現，阿茲海默症患者大腦中的乙醯膽鹼的數量偏少。大家便將增加乙醯膽鹼當作首要目標，但這一招似乎只對症狀輕微的患者有效。目前，少數幾種被核准用於阿茲海默症治療的藥中，就有這類藥物。影集《都挺好》中，蘇大強在枕頭裡藏的多奈哌齊（Aricept，臺灣藥名為「愛憶欣」）就是這種藥。這是典型的治標不治本，只能在某種程度上改善病情，卻無法真正解決問題。針對Aβ蛋白的藥物又不管用，所以人們也開始反思過去三十年研究過的Aβ蛋白假說。

這種問題無外乎是兩種情況：**第一種，標靶是正確的，但那些藥物都沒有成功命中；第二種，這個標靶本身就是錯的**。針對第一種，許多人提出各種改進意見。是不是藥物無法順利在腦部作用呢？或是副作用太大，掩蓋了治療效果呢？不然就是參與實驗的都是重症患者，早已回天無力，只是死馬當活馬醫呢？這些都有可能，也都有改進的餘地。但這可是兩百多種藥物！由那麼多不同的團隊、不同的思路研發出的不同藥物，這密集度幾乎是用機關槍掃射了，居然一顆子彈都沒打中，這運氣未免也太背了。

實際上，有些藥物的確可以清理Aβ蛋白，而且清理得很乾淨，但病人的病情一點都沒有好轉，這是怎麼回事呢？難道這個標靶錯了嗎？不少人便開始質疑Aβ蛋白假說，這條證據看似很嚴密，其實存在不少漏洞。仔細分析一下醫生們看到的真實情景，阿茲海默症病人的大腦裡，到處都有Aβ蛋白構成的斑塊，這到底與病症有什麼關係呢？真的是因果關係嗎？那其中誰是因，誰是果呢？或者這兩者都是表象，原因壓根就沒被發現？第一個環節其實就不夠可靠。

第二個環節，培養皿裡面的Aβ蛋白的確可以破壞神經細胞，但是，在培養皿裡面和在人體中的情況難道一模一樣嗎？生物是複雜的，不可以這樣平移帶過。第三個環節，實驗老鼠體內的確累積了大量的Aβ蛋白，也形成大量斑塊，可是這些斑塊真的損害了老鼠的神經細胞嗎？最後一個環節，根據那些罕見的家族遺傳性阿茲海默症患者的分析，其體內的基因確實可以大量製造Aβ蛋白，這總是貨真價實的證據了吧。但這種家族遺傳性的阿茲海默症，和那些老人所得的是同一種病嗎？現實的科學研究就像破解懸案的故事，但這並不是漫畫《名偵探柯南》，並不是密室殺人，真相永遠只有一個。在現實之中有太多的可能性，很難完全排除。

為什麼本書要特別提到阿茲海默症呢？一來，因為這是一種大多數人都無法逃過的大問題，是人類社會的一大隱患；二來，這是人類目前為止碰過最棘手的病，因為根本就沒找到確鑿的病因，治標效果有限，治本無從下手；最後，大家應該能從這段失敗的經歷中有所體悟，曾經以為邏輯清晰的證據、十拿九穩的論點，其實都漏洞百出，這正是目前我們所遭遇的局勢，容易做的事都做得差不多了，而現在科技無法解決的事，真的太難突破了。

所以，有人開始轉向研究其他方向，提出新的理論假說，這些說法就五花八門了。有些是回過頭修正舊有理論，例如認為Aβ蛋白並不是全都有害，只有某幾種蛋白是不好的，不分青紅皂白全都殺掉，反而對大腦有害。有些則換湯不換藥，例如濤（Tau）蛋白假說，這和Aβ蛋白假說的套路有點類似。這種蛋白也會在大腦神經細胞製造大量神經纖維糾纏，最後殺死神經細胞。還有一種說法，認為Aβ蛋白具有傳染性。很多人不理解，難道蛋白質也有傳染性？怎麼不會呢！知道狂牛症是怎麼來的嗎？其實就是一種錯誤折疊的蛋白質「普里昂」（Prion）導致的，這種蛋白質曾被稱為「朊病毒」。別看名字裡有「病毒」兩字，它其實跟病毒一點關係也沒有。養殖場為了提高牛隻生長速度，把牛的骨肉剁碎後添加到飼料裡。雖然牛吃素，但也不會拒絕送到嘴邊的飼料，結果朊病毒就透過這些病牛的骨肉，傳播到另一頭牛身上。

所以，Aβ蛋白也有可能傳播。錯誤折疊的Aβ蛋白在進入別的人體後也會引起連鎖反應，導致別的蛋白質跟著折疊錯誤，最後一發不可收拾。最近，還有人在腦中發現一種細菌，就是導致牙周疾病的牙齦單胞菌，認為這種細菌也會導致阿茲海默症。導致牙齦出血的多半就是這個傢伙，但這東西怎麼會進入大腦呢？照理來說人體有「血腦屏障」，也就是阻擋某些物質由血液入侵大腦的機制，應該會將其阻攔才對。一九九一年時，科學家們又在腦內發現皰疹病毒。怎麼連皰疹也跑來湊熱鬧了？但據說，皰疹病毒可能也和阿茲海默症有關聯。

現在大家有一點概念了，認為隨著人的衰老，可能血腦屏障這道關卡就不如以前嚴密了，也就給了細菌、病毒可乘之機，這也算是一種說法。

二〇一九年十一月，由中國藥品監督管理局批准上市的新藥「九期一」（GV-971）則是又一種新的醫治方法。九期一是一種海藻提取物，可以透過調節腸道菌群平衡，降低血液中苯丙氨酸和異白氨酸的濃度，間接改善阿茲海默症的病情。在經過幾次臨床試驗後，發現其安全性還不錯，從實驗結果上看來多少有一點療效，但也不能說是特別顯著。不過，畢竟阿茲海默症不是急症，這種藥也不是救命的藥，可以先投入市場後再繼續觀察。至於因該藥而引發沸沸揚揚的學術造假問題，就是另外一碼事了。學術腐敗問題，應該要繼續追查到底才對。

反正，各種各樣的理論都冒了出來，但目前還沒有一種理論的可靠程度能與Aβ蛋白理論比肩。就目前看來，Aβ蛋白還是證據最扎實的理論。

二〇一九年三月二十一日，美國生物科技公司百健（Biogen）研發的一種新藥，因為臨床三期試驗無法通過，宣布研發失敗，這種藥走的就是Aβ蛋白這條路線。但到同年十月時，居然起死回生，通過了FDA的三期臨床檢驗。它起死回生的原因也很離奇：實際上它做了兩次臨床實驗，其中一次讓患者認知能力改善，但是效果不顯著；另一次則是服用劑量更高的組別，認知能力顯著改善（提升二三％）。兩次的資料一合併之後，分數低的扯了整體的後腿，於是整體結論就變成效果不顯著。後來公司決定分開申請算了，畢竟高劑量組還是有效果，看來Aβ蛋白之路還有一線希望。至於結局到底會如何，就交給科學家們研究吧，我們在旁邊等著瞧就好了。

阿茲海默症是一種退行性疾病，也就是和衰老相關的疾病。除了中風和動脈硬化之外，還有很多疾病在老年人中很常見，例如高血壓、冠心病、糖尿病、惡性腫瘤、痛風、帕金森氏症、慢性支氣管炎、白內障等，隨便就能說出一大串。

在過去，很多病症都並不常見，例如阿茲海默症，因為早年人類的壽命還不夠長，很多病都來不及碰到就去世了。但隨著醫療環境改善、生活水準提高，原來碰不上的麻煩，現在就躲不過去了。阿茲海默症就是其中一個典型，號稱萬病之王的癌症也是與壽命相關的疾病。這就是「木桶的短板」，由多塊高度不齊的木板組成的木桶，其盛水量的多少不是由最長的木板決定，而是最短的木板。當別的木板被加長了，這幾塊木板就變成短的了，問題就會從這裡爆發出來。哪塊木板太短了，就要在那裡修補，但是，人類能一直這麼補下去嗎？我們終將面對死亡這個人生的終極問題。

我們固然不能拉長生命的長度，但生命還有寬度可以追求，我們仍能爭取良好生活品質。我覺得，不管哪裡生病，都比大腦生病幸福。既要保持身體健康，也要保持心理健康。

25 正常與不正常：飛越瘋人院

有種病，比阿茲海默症更麻煩，因為這究竟是不是一種病，還在模稜兩可之間，甚至連判斷標準都還有爭議，那就是精神疾病。這是非常古老的疾病，但在歷史的長河裡，很長一段時間都沒人把它當成疾病，它真正被當作疾病對待的時間並不久。

精神病學（psychiatric）這個詞源於希臘語，是「精神」和「治療」兩個詞的結合，所以一開始，精神病學是「治療靈魂的疾病」之意。而憂鬱（melancholy）、歇斯底里（Hysteria）等英文單字也都是從古希臘語來的。

在古希臘羅馬時期，流行的醫學還是四體液學說。例如要是黑膽汁比較多，影響到腦部了，那這個人就會比較暴躁易怒，體液學說嘛，總是用各種體液平衡解釋人的各種狀態。但是，古希臘留下來的傳統是崇尚理性。起碼他們沒有把精神病當作神祕現象，而是盡可能用自己對自然和人體的知識去解釋。而且黑膽汁的這個理論也充分說明了，人們意識已經到問題是出在腦子裡。

儘管古希臘人為各種精神疾病取了名字，但他們治不好這些人的病，放血療法也沒有效果。沒辦法，只能做個護身符，但願這東西有用吧。當然，那個時代的人不可避免會有一些宗教信仰，也免不了到廟裡祈求神靈保佑。所以，理性思想和當時的神祕主義思想其實並不衝突，彼此之間也有一些交集。不過，當時的宗教還是多神信仰。大家應該都聽過不少古希臘神話，裡面的神太多了，關係也亂得不得了。

到了後來的基督教時代，精神病總是跟神魔聯繫在一起。那時候的神父、牧師看到某個人好像不太正常，瘋瘋癲癲的，而且還很狂躁。是不是中邪了？應該是被惡魔附身吧！不然，難道這傢伙就是惡魔本人嗎？到了中世紀，精神病更是人人唯恐碰上的病。因為精神病經常被人們和女巫、異端等連結。既然認為精神病患者是被魔鬼附體，那麼為了拯救他們的靈魂，就得懲罰他們的肉體。所以，懲罰成為「治療」精神病人的主要手段，比如拿烙鐵燒灼、舌頭被長針穿刺，或者被燒死、勒死、砍頭、活埋等，中世紀也因此成為精神病學史上最黑暗的時代。

這些人即使大難不死，也受盡了折磨，有些有攻擊性的精神病患者被戴上手銬、腳鐐，被捆綁，甚至被關進狹小的籠子。倫敦的伯利恆皇家醫院在一四〇三年接收第一批男性精神病人的時候，準備了四副手銬、十一條鏈條、六把鎖和兩副枷鎖，這些「瘋子」如果不鎖好，跑了該怎麼辦呢？顯然，這一時期的伯利恆瘋人院，也對病人採取人身禁閉的管理方式。伯利恆皇家醫院可說是精神病院的代名詞。「瘋人院」（bedlam）這個詞甚至就是源於此。這是世界上最古老的瘋人院，至今已有八百年歷史。這間醫院可說是見證了精神醫學的發展歷程。

有如動物園的「瘋人院」

中世紀的英國是羅馬教皇的管轄區，巴勒斯坦中部地區的伯利恆也是教皇的管轄區。十三世紀初，伯利恆遭受花剌子模帝國（按：中亞西部的伊斯蘭王朝）兩次戰爭掠奪，加上伯利恆教區的主教不善經營，使得教區損失慘重。既然分公司經理不爭氣，那就下臺吧，換伯利恆教區新任主教戈弗雷多（Goffredo de Prefetti）上臺。

一二四五年，羅馬教皇下令讓伯利恆教區的教士去英格蘭募捐。於是，新上任的主教就作為教皇的全權代表前往英格蘭。他跟英王亨利三世（Henry III）建立了交情，一二四七年九月，亨利三世便下令授予伯利恆教士們永久的、無限制的國王庇護，以便他們在英格蘭募捐。當時倫敦的警長西蒙・費茲瑪麗（Simon FitzMary）向伯利恆教區捐獻了自己的財產和土地，在主教門街（Bishopsgate Street）的西側，建立了聖瑪麗伯利恆修道院。這實際上就是宗教機構，可以理解為教皇駐倫敦的辦事處。

因為法王腓力四世（Philippe IV）的武力脅迫，教皇克萊孟五世（Clemens Quintus）被迫搬到法國亞維農，從此教廷被法國國王控制長達七十年，史稱「亞維農之囚」。好幾任教皇都是法國人，紅衣主教們也是法國人。後來英法百年戰爭爆發，都打起來了，英國當然就不聽教皇的了，他可是法國人啊！從那時起，英國就展現出自己的獨立性。聖瑪麗伯利恆修道院此時相當於「敵人財產」，所以也被嚴格限制。於是伯利恆修道院開始轉型，努力擺脫「敵人財產」這個枷鎖。這原本只是個駐倫敦的辦事處，負責為教廷籌集資金。現在開始轉型成為收容所，轉向救濟、收容周圍的本地窮人與老人，以及因戰爭及黑死病而無家可歸的老百姓，伯利恆修道院就這樣變成了醫院。

從十四世紀開始，伯利恆醫院逐漸開始收容精神病患者。到了十五世紀，伯利恆醫院已名聲在外，成了專業的精神病院。倫敦市後來把當時能找到的精神病患者從其他醫院轉出，全都安排到伯利恆醫院。到了十六世紀中期，瘋人院就成了伯利恆醫院的代名詞。但伯利恆醫院貪汙腐敗，財務狀況一團糟。醫院的附屬建築被院長賣掉後，這筆錢就進了他自己的口袋。而且，他們還虐待病人，例如依一六三一年法庭紀錄記載，兩名政府人員臨時起意到伯利恆瘋人院參觀，發現這裡的病人全都奄奄一息。在週日，他們的飲食為三十個人分食四磅的乳酪，院長的妻子甚至不讓他們烤火取暖。儘管院長本人貪腐嚴重，但最後也只是辭職了事，沒有受到任何懲罰。

那時候的瘋人院主要是以關押為主，根本就談不上治療，甚至沒人覺得這些人需要接受治療。歐洲大陸那邊也是半斤八兩，路易十四也建立了國立瘋人院，把他所有看不順眼的人都往瘋人院裡塞，例如要飯的人、遊手好閒的人等，關進去眼不見為淨。法國是中央集權的，國王有權力可以興建這樣大型的集中式瘋人院，但歐洲還有很多小城邦，他們並沒有這種能力。只能把這些病人交給港口的水手們，把他們隨便送去任何地方，反正別讓他們回來就行了，這就是所謂的「愚人船」。當然水手們也可能一開始答應，但剛收完錢，一轉眼就把病人放了，於是病人又開始滿街亂跑。可見這些水手的誠信有很大的問題。

當時還有很多的私營瘋人院，人們會靠經營這種設施賺錢。要怎麼賺錢呢？方法多的是。例如有位商人叫布魯克肖（Brookshaw），一七七〇年時，他和地方官員發生過幾次爭執，他懷疑有人策劃陰謀，騙取他的財產。根據他的記載，他的仇敵收買兩名外科醫生綁架了他，用馬車將他帶到一座私人精神病院。在那裡，他被關進冰冷的監禁室，食不果腹，並遭受非人的虐待。他試圖郵寄的信件也幾乎都被扣押，最終依靠其兄弟的斡旋才得以被放出來。他後來在一七七四年出版了兩本書，將他的經歷寫出來，並造成很大的影響。也就是在這一年，英格蘭通過法律，要求對瘋人院每年定檢。確定病人上限，不能在一間那麼小的房間裡塞那麼多人，如此一來，生活條件肯定不會多好。另外政府還要求瘋人院上報名冊，不能隨隨便便把人關進去。從這些改變大家能感受到，人們開始把精神病人當作真正的人對待。

不過，私立瘋人院監禁瘋人的「生意」的確促進了精神醫療的發展。一般認為，臨床醫學領域是先有醫生再發展出醫院，但精神醫療領域卻恰恰相反。當時不僅僅是治療手段的問題，伯利恆瘋人院居然可以賣票參觀。就像動物園一樣，遊客們掏出硬幣買了票，就可以進入精神病院參觀那些稀奇古怪的病人！這一切都在強化人們對精神病人瘋癲的固有印象，許多人認為這可以警示群眾。宗教界認為，讓人們參觀瘋人，可以作為道德教育，使世人遠離罪的誘惑，以免像瘋人一樣失去理性。一七五三年，《世界》（*WORLD*）雜誌的一篇文章，對伯利恆瘋人院的瘋人展覽大加讚揚。文章的大意是說，人們要善於控制自己的情感，不要沉迷，不要讓原罪發酵，否則便會失去理智，墮落成瘋人院中的可憐生靈。他們認為直觀、公開的展覽瘋人，比任何教育都更加有效。

說得這麼冠冕堂皇，其實還是為了賺錢。伯利恆一年賺進四百英鎊，這在當時是不小的一筆收入。十八世紀伯利恆的瘋人展演，是英國歷史上一段極不光彩的經歷，這是當時歷史文化的縮影，也顯示了當時的社會弊端。不過我們需要明白，隨著瘋人院的興起，醫生有了處置病人的實踐，才有機會改變原有精神醫療的模式。

瘋人也是人，也有權利。隨著啟蒙思想深入人心，對生命個體的尊重成了基本的價值觀。而且啟蒙時代是推崇理性的，知識階層都有一種樂觀的心態，覺得理性的光輝可以驅散陰霾。他們開始覺得精神病可以被治癒，過去的方法是錯的。倫敦聖路加精神病院的威廉．巴蒂（William Battie）醫生就主張：「管理比藥物更有效。」他認為瘋狂有兩種類型，一種是原發性，另一種是間歇性。原發性無法治癒，天生下來就是如此。但是，間歇性可以治療。《儒林外史》中〈范進中舉〉的故事就說過，范進極度開心後就發瘋了，後來被他的岳父一巴掌打醒。這就與巴蒂醫生的主張不謀而合。你看，果然能治好吧。人會瘋瘋癲癲，就是因為失去理性所導致的。

他還指出，放血、傳統醫藥及外科器具都沒有太大作用，最好的療法就是「管理」。管理是高度個人化的技術，需要針對病人的妄想和奇異行為，設計出一整套人際互動方案。巴蒂的瘋人管理法影響巨大，這也是第一次有人提出治療精神病的整體計畫。

英王喬治三世（George III）外號「瘋子」，就是因為他晚年經常發生間歇性的精神病。有部電影就是描寫的這段歷史，叫《瘋狂喬治王》（*The Madness of King George*）。有興趣的人，可以看看那個時代英國太醫院的御醫們如何為國王治病，幾乎把國王折磨得生不如死。一七八八年，湯瑪斯．阿諾德（Thomas Arnold）和法蘭西斯．威利斯（Francis Willis）等醫生應詔為喬治三世治病的時候，便借用了巴蒂醫生的療法，這也是「道德療法」的前身。

把病患當人看，是治癒的第一步

法國醫生菲利普．皮內爾（Philippe Pinel）是道德療法的典範，他也受到啟蒙思想的薰陶，認為不應該用鐐銬囚禁精神病人，應該把他們解放，好好安撫。皮內爾當過編輯、翻譯，曾為報社撰寫醫學評論，也曾鑽研數學在人體解剖學的應用，還曾經把英國物理研究理論翻譯成法文。當時巴黎對外地大學的醫學學位不太認可，導致他沒辦法正式行醫，所以才會從事這麼多不同的職業。他當時常和那一群巴黎的革命家混在一起，大家都是文藝青年，都有崇高的理想，且都嚮往改革舊制度。儘管皮內爾滿口外地口音，但還是獲得了大家的尊重。

一七八五年，皮內爾的一位朋友患上了「神經性憂鬱症」，接著發展成「躁鬱症」，最終導致他自殺。好友慘死令皮內爾大為震驚，他從此決定投身精神疾病的研究。一七九二年，皮內爾以精神病醫生的身分進入了巴黎的私人療養院工作，這裡專門收治無法治癒的重度精神病患。

一進入這間醫院，皮內爾就被嚇到了，眼前景象太過觸目驚心。在這個醫院裡關押著大約四千名男性，主要是罪犯、梅毒病人和約兩百名精神錯亂者。有些人被認為是魔鬼附身，因此被關在地窖裡，鎖在牆上動彈不得。許多人就這麼被禁錮了三、四十年之久，還不如圈養的牲畜。更惡劣的是，這些病人時不時還會被當成「展覽品」，丟棄最後一點尊嚴出演活人秀，賺取無聊觀眾的目光與金錢，皮內爾對一切都既震驚又憤怒。

皮內爾強烈譴責這種不人道的做法，要求像對待普通病人一樣對待精神病患者。當時正是法國大革命期間，他向革命公社請求改善精神病人的待遇，讓他們走出地牢、重見白日的陽光，拋棄以往殘酷及不人道的手段。他還提倡釋放病人，讓病人回家治療、自我鍛鍊，主張運動療法，這些想法，都是現代精神病醫護思想的先驅。

如果你在網路上搜尋皮內爾的名字，會出現一幅著名的畫作，描繪的就是皮內爾親自下令，為精神病患摘下枷鎖的畫面。當時為病人取下鐐銬的不只皮內爾一個，時代已經不一樣了。

但是，理想是理想，現實是現實，很多精神病人的確有攻擊性。總不能再把鐐銬戴回去吧？皮內爾後來用拘束衣代替，似乎更人道了一點。患者們都非常愛戴皮內爾，他用泡熱水澡的方式讓病人冷靜下來，並用勞動和有系統的活動，充實病人每天的閒暇時間，他們當然感覺比過去天天被綁住的日子好多了。說白了，就是以人文關懷感化病人。

皮內爾對精神病人系統性的調查，並且記錄在案，在《論精神錯亂》（*A Treatise on Insanity*）一書中，他還把疾病分類，並整理出版治療資料後介紹給學生，他的影響貫穿整個歐洲。從十八世紀末到十九世紀初，在瘋人院工作的醫生們逐漸意識到，精神醫學正在逐漸形成一種全新的學科。十八世紀，每個國家都湧現出一批上流社會的精神科醫師，他們的特徵是提供諸如歇斯底里、疑病症和抑鬱症的診斷。這到底是不是精神病，還不好說呢。進了文藝

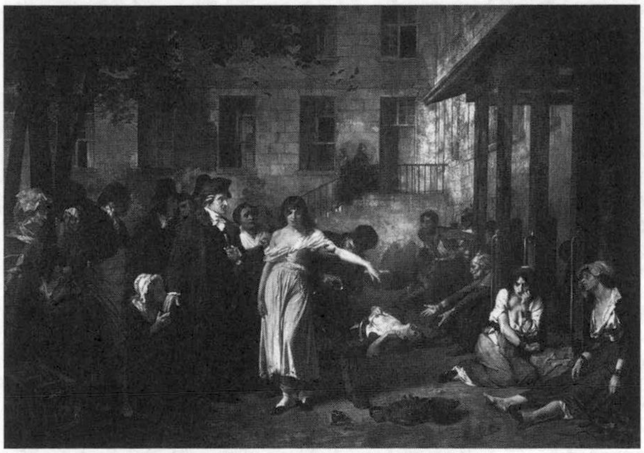

▲ 法國醫生皮內爾於 1795 年，下令為精神病患摘下枷鎖的畫作。該畫繪於 1876 年（圖源來自維基共享資源〔Wikimedia Commons〕公有領域）。

圈，要是沒有一點憂鬱的氣質，都不好意思見人。好多人巴不得醫生判定自己有憂鬱症。或者，女性通常都有歇斯底里等通病，當時的人是這麼認為的。

十九世紀，精神病人開始逐漸增多，其中一個原因是，精神疾病的定義開始擴大。例如發脾氣時，被認為是歇斯底里，是一種病；精神抑鬱，也被認為是一種病。梅毒流行也同時造成大量的神經性梅毒患者。當然，酗酒也是個問題，造成大批的酒精中毒病患。當時大家也分不太清楚，就把這些統統都算是精神性的疾病。精神病院又逐漸變成了「回收站」，什麼病人都往裡面塞。現在我們知道，這些並不是精神病，一點關係都沒有。

隨著基礎醫學，如大腦解剖學、生理和病理學的發展以及臨床資料的累積，德國的威廉．格利辛格醫生（Wilhelm Griesinger）在一八四五年發表一本專著，他認為精神失常是一種大腦疾病，是腦部發生病變導致。所以他被譽為「生物精神醫學」的奠基者。德國也興起了一股熱潮，那就是研究腦部病變和精神疾病之間的關聯，比如卡爾．韋尼克（Carl Wernicke）、阿茲海默的導師克卜林等。阿茲海默當年透過顯微鏡觀察染色的腦組織，也是同一條思路的延伸。

從分類、精神分析，到「以毒攻毒」

克卜林是個承前啟後的關鍵人物。他在一八七八年獲得醫學博士學位，一八八六年前往多爾帕特大學（University of Dorpat）擔任精神病學教授。他於一八八三年出版了世界上第一本精神病學教科書《精神病學綱要》，這本書還是心理學的創始人威廉．馮特（Wilhelm Wundt）勸他寫的。在前文曾提到，在本書第八版，克卜林把阿茲海默症收錄進本書，彼時阿茲海默正在他手下工作。

當時，對於精神病的描述非常狹隘。醫生們發現了一大堆的精神病，像「洞房夜精神失常」等，但這也未免太具體了，如果按照各種場景和行為取名，精神病的種類將會無窮無盡，這怎麼可以呢？克卜林便把精神病分為十三大類，例如神經官能症、發熱性精神錯亂、神經發育遲緩等，因為這些病都能看到具體病變與症狀，所以較能被當時的醫生們理解。其中只有兩種讓大家比較陌生，因為無法發現具體病變。一類是含有情感因素的疾病，例如憂鬱、狂躁、焦慮等，這些病都屬於七情六欲，也就是情緒的範疇；另一類則是不包含情感因素的疾病，比如痴呆等。

各種瑣碎的精神病都可以劃分到這兩大類之中，當然，這兩大類底下還有許多細分類型。但不管怎麼說，這還是比過去的分類法清晰多了。這種將精神失常劃分成兩大類的做法，使得診斷變得非常簡單。假如患者時而憂鬱、時而欣快的大喊大叫，就會被確診為「躁鬱症」，這是可以醫治的。如果他們在沒有情感性因素的情況下精神錯亂，那麼他們就會被診斷患有早發性痴呆，這病大概有二五％的機率能治好，其他的七五％大約都沒救了。

克卜林在《臨床精神病學報告》（*Lectures on Clinical Psychiatry*）中記載，早發性痴呆的患者其實並不愚笨，相反的，他們可能十分聰明和敏感，因為某種原因才使其無法融入人類社會，所以才將自己封閉在自我世界中。所以「痴呆」這個詞不能亂用，病人並不傻。瑞士學者尤金．布魯勒（Eugen Bleuler）一九〇八年提出，使用「精神分裂症」取代克卜林的「早發性痴呆」，這個名詞就此定了下來。

同時，大家也在不斷尋找精神病和大腦病變之間的關係，但進展不大，只是確認某些精神病是由第三期梅毒所導致，這是少數由明確的生理疾病導致的精神疾病。醫生們雖然對人類大腦功能的研究進步了一大步，但在面對病人時卻表現得十分糟糕，過去治不好的病，現在仍然治不好，這條路可說是越走越窄。而另一派學者也開始快速崛起，就是大名鼎鼎的精神分析學派。

說起精神分析，怎麼樣也繞不過西格蒙德．佛洛伊德。他的精神分析理論認為，當人受壓抑的童年記憶和幻想，在成年生活中被重新勾起時，就會造成神經病症。而利用一種複雜的，強調夢的解析、自由聯想和情感轉移的技術，神經病症就可以被治好。佛洛伊德的理論大致包括以下內容：

- 認為人有生與死兩種本能，並相信人類是由這兩種相互衝突的中心欲望所驅動。
- 提出人有意識、前意識和潛意識三個意識層次。
- 人格結構理論，包括本我（慾望）、自我（意識），與超我（道德）。
- 性心理發展理論，將人格發展劃分為五個階段：口腔期、肛門期、性器期、潛伏期、兩性期。
- 心理治療法，即自由聯想、夢的解析和情感轉移。

精神病學的起步，其實和心理學處於差不多的時代，所以很多東西都是兩邊混用。佛洛伊德的精神分析就是如此，他本人也是個精神病醫生，並依照傳統療法工作了許多年，理論上算精神病學這一邊的學者。他的理論和操作方法開始迅速流行起來，其中一個很大的原因，是因為受到文化界的青睞。如果想打造一個離奇的故事，並用某種聽起來很有道理的理論自圓其說，佛洛伊德的這套理論非常好用。所以才有亞佛烈德．希區考克（Alfred Hitchcock）運用精神分析學說拍出的懸疑恐怖片，克里斯多夫．諾蘭（Christopher Nolan）的《全面啟動》（*Inception*）也有精神分析的影子。

佛洛伊德的反對者也很多。因為他的這套分析方法缺乏可否證性，也就是無法容許邏輯上反例的存在，所以很難被認為是科學體系的一部分。但是，佛洛伊德在心理學史和精神病學史上的貢獻仍然無法否認。有不少年輕人喜歡新鮮事物，他們也試圖把精神分析引入精神病院，但不是被資深醫生們帶頭抵制，就是病人不配合。即使詢問他們問題，他們也總是答非所問，年輕的醫生們也沒轍，這是個很難攻下的堡壘。

心理療法綜合醫學會議在一九二六年，於德國巴登—巴登（Baden-Baden）召開，許多醫學代表從各地前來，其中七〇%是私人醫生。在過去，精神病患者會到精神病院尋求治療，而重症患者，當然就一進不出，再也出不來了。在現代，許多感覺自己需要幫助的人，也會去找這些私人醫生看病，坐在沙發上跟醫生聊天。隨著醫生講啊講的，可能提到性衝動，也可能說到童年回憶，在聊完之後一出診所，心情就好多了，還倒不錯的。想想看，不但能自己去看病，還能跟醫生談笑風生，一般來說不會是什麼特別嚴重的病人，對吧？甚至可能根本不算是精神疾病，只是需要輔導和協助。

就這樣，精神分析學說在精神病院以外的地方蓬勃發展，但是這一切都被二戰打斷。因為有許多精神分析師都是德國人，他們不是被納粹殺掉，就是逃去美國。歐洲的精神分析學派遭到很大的打擊，從此一蹶不振。另外，精神分析對真正的精神疾病也沒有太大的效果。同時，二十世紀上半葉的學界也相對混亂，各種另類療法都冒了出來。

一八八三年，朱利葉斯．瓦格納—堯雷格（Julius Wagner-Jauregg）從維也納大學畢業，到一家精神病院工作，他偶然遇到一位得了丹毒的精神病患者。丹毒是一種細菌感染，會引起患者發高燒。但奇怪的是，發高燒居然對這個精神病患者有療效。於是，堯雷格就想到用高熱來對付晚期梅毒所引發的精神病。

過了許久，堯雷格始終沒找到合適的方法，因為這種治療需要患者持續發高燒，短時間發燒是沒有效的，最好是由瘧疾導致的持續發燒。但這種以毒攻毒的辦法沒有前人使用過，風險太大了，他因此一直猶豫不決。這天，剛好有個瘧疾病人走錯了診所，堯雷格立刻把他攔住，從他身上抽了一管血，並注射到梅毒病人體內。共有九個人接受了這種以毒攻毒的療法，其中六個人的病情好轉。一九二七年，他獲得了諾貝爾生理或醫學獎。

當然，以毒攻毒不只這種辦法。在精神病院中，嗎啡是常見的鎮靜劑，當時還沒有人意識到嗎啡的成癮性與成為毒品的可能，這也算是不知不覺中的以毒攻毒。莨菪鹼這種有毒的抑制劑，也曾被當作治療精神病的藥物，改良版的東莨菪鹼則被用於治療躁鬱症。結果這些藥物的成癮性，導致一不給病人吃藥，他就會發瘋似的用腦袋撞牆。後來發現一種藥不靈，那就混著吃，都快變成治療愛滋病的「雞尾酒療法」了。另外，癲癇病也挺嚇人的，表現的形式也有各式各樣，像是有狂躁傾向的，就只能靠溴化鉀來壓制。儘管這種藥物有嚴重的副作用，但這已是當時治療癲癇的特效藥，也沒其他辦法。各種新的化合物都陸續被拿來治療精神病，目的就是為了讓病人鎮靜下來。

一八六四年，拜耳公司發現一種新的化合物，叫「丙二醯脲」，當時也不知道這東西能做什麼。拜耳便為其取了名字，叫「巴比妥酸」，後來出現了一大類與之相關的化合物。一九〇三年，二乙基巴比妥被成功合成，這東西可以讓狗睡得很深沉，是一種不錯的安眠藥。一九〇四年，拜耳藥廠以「佛羅拿」（Veronal）為名，將這種藥物投入市場。後來發現，佛羅拿對癲癇有療效，而且副作用不大。一九一二年改良版的苯巴比妥對失眠和癲癇的治療效果甚至更好，很快就把溴化鉀踢出了市場。

這種藥物也被用來治療精神病，特別是治療「新婚夜歇斯底里症」，也就是新娘在洞房裡突然歇斯底里發作。反正那個時代，總是把「歇斯底里」一詞套到女性頭上，不少婦女甚至會隨身帶著這種藥，可見對其療效的深信不疑。許多醫生都用持久的深度睡眠，改善病人狂躁的情緒，但當然也不一定非要苯巴比妥不可，男士們還是比較喜歡酒精，喝醉了不就好了嗎！

一九三四年，匈牙利醫生拉迪拉斯·梅杜納（Ladislas Meduna）看到一份報告，其中提到癲癇患者在發作後，其精神分裂症狀就減輕了，他就想利用癲癇來改善精神分裂症。在為實驗者注射樟腦四十五分鐘後，患者果然出現了癲癇症狀。就這麼持續兩個星期，共注射五次。每次病人癲癇發作時，都感覺到幻覺消失了。精神分裂是會出現幻覺的，這就說明，這種療法有一定的效果。一九三五年，梅杜納發表了論文，他對二十六位病人做了實驗，其中有十人效果顯著。後來他改用其他藥物來誘發癲癇，不過誘發這種做法並不可靠，患者也不喜歡，誰喜歡沒事倒在地上抽搐呢，即便是精神病人也很難接受。

而胰島素走進精神病治療的領域，完全純屬意外。一九二八年某一天，一位名叫曼佛雷德・薩克爾（Manfred Sakel）的醫生被請去為一位女演員治病。這位演員既患有糖尿病又吸毒成癮，而且精神嚴重混亂。為了治療糖尿病，薩克爾先為她注射了胰島素。在經過幾次用藥後，薩克爾逐漸加強藥量，結果讓這名女演員血糖水準迅速下降，陷入輕度昏迷。這叫「胰島素休克」，挺危險的。但當她醒過來後，她的嗎啡癮卻平息了。

於是，薩克爾開始用胰島素休克來治療鴉片類藥物的戒斷症狀，而且他決定在精神分裂症患者身上也試試這一招，看看這種方法對精神疾病是否同樣有效。這本就是一種冒險行為，因為胰島素休克很容易導致患者死亡，但薩克爾冒著風險就這麼做了，結果精神分裂患者的病情也明顯改善，他便把這種療法稱為「胰島素休克療法」。

後來有人發明了電痙攣療法（Electro-Convulsive Therapy，縮寫為ECT），不用胰島素，直接電擊就可以治療病患。但中國某處號稱能戒除網路成癮的機構，用這招來對付青少年就有不少爭議了。電療確實是一種治療精神病的手段，但是也需要配合嚴格的限制，並非任何患者都適合。由此可見，那些對孩子下狠手的人和孩子的父母是怎麼看待這件事，他們把「不聽話」當作「精神病」了。家長似乎總覺得，自己擁有對孩子做出一切處置的權利，就像東西壞了要修理一樣，怎麼修理都是自己說了算。如果必要，電擊也不是不可以。在大腦裡動手術，似乎也是可以的。

這種思想不僅在中國有，西方國家也曾有過，小女孩羅斯瑪麗・甘迺迪（Rose Marie "Rosemary" Kennedy）的悲劇也就源自於此。

腦白質切除術——史上最可恥的諾貝爾獎

羅斯瑪麗出生時，由於缺氧導致腦部受損，讓她不像兄弟姐妹們那麼強壯、聰明。智力測驗只有七十，不但只能用最簡單的筆跡寫字，還有滿滿的拼寫錯誤，讀起來像謎語一樣難懂。小時候她還算聽話，但長大後，羅斯瑪麗的情緒開始變得狂躁。她會在夜裡逃出修道院寄宿學校，在街上遊蕩。她的情緒會毫無徵兆的爆發：有時是尖叫，有時則用拳頭打人。甘迺迪家族在美國有相當大的地位和權勢，這個不平凡的女兒實在讓家裡感到蒙羞。

一九四一年時，她的父親看到一種特殊手術的廣告，隨後便瞞著羅斯瑪麗的母親，帶著她去做了這種手術。結果孩子的個性不狂躁了，卻變得語無倫次，漸漸不再開口說話。手術後，她不能站立、不能說話，並被永遠送入了療養院，也就此從大眾視野消失。直到十九年後，她的哥哥當上了美國總統。這個手術就是所謂的腦白質切除術，發明這個手術的莫尼斯，在一九四九年獲得了諾貝爾生理學或醫學獎。**但因為這種手術造成的危害太大，而且手術結果無法挽回，可說是史上頒發出最可恥的一次諾貝爾獎。**

羅斯瑪麗最後活到了八十六歲，一直由她的妹妹照顧。她的哥哥約翰後來被人刺殺，只活了四十六歲。弟弟羅伯特（Robert Kennedy）當上了司法部長，但最後也被人刺殺，只活了四十三歲。相較之下，羅斯瑪麗算是壽終正寢了。

到了二十世紀的下半葉，治療精神病的藥物終於有了進展。其中最具代表性的，就是氯丙嗪的誕生，說起來，這種藥的誕生也是歪打正著的結果。一九四九年，法國海軍外科醫生亨利．拉柏利（Henri Laborit）在突尼西亞比塞大（Bizerte）的醫院任職，他正在研究各種合成抗組織胺藥物，想找到更強效的麻醉藥。如何為休克士兵動手術，一直是軍醫外科的一個大問題，而拉柏利的想法，就是找到一種強效的麻醉藥，用以阻斷參與休克的自律神經，這樣便可以增加手術的成功率。他拿到一款由羅納—普朗克公司（Rhone-Poulenc）生產的異丙嗪，發現給士兵用了以後，士兵變得冷冰冰的，一點情緒波動都沒有，彷彿對周遭一切都漠不關心，動手術時也顯得平靜且放鬆。於是，他減少了麻醉前的巴比妥及手術後的嗎啡用量，連麻醉劑的用量都減少了。

拉柏利接著把他的觀察紀錄彙整成論文發表，雖然上面一個能參考的數據都沒有，但生產廠商羅納—普朗克仍注意到了這篇論文，並決定把這個藥物改造成中樞神經方面的藥物。很快的，在一九五〇年十二月，在異丙嗪的基礎上，化學家保羅．夏彭蒂耶（Paul Charpentier）所領導的科學家小組合成了化合物 **RP3277**，這就是日後的氯丙嗪。它的分子結構與異丙嗪只有微小的差別，多了一個氯原子，側鏈上也有小小的變動。公司藥理部的人員在測試氯丙嗪時，發現它有明顯的鎮靜作用，實驗用的老鼠居然變得「冷漠」了起來，以前一聽到鈴聲就會爬上繩子的老鼠，在服用氯丙嗪後，再聽到鈴聲時居然無動於衷，真是奇怪。

這時，拉柏利已經被調任到聖寵谷軍醫院（Val-de-Grâce Military hospital）的生理實驗室工作，在那裡他又開始研究氯丙嗪在手術中的應用。一九五二年，他發表了一篇報告，內容就是他在六十位外科手術病人身上應用氯丙嗪的結果。最後他建議，此種藥物也可以用於精神病的治療。於是，在巴黎的聖亞納精神病醫院，由當時頗具威望及影響力的精神病學家讓．德萊（Jean Delay）和皮耶爾．德尼克（Pierre

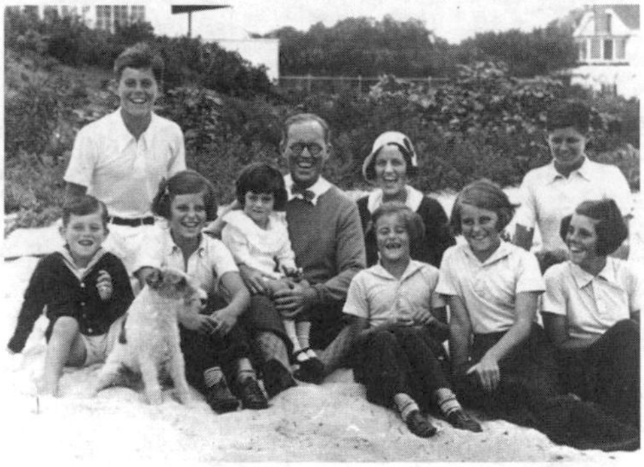

▲1931年，在海邊度假的甘迺迪家族。照片中雖然包括未來的美國總統約翰．甘迺迪（左上）、與司法部長羅伯特．甘迺迪（左下），卻也包含遭遇悲劇的羅斯瑪麗（右下）（圖源來自維基共享資源〔Wikimedia Commons〕公有領域）。

Deniker）主持對氯丙嗪進一步的臨床實驗。一九五二年七月，在盧森堡舉行的第十五屆法國精神病學和神經病學大會上，德尼克報告了他的發現：氯丙嗪可以明顯減輕精神病患者的幻覺。於是，一九五二年十二月，氯丙嗪在法國上市。很快的，法國的精神科醫生開始廣泛使用氯丙嗪治療他們的患者。一九七二年，美國化學家保羅．葛林戈德（Paul Greengard）的實驗室首次發現氯丙嗪的作用與多巴胺受體有關，因此掀起了研究多巴胺的熱潮。

這種藥物投入市場以後，效果立竿見影，許多有暴力傾向的精神病人居然都能夠安靜下來，正常生活了，不少病人甚至可以回家居住。這在以前是完全無法想像的，氯丙嗪掀起了一場精神病治療的革命。這本來該是好事一樁，但沒想到麻煩接著就來了。一九七三年，《科學》雜誌發表了一篇文章。這件事有點黑色幽默的味道，但又讓人毛骨悚然。

說你有病，你就有病嗎？

史丹佛大學心理學系的教授大衛．羅森漢恩（David Rosenhan）做了一場實驗，他招募了八個人（三女五男）扮演假病人：一位二十幾歲的研究生、三位心理學家、一位小兒科醫生、一位精神病學家、一位畫家、一位家庭主婦。並讓所有的假病人都告訴精神病醫院的醫生，他們有嚴重的幻聽，但是除了這個症狀以外，他們所有的言行完全正常，並且給精神病院的所有資訊都是真實的。當然，除了名字和職業不能告訴醫院實話，否則實驗就穿幫了。

結果，這八人中有七人被診斷為精神分裂症。被關入精神病醫院後，這八個假病人的所有行為都表現正常，不再出現幻聽，也沒有任何其他精神病理學上的症狀，但是卻沒有一個假病人被任何一個醫護人員識破。當他們說自己沒病，要求出院的時候，醫院反而覺得他們的病情加重，甚至罹患了「妄想症」。他們成為醫院的重點關注對象，一切行為都被記錄在案，因為醫生們都沒見過這樣的精神病人。反倒是病人中有幾個人識破了他們的偽裝：「你們是混進來調查的吧？」

美國的藥物濫用十分嚴重，精神病院前後發給這八位假病人兩千一百劑藥物。他們當然不能吃，這些藥的副作用都不小，他們只能偷偷倒進馬桶沖掉。他們還發現，真的病人也都這麼做，但醫院卻完全沒察覺。到底是真的沒發現還是懶得管，也沒人說得清楚。

另一個奇怪的地方是，醫務人員完全沒把病人當人。這話怎麼說？難道他們虐待病人嗎？那倒是不至於，不過醫護人員時常在病人面前隨意聊天，什麼私密的話都說。還有一位護士，她的制服鈕釦沒有扣好，即使房間裡滿是男病患，她仍旁若無人的調整內衣。這當然不是有意挑逗，她只是沒有把精神病人當成真正、正常的人看待而已。

既然如此，病人的隱私也就不是什麼隱私。隨便看、隨便查，連上廁所都有人在外面看著。他們完全忘了病人也是人，也有尊嚴。這篇文章一發表後引起軒然大波，隨即引起精神衛生界的口誅筆伐。甚至還有一家精神病院向他下了戰帖，揚言在接下來三個月裡，羅森漢恩隨時都可以派實驗對象前來，醫生一定一眼就能分辨出真假病人。羅森漢恩接受了挑戰，說他會派一些假病人去就診。三個月後，該醫院秉持負責的態度，自信的診斷出四十一位羅森漢恩派來的假病人。結果這回醫院又被耍了，羅森漢恩一個人都沒派去。

其實，羅森漢恩這種作為並不是少數，而是所謂的「反精神醫學」運動的一部分。該運動的發起人包括一大批著名的精神病學家，有興趣的人，可以去觀賞一部電影叫《飛越杜鵑窩》（*One Flew Over the Cuckoo's Nest*），講的就是這件事。這在一九六〇、一九七〇年代，是一股非常強的風潮，那個時代是黑人解放運動、女權運動、殖民地解放運動等大事件風起雲湧的年代。戰後傳統價值觀分崩離析，人們紛紛開始質疑自己以前深信不疑的東西，究竟有幾分真實、幾分虛假，反文化反倒成了文化的主流。如今，很多政治正確的價值觀都是在那個時代逐漸形成。

儘管反精神醫學最後不了了之，有一些實踐活動也沒有真的開花結果，但對現有的模式仍有一些影響。很多歐美的精神病院中，醫生與護士已不再穿白袍，義大利更全面解散精神病院，回歸社區的治療方針已成了全世界許多國家的共識和努力的方向。畢竟現在的藥物控制模式，的確有條件支持這樣的做法。在英國的精神衛生法案下，醫生已經不再是決定精神病人是否入院的絕對裁判，權力也受到許多限制。現在很多國家，精神病院可不是想送就能送的。美國的《精神疾病診斷與統計手冊》（*The Diagnostic and Statistical Manual of Mental Disorders*，簡稱DSM）被視為精神疾病診斷領域的「聖經」，雖然該手冊並非完美，但各種標準也在一代代的更新與重新檢視，隨時加入最新的觀念。比如現在同性戀已不再被視為是一種疾病了。

這些改變，多少反映了當年那場「反精神醫學」運動的成果。說到底，有一個哲學問題始終困擾著我們，什麼叫正常，什麼叫不正常呢？因為這個問題的存在，精神病註定不單純是科學問題，而是與社會發展交織在一起的大哉問。

26 歐洲人民的互黑史：梅毒與文化流行

從一開始當作惡魔附體，到被當作瘋子關進瘋人院，到後來被當作病人治療，再到特效藥出現，病人甚至可以居家治療。這期間，精神病患走過的歷程不僅僅是醫學科學的進步，也是社會認知的進步。到底什麼算疾病，什麼不算？什麼叫正常，什麼叫不正常呢？這些哲學問題也引發了人們的思考。當醫學越接近現代，需要思考的問題就越多，甚至很多問題是沒有答案的。這一章，我們先從音樂開始講起，沒錯，就是音樂！

莫札特是音樂史上的傳奇，也是個劃時代的人物。他是個不折不扣的神童，從小就很出名。但他的死因卻顯得非常神祕，據說有個神祕的來客，向他訂購一首《安魂曲》。要知道，莫札特是第一代靠自己的音樂才華吃飯的自由音樂家，靠賣作品賺錢，只要出價夠高，私人訂製也不是個問題。

當時的莫札特正忍受著體重下降、貧血、頭痛、暈厥等痛苦，但是收了錢可不能不做事，因此他忍著病痛工作。他一直疑神疑鬼，覺得這部《安魂曲》就是要寫給自己的，總有一種不祥的預感。他本來就已經非常情緒化，過了幾個星期後，脾氣變得更糟糕，喜怒無常。到了一七九一年十一月，他已經無法下床，劇烈嘔吐、腹瀉、關節炎等症狀持續侵蝕著他的身體。另外，他還有四肢水腫的症狀，因此根本無法繼續作曲。當時的醫生們為他用放血療法治療，很快的，莫札特便撒手人寰。但即使不用放血療法，他剩下的壽命恐怕也不會太長久。

莫札特是個神童，但路德維希．馮．貝多芬（Ludwig van Beethoven）就沒那麼神了。貝多芬的父親聽說莫札特六歲時就會譜曲，鋼琴彈得也不錯，也想把自己的孩子培養成神童。當時貝多芬才四歲，他老爸晚上喝酒回來，就把小貝多芬從被窩裡拉出來練琴，錯了就打，小貝多芬別說有多悲慘了。不過他後來還是成了「樂聖」，上承古典樂派的傳統，下啟浪漫樂派的風格與精神，在音樂史上是極為重要的人物。

貝多芬很早就開始有聽力下降的問題，大概是在寫《第三號交響曲「英雄」》（*Symphony No. 3, Eroica*）之前。大約一八一九年時，他已經完全聾了。但也在此刻後不久，他完成了最輝煌的《第九號交響曲「合唱」》（*Symphony No. 9, Choral*）。因為耳朵聽不見，貝多芬指揮、排練都一團糟。沒辦法，首演時只好讓別人來指揮，他坐在舞臺邊背對著觀眾。當時流行的是喬亞齊諾．羅西尼（Gioachino Rossini）的義大利歌劇，票房極高。貝多芬多少有點擔心，自己是不是已經過氣了。

但巨人就是巨人，樂聖就是樂聖，該場演出大獲成功。但貝多芬耳聾了，觀眾狂風暴雨般的掌聲，他一點也沒聽見。後來別人攙扶著他，讓他身體轉過來，面對臺下熱情的觀眾，貝多芬的眼淚一下就流了下來，這是貝多芬最後一次在公眾面前亮相。

貝多芬晚年身體越來越差，而且脾氣越來越暴躁，病也越來越嚴重，光是一八二六年就動了四次手術，病情也沒有好轉。他在病床上看到一位年輕人的樂譜，不由得大聲驚嘆，這是誰作的曲啊？貝多芬發現了一個音樂天才。此人名叫法蘭茲．舒伯特（Franz Schubert），日後他在私下一直陪伴著貝多芬。一八二七年三月二十六日下午，維也納突然狂風暴雪，都已經是春天了，怎麼會有暴風雪呢？貝多芬躺在床上，握緊拳頭，滾滾的春雷彷彿是命運的敲門聲，他終於嚥下最後一口氣。

貝多芬的葬禮在三月二十九日舉行，舒伯特舉著火炬參加。舒伯特號稱是「藝術歌曲之王」。他的最後一部作品叫《天鵝之歌》（*Schwanengesang*），傳說天鵝臨終前的歌聲是最美妙的。這套樂曲中，最美的是《小夜曲》（*Serenade*），經常能聽到不同的人演繹。另外有幾首歌的歌詞，舒伯特採用了當時還名不見經傳的海因里希・海涅（Heinrich Heine）的詩詞，可說是兩位大師的合璧之作。貝多芬去世後的第二年，舒伯特也去世了，年僅三十一歲，被埋在貝多芬旁邊，但是中間隔了一位伯爵的墓。一八八八年時，這兩位的墓被遷到維也納中央公墓，旁邊是小約翰・史特勞斯（Johann Baptist Strauss），另一邊則是約翰尼斯・布拉姆斯（Johannes Brahms），全都是音樂大師。

當羅伯特・舒曼（Robert Schumann）來到維也納的時候，舒伯特已經去世十一年了，這年舒曼二十九歲。他來到維也納郊外的墓園，來看看貝多芬大師的墓，順便看看舒伯特的墓地。貝多芬的墓前有幾枝紅玫瑰，舒伯特墓前什麼也沒有，但舒曼倒是偶然在這撿到了一支鋼筆，這難道是大師的遺物嗎？舒曼把這支筆好好保存起來，希望能帶給自己音樂上的靈感。

舒伯特生前很窮，手稿遺留了不少。後來是舒曼幫他整理並發表了出來，《第八號交響曲》（*Symphony No. 8*）根本就沒寫完，所以又叫做《未完成》（*Unvollendete*）。《第九號交響曲》（*Symphony No. 9*）也是被舒曼發掘出來的。後來由費利克斯・孟德爾頌（Felix Mendelssohn）指揮首演，舒曼當時經營著音樂雜誌，也給予這部作品極高的評價。舒曼跟鋼琴家克拉拉・維克（Clara Wieck）結了婚，但後來舒曼精神失常，一度跳河自殺，但是沒死成，最後死在瘋人院裡。

神童、樂聖等藝術家，都逃不過的惡疾

說了這麼多，大家可能會納悶，這不是醫學史嗎，怎麼講起音樂史了？先別著急。這幾位音樂家都有個共同的特點，那就是喜歡音樂（廢話），以及一般人想不到的，他們都是梅毒患者，甚至可以說，最後他們都死於這個病。

當時治療梅毒需要用到水銀，也就是汞。有人猜測，莫札特可能攝入太多汞元素，最後導致死亡。不過也有人說，莫札特其實是感染了旋毛蟲，一種常見於豬肉的寄生蟲。但現代人畢竟是隔空診斷，很多事都也只能靠猜測了。貝多芬得梅毒則有兩種說法，一種是先天性梅毒，他父親得了梅毒，結果傳染給母親，再透過母嬰傳染給小貝多芬。不過，梅毒往往會造成流產或死胎，能夠生下來就已經算很幸運了。

當然，也有一種說法是貝多芬私生活很混亂，對女粉絲來者不拒。他的耳聾有可能就是因為梅毒造成，他晚年暴躁的脾氣也很類似晚期梅毒的情形。舒伯特呢？舒伯特非常窮，也沒有什麼粉絲。一首《搖籃曲》（*Schlafe*）只換來一份馬鈴薯燉肉，即便如此，他仍然是妓院的常客。舒曼則是標準的第三期梅毒發作，損傷大腦而造成精神病，最後死在瘋人院裡。當時，許多第三期梅毒患者的最終歸宿都是瘋人院。捷克著名作曲家貝多伊齊·史麥塔納（Bed ich Smetana）也是梅毒患者，他也飽受耳聾的困擾，這點倒是和貝多芬同病相憐。

你可能沒想到，這麼多出名的音樂家都是梅毒患者。但其實畫家也不例外，保羅·高更（Paul Gauguin）和文森·梵谷（Vincent Van Gogh）都是梅毒患者，而且還爭奪過同一位妓女。藝術家的癖好，我們平凡人真的很難理解。後來，梵谷割掉了自己的耳朵，一八九〇年開槍自殺了。高更在梵谷去世一年後，去了太平洋的大溪地島，他被島上的原住民女孩傳染了梅毒。他數次想自殺，他並不怕死亡，但是怕痛，於是選擇了用毒藥輕生，不過還是沒死成，最終因梅毒發作而死。

此外，著名哲學家弗里德里希·尼采（Friedrich Nietzsche）和亞瑟·叔本華（Arthur Schopenhauer）也都是梅毒患者。尼采也非常喜歡海涅的詩歌。對了，海涅也是梅毒患者。舒伯特的《天鵝之歌》中有好幾首歌詞都是取自海涅的詩歌，也許是兩位梅毒患者之間的惺惺相惜吧。尼采最後失去了理智，陷入了癲狂，應該就是梅毒導致。叔本華則有點仇視女性，按理來說，他跟梅毒應該不會有關係。一八六〇年九月二十一日，他起床洗過冷水澡之後，像往常一樣獨自坐著吃早餐。一小時後，當傭人再次進來時，發現他已經倚靠在沙發一角，永遠睡著了。在叔本華死後，人們在他的書中發現治療梅毒的藥方。他到底死於肺炎還是梅毒，就成了最值得爭論的問題。

法國大文豪古斯塔夫．福樓拜（Gustave Flaubert）也是個梅毒患者。他十幾歲時就開始四處光顧青樓、妓院，二十歲在巴黎上學的時候就已經感染梅毒了，福樓拜在臨終前也出現了梅毒精神病的症狀。他的學生居伊．德．莫泊桑（Guy de Maupassant）寫道：「這是好的死亡，令人羨慕的大棒一擊，這讓我也希望如此，也希望我所愛的人都是如此，像被一隻巨大的手指掐死一隻昆蟲那樣死去。」莫泊桑也有樣學樣，他人生的最後十八個月就在瘋人院裡度過，他的梅毒也發作了。那個時代的精神，就是對個人情感和欲望的無限讚美，藝術家們當然也因此相對短命了。

梅毒到底是一種什麼樣的疾病，怎麼會有這麼多名人中招呢？其實，這些只是冰山一角罷了。梅毒到底是從哪裡起源的呢？似乎古代從來沒人記載過這件事。許多研究者相信，是哥倫布的遠航把梅毒帶回歐洲。他壓根就不知道自己到的是不是印度，為了展現自己已抵達遙遠的「印度」，他帶了幾個當地人回到歐洲。歐洲人把舊大陸的傳染病帶到了美洲，差點讓對方滅族。來而不往非禮也，歐洲人帶去了麻疹、白喉、傷寒、流感、天花等疾病，實在是太多了，對方還一個梅毒給你也不行嗎？這還算划算了！

水手帶來的疾病，統統怪給另一個國家！

既然跟大航海和水手有關係，港口附近的「花街柳巷」就是最危險的場所。一四九五年，法王查理八世（Charles VIII）為了擴張領土，盯上了義大利的那不勒斯，帶了兩萬雇傭軍把那不勒斯城圍了起來。不久後，那不勒斯被占領，手下的士兵一個個到城裡找樂子去了。查理八世也就當上了那不勒斯的國王，還來不及開心呢，沒多久就發現，他的士兵們渾身都長滿了膿瘡，奇臭無比。醫生們也不知道發生了什麼事，之前的醫學典籍完全沒有這種病的記載，只能確定這種病和男女關係有關。

法國人把這種病叫「那不勒斯病」，這不是歧視義大利人嗎？那不勒斯人當然很不爽，他們就把這種病稱為「高盧病」。一般認為，法國人的祖先就是古羅馬時期的高盧人。查理八世的手下全都是雇傭軍，來自歐洲各地。他們扛著包袱回老家後，一下子就把這種病擴散到歐洲大地。一四九五年，梅毒傳到了法國、瑞士和德國；一四九七年，傳到了英格蘭、蘇格蘭與愛爾蘭；一五〇〇年，匈牙利、希臘、波蘭、俄國都不幸中槍，這一下，歐洲人民互相敵視的序幕就此揭開。

在英國、德國，人們都把這種病叫做「法國病」，畢竟是從法國那裡傳過來的嘛。俄國人則說是「波蘭病」，波蘭人說是「德國病」，丹麥、葡萄牙及北非一部分地區都被西班牙人統治過，所以他們叫這種病「西班牙病」。

梅毒不僅在歐洲肆虐，還漂洋過海到了亞洲。一四九八年，葡萄牙的達伽馬航海抵達印度，也把梅毒帶了過去。因為是從海的另一邊來的，東方國家搞不清楚歐洲有哪些國家，只能拿宗教當出氣口，所以土耳其人叫這種病「基督教病」，印度北部的穆斯林則說是「印度教病」。印度教當然是不會坐視不理，也把梅毒全都怪到穆斯林的頭上。但最後印度倒是統一了說法，說是「歐洲病」。

大概在明朝弘治年間，這種病傳播到了中國，當時廣州作為通商港口，有不少外國人進進出出。中國地域廣大，幾乎和整個歐洲有得比，所以中國的相互仇視不會建立在國與國的基礎上，而是建立在省分的基礎上。這種病被稱為「廣東瘡」，當時江南地區的人還不太認識這種病，想說根本還沒傳播到這裡，怎麼就罵到自己頭上了呢。最後，因為得了梅毒後，皮膚潰爛部分會呈梅花的形狀，所以也叫「楊梅瘡」，又稱作「梅毒」，這個名字一直沿用到今天。同一時期，梅毒也傳入日本，日本還是依照先前的取名模式，把這種病稱為「唐瘡」。

一直到一五三〇年，梅毒的拉丁文名字才統一稱為「syphilis」。這個詞源自義大利醫學家吉羅拉莫．弗拉卡斯托羅（Girolamo Fracastoro）的一首詩。詩的開頭就說，這首詩是在影射查理八世和梅毒。主人公是牧羊人西菲利斯（Syphilis），因為得罪了太陽神阿波羅，阿波羅一生氣，就把梅毒放出來降罪人間。這首詩在歐洲非常普及，許多人都是透過這首詩了解梅毒這種病的。梅毒是在印刷術普及後新出現的病，印刷品的普及，也使得資訊傳播效率比以前高得多。很快的，詩歌主角西菲利斯的名字也就成了梅毒的正式名稱。

一開始，梅毒相當猛烈，得了梅毒後只能等死。染病的人會開始發高燒，並在幾個月之內出現鼻子塌陷的症狀。這種病會損傷骨骼，鼻梁首當其衝，接著牙齒也會開始掉落，渾身長出膿瘡，很快就會死亡。當時的梅毒，遠比現在的厲害得多。一開始，大家把這種病當作「淋病」，因為症狀都是出現在外生殖器，會發燒，這些與淋病十分相似。但是全身潰爛性的紅斑丘疹、鼻子塌和掉牙齒等症狀，又跟痲瘋病很類似；長疹子、發高燒像是斑疹傷寒；全身關節痛時又像是風濕病，所以梅毒被稱為「模仿大師」。單獨看某個症狀就會感覺像其他的病，只有靠綜合判斷才能斷定是否是梅毒。

總有人以為梅毒是種天譴：老天爺懲罰你，你這個壞人，讓你頭頂流膿、腳底長瘡！但不管在東、西方，都在遇到這種病沒多久就明白，這是一個全新的病，跟天譴一點關係都沒有，而且這種病會傳染。從這一點上看，當時東、西方醫生的水準並沒有差太多。既然最開始是從外生殖器上出問題，那麼醫生們很快就理解到，這種傳染病和性接觸有關。許多國家因此開始整頓妓院和公共澡堂，但對於治療還是沒有多少辦法。西班牙的一個神父就宣稱，癒創樹的樹膠可以治療梅毒。他認為上帝創造梅毒這種病，就一定會在附近留下解藥，癒創樹是美洲特產，應該能治病。這套理論中國人聽起來似乎有點耳熟，小說《神雕俠侶》中天竺神僧在情花之下找斷腸草，不就是同一種想法嗎？這種想法，在現在聽起來當然是沒有道理的。

沒辦法，當時的人也都病急亂投醫，各種偏方陸續出現，但是都沒什麼用。真正有用的是用水銀來緩解病情，《本草綱目》裡就有記載。當時東、西方都發現了這個辦法，要不將水銀直接塗在爛瘡上，不然就是用水銀蒸氣薰蒸身體，再不然就是直接吃下去。他們都知道水銀有毒，但是沒辦法，保命更要緊啊。但這些人到底是死於梅毒，還是死於汞中毒，這就說不清楚了。

所以，在梅毒鬧得最凶的時期，歐洲總計死了幾百萬人，這種大事件不可能不對社會造成影響。那時大家都不敢再嫖娼了，守貞變成了最高的道德標準。是啊，為了這種事把命賠上不划算吧！後來，大家發現梅毒的威力在減弱，似乎不那麼致命了。但其實，是這個惡魔變得更加狡猾了，大概在十六世紀中期，梅毒發展出折磨人一輩子的特性。從初次性接觸感染後的三天到三個月為一期，接觸部位會出現底部硬、邊緣清晰，不痛不癢但癒合緩慢的潰瘍，經過一段時間後自己就好了。病人往往也心存僥倖，但其實梅毒已經潛伏在身上。

又經過四到十週後，梅毒就發展到了二期，二期的症狀就五花八門了。通常會在身上出現粉紅色的皮疹，但是不痛不癢，接著演變成斑丘疹及潰瘍。其中有一些獨特的斑疹，中央癒合後會向周圍擴散，形成梅花狀。在這個時期，梅毒的接觸傳染性非常強，患者還會伴隨虛弱、消瘦、掉髮及渾身疼痛等症狀，歐洲也在那時期開始流行假髮。

不出兩個月後，這些症狀就全消失了，患者也感覺自己沒事了。但他們哪裡知道，梅毒的潛伏期非常長，可以長達三年到十五年，最長甚至可達四十六年。這種潛伏策略非常成功，**因為隱蔽性強，而且發作的部位也相對私密，患者也不好意思大方的去治病。一期、二期症狀的自然消失也讓病人放鬆警惕，這樣就保證梅毒能悄無聲息的大範圍傳播。**

等到潛伏期過後，進入第三期梅毒，它可就不客氣了。此時可能會發生下列情況，例如全身皮膚和臟器上長出樹膠樣腫瘤，這一下就會讓患者毀容；骨骼也會開始出問題，所以才會出現鼻梁塌掉等病情；神經性梅毒患者則會出現癲癇、癱瘓乃至於痴呆等；梅毒性心血管疾病患者，則會得到主動脈炎、動脈瘤、瓣膜性心臟病等惡疾，直至心力衰竭而死。

梅毒在演化出潛伏特性後，人類果然放鬆了警惕。一六六五年，倫敦爆發鼠疫大流行。巴黎也人心惶惶，這時有占星術士出來預言，說巴黎也將會有大瘟疫，比梅毒更可怕。但如果染上了梅毒，將可以逃過下一場大瘟疫。還有這種好事？這個預言到處流傳後，男人們就像瘋了一樣衝向各大妓院。實在很難想像，那是一種什麼樣的瘋狂。但是該來的還是來了，巴黎並沒有躲過鼠疫爆發，從此，梅毒在歐洲變得更加一發不可收拾。

當時最有效的解決方法，就是隔離，這是對傳染病最好的辦法。於是，很多梅毒患者和痲瘋病患就被流放到荒島上。中國古代政府沒做過這種事，但是各地的地主、鄉紳可是有的。一直到十九世紀，仍沒有什麼對付梅毒的好辦法。只不過把水銀換成了碘化鉀，碘化鉀也有毒性，而且這種療法只能緩解症狀，沒辦法根治梅毒。同時間，很多被梅毒毀容的人也在想辦法掩蓋自己的缺陷，例如把銅片敲打成鼻子的形狀後裝在臉上等。當然，用石膏做的鼻子更經濟實惠。最早的整形美容就是從這時開始，有關整形的事，下一節會再深入討論。

而為了防範梅毒透過性事傳染，還有人在用魚鰾和絲綢製作保險套，但在硫化橡膠發明之前，這種東西根本就不好用。一直到十九世紀末，發現了淋病病原體的德國醫生阿爾伯特·奈瑟（Albert Neisser）開始研究梅毒的疫苗。既然天花可以研發疫苗，為什麼梅毒不行呢？但很快的，奈瑟就踢到了鐵板，梅毒只會感染人類。奈瑟用了一千多隻黑猩猩做實驗，但黑猩猩根本就不會發病。僅有極少數出現一期、二期梅毒症狀，根本沒有出現第三期梅毒的，實驗無法繼續進行了。

在前幾章中，我們曾說過牛痘疫苗是怎麼被發明的。根據同樣的思維，人類需要一種比梅毒弱很多，不至於造成嚴重症狀，但又能讓免疫系統認識梅毒的病原體。可是梅毒只感染人類，其他動物身上壓根就沒有類似的病，因此動物實驗非常難執行。再說，梅毒的感染週期非常長，這也限制了實驗的展開。奈瑟後來鋌而走險，在東南亞的妓女身上做實驗，並為她們注射了梅毒血清，看看她們是不是能對梅毒免疫。結果，這些人全都得了梅毒，其中最小的妓女只有十歲。奈瑟沒有告訴她們實情，她們也不知道發生了什麼事。她們身為性工作者，工作性質決定了她們將成為傳播疾病的源頭，這相當於人工製造了超級傳染源，這個禍闖大了。但是奈瑟還是嘴硬，死不承認自己的錯誤。

人類解決梅毒，但還有愛滋病在後

一直到二十世紀，人們對於梅毒的了解才稍微深入了一點。一九〇六年，德國的弗里茲・紹丁（Fritz Schaudinn）和埃里希・霍夫曼（Erich Hoffmann）發現了梅毒的致病元凶：梅毒螺旋體。這是一種長得像彈簧的細菌，屬於螺旋菌家族。因為這種螺旋體染色十分困難，因此也被稱為「蒼白螺旋體」。到了一九〇九年，德國化學家保羅・艾爾利希（Paul Ehrlich）和助手秦佐八郎合成了一些有機砷化合物，秦佐八郎發現，這些有機砷化合物具有抗梅毒的特性，艾爾利希認為一定能從這其中篩選出對人體傷害最小的化合物。篩來篩去，第六組的第六個化合物效果不錯，這種代號六〇六的化合物，學名叫「灑爾佛散」。這種藥迅速被投入市場，並成為治療梅毒的特效藥。

一九一二年和一九一三年，艾爾利希獲得兩次諾貝爾化學獎的提名，可見灑爾佛散的影響力有多大。梅毒也終於得到有效的治療方案了，儘管這種治療方法仍有副作用，耗時也長。後來，他們又研發出另一種更容易製備、副作用更小，但療效稍遜的有機砷化合物九一四號，稱為新灑爾佛散，只不過這個編號在中文裡聽起來有點不太吉利。

但梅毒真正的剋星是青黴素，梅毒螺旋體說到底只是一種細菌罷了，細菌最怕的就是抗生素。在當時，青黴素簡直是神藥，能夠橫掃一切牛鬼蛇神。一九四三年，人們發現早期的梅毒，只需要從肌肉注射青黴素就會康復；即使是晚期梅毒，甚至是神經性的梅毒，也只需從靜脈注射就能治好。直到現在為止，梅毒都沒有對青黴素產生抗藥性，這是人類的一大幸運。

二戰後，興起了一系列解放運動，從風起雲湧的民族解放到小馬丁・路德・金恩（Martin Luther King, Jr）的黑人民權運動等，其中也包括性解放風潮。有了抗生素的保護後，許多要人命的病都已經不再是問題。隨著技術的進步，乳膠保險套開始被大規模推廣。經過不懈的努力，終於克服法律和傳統道德等一系列障礙，避孕藥也被發明，墮胎也普遍被合法化，一切後顧之憂都被解除，人類終於進入「我的身體我做主」的時代。人們再也沒有顧忌，因為有了科學技術加持後，絕大多數性病、意外懷孕的問題都已經被解決。但就像本書一再出現的觀點：出來混，總是要還的。

人類肆無忌憚的享受性愛，就讓一種新型的體液傳播疾病悄悄的找上門來。一九八一年，美國加州大學醫學中心報告，五個男同性戀者被診斷為卡氏肺囊蟲引起的肺炎。這種病很少見，一般只會出現在免疫力不足的兒童上，怎麼會出現在成年人身上呢？實驗室資料顯示，這些人的淋巴細胞數量降低，T細胞對抗原反應下降或消失，免疫力變得極差。一九八二年九月二十四日，美國疾病控制與預防中心首次使用「AIDS」命名此種病，中文叫「愛滋病」，全名為「後天免疫缺乏症候群」（Acquired Immunodeficiency Syndrome）。

其實，早在一九七六、一九七七年，非洲的盧安達、尚比亞等國家，就已經疑似出現愛滋病患者，只是當時並沒有引起注意。後來的回顧性研究甚至發現，在一九五九年，非洲一位鐮狀紅血球貧血症的患者血液中，就檢測出了愛滋病毒。可能早在這個時間點以前，愛滋病就已經存在了。不過，不管怎麼往前推算，最多也只能追蹤到二戰以後，這是一個非常新的病，過去從來沒有見過。在一九八〇年代中期，人們發現愛滋病的罪魁禍首就是「人類免疫缺乏病毒」（Human Immunodeficiency Virus，簡稱HIV，又稱愛滋病毒）。這個病毒的特性，就是專門破壞人體的免疫系統。

要知道，病毒一般都是靠人體免疫系統消滅的。人類使用疫苗，不就是為了讓免疫系統認識病原體，產生有針對性的抗體清除這些入侵者嗎？但是，假如免疫細胞打不過這些入侵者時該怎麼辦呢？HIV病毒是一種RNA病毒，變異迅速，很難對付。尤其它又專門攻擊免疫細胞裡的T細胞，T細胞的作用就是識別外來細菌或病毒，然後召喚B細胞，根據T細胞彙報的資訊，有針對性的製造抗體，殺死這些入侵者。結果T細胞一下就被HIV病毒入侵了，一方面複製、傳播更多的HIV病毒，另一方面也殺死了T細胞。

T細胞一死，免疫系統就等於門戶大開，畢竟巡邏的傢伙犧牲了，B細胞就完全搞不清楚眼前的情況。儘管免疫系統還是能不斷製造新的T細胞，但是HIV病毒沒閒著，它也在不斷複製、入侵，並殺死T細胞。就看是人體製造得快，還是HIV殺得快，這是一場拉鋸戰。事實上，在感染初期，免疫系統完全足以對抗HIV，但招架不住這病毒的變化多端與游擊戰術，免疫系統哪見過這麼多花樣？逐漸就敗下了陣來。

隨著人體T細胞越來越少，免疫力也越來越差。一開始還能維持身體的正常運作，但到後來，人類免疫系統招架不住，全盤崩潰。HIV不會直接殺死患者，但免疫系統崩潰後，過去那些稀鬆平常、不值一提的小毛病就變得難以對付。最後，病人就死於各種併發症、腫瘤和感染。

殺掉血液中的病毒並不難，很多藥物都可以做到。但是，藏在細胞內的病毒無法清除，只能等細胞自己死掉，這樣病毒也就死了。只要有殘留一點，病毒很快就會死灰復燃，目前仍找不到一勞永逸的治療方法。後來，華裔科學家何大一提出了雞尾酒療法。病毒能躲過一種藥，未必能躲過下一種藥。將幾種藥搭配後一起投入人體，殘留下來的病毒就會極少，如此一來病人就能維持正常的生活，這是愛滋病治療史上的重要里程碑。但要注意，藥物是不能停的，停了藥就等於前功盡棄。在過去這些藥都不便宜，需要有一定的財力保障。當然，現在這些費用都已經下降，普通人也能負擔了。

在臺灣，絕大多數的愛滋病患都可以享有治療費用補助。在中國如果符合條件，也能享受免費的抗愛滋藥物。整體來說，各國在治療愛滋病都投入了不少資源，治療效果也不錯。只要持續治療，感染者的壽命和正常人不會有太大的差別。每天按時吃藥的話，基本上也不會產生抗藥性。一種要命的病，就這樣變成終身服藥的慢性病，這還算可以接受的結果。剩下的問題就不再是十萬火急的救命大事，人類可以從容不迫的研究更先進的療法了。

但正當人類自鳴得意、掉以輕心的時候，大自然一定會給你一點顏色瞧瞧。歐洲國家自二〇〇〇年以來，報告的梅毒病例達到有史以來最高紀錄，首次超過了愛滋病感染數目。首先，梅毒並沒有死透；其次，很多人已經不認識梅毒這個變化多端的老妖怪了，因而對這種病完全沒有警覺。但說白了，這幾種病的爆發都和社會發展緊密交織在一起，不單純只是醫學問題。過去得了梅毒的名人一大堆，現代得了愛滋病的名人也比比皆是。說到底，都是有時代因素的。

有一些理論認為，梅毒患者的大腦遭受細菌的侵襲，可能出現某種異樣，導致他們大腦的限制解除，並產生各種常人無法想到的點子。但依靠這種方法獲得靈感，恐怕得不償失。再說，如果是平庸的人得了梅毒，依舊也只是個平庸的人。好在現在的梅毒一般不會致命，只要儘早接受治療就會沒事。過去那種鼻子缺陷、牙齒掉光的情況，在現代發達國家基本上已不太出現，但那些貧窮、落後的國家可就不一定了。愛美之心人皆有之，梅毒患者也一樣。整形美容的發展史，其實跟梅毒有密切的關聯，下一節，就要來說說整形手術的發展歷程。

27 在健康人臉上動刀：醫療整形

第三期梅毒造成大量的毀容受災戶，因為其發作症狀，就包括骨骼問題，首當其衝的就是鼻梁，另外還有滿臉長瘤、面部潰爛等等。說實話，我看到那些梅毒患者的照片時，總是會起雞皮疙瘩。當然，現在已經有抗生素，病人一般不會等到惡化成這種地步才跑去看病，但在古代可就不一樣了。在古代有些梅毒患者，儘管被毀容，但是命保住了。接下來要面對的則是沒臉見人的問題，而且是物理上的沒臉見人。他們臉中間凹進去一個大洞、沒鼻子，有多麼嚇人。奇幻小說《哈利波特》系列（*Harry Potter*）裡的佛地魔（Voldemort）雖然鼻孔奇形怪狀，但起碼他臉中間還是有兩條縫，沒有空著。

既然有需求，就會有人來供應解方，整形手術也應運而生。其實醫學整形的起源遠比梅毒還早，因為古人也愛美，最早的整形術就是從鼻子開始。追溯到第一個動臉部整形手術的人非常困難，目前已發現，印度人似乎是最早開始使用整形手術的民族。古代的印度和中國都有一種刑罰叫做「劓刑」（劓音同益）。這個「劓」字就是一個「鼻」，右邊加上代表刀子的「刂」，看到這個字就能理解，這是一種割下鼻子的刑罰。《易經》裡就有這個字，可見這種刑罰相當古老。至於其結果，看看埃及的獅身人面像就知道了。

從古印度到義大利，用自己的皮肉重造鼻子

據考古發現，世界上最早的整形美容手術是印度的「割鼻再造術」。古印度的醫學大師妙聞仙人（Sushruta，音譯為蘇胥如塔）在他的《妙聞本集》中提到，可以用額頭或者臉頰的肉為受劓刑的人重塑鼻子。由於印度人的歷史經常和神話參雜在一起，時間背景相對模糊，使得古印度史基本上就是一團迷霧。妙聞到底是西元一世紀還是西元前六世紀的人，到現在都還有點爭議。此外，可能還有同名的現象，導致這個妙聞到底是哪位妙聞，仍是一個謎。總之，很古老就是了！

古人的整形，不外乎就是挖東牆補西牆，把這裡的皮肉補到那裡去。但是皮膚移植的風險是很高的，有可能導致感染。而且，皮肉一旦離開身體，很快就會失去活性，變成一塊死肉，移植到臉上時可能造成排斥反應。所以不能把死皮移植過去，面積也不能太大。印度人在重建鼻子時，會先從鼻梁頂端的前額上，切下一塊倒三角的皮，鼻梁這端不切斷，再將皮往下翻，剛好就對應到被割掉的鼻子。因為距離比較近，血管沒有全部切斷，事情就比較好辦。這種方式也被稱為「古印度方法」。

不過，印度人僅僅解決了鼻子的形狀問題，起碼不會直接看到一個洞。但從額頭上或者臉頰上取下一塊皮後，鼻子雖然勉強能看了，卻換成額頭完蛋，這張臉還是不能看。而且，當時古印度人沒辦法再造鼻梁骨，所以這個鼻子也就是一坨肉罷了。

到了中世紀，戰爭非常多。當時是冷兵器時代，所以也非常多刀、劍傷的傷患。

文藝復興時期，義大利醫生加斯帕雷．塔利亞科齊（Gaspare Tagliacozzi）發明了新的鼻子重造手術。他是博羅尼亞大學的教授，他的鼻子重建法和古印度人可不一樣。同樣是拆東牆補西牆，但他是從人的手臂上移植一塊皮肉過去，而不是從臉上下手。這下好多了，起碼這張臉能看了。

但是，那個時代沒有麻藥，且還是由理髮師主導手術刀的時代。因此，動這種手術需要非常大的

勇氣，難道那個時代的貴族們都很勇敢嗎？這倒也不是，但那個時代很看重外表，是個外貌主義至上的年代。長得好看不好看不是審美問題，有沒有鼻子也不是傷殘問題，而是道德問題！假如一個人面目可憎，那就說明他是個道德敗壞的人。這可不妙！所以人們冒再大的風險，也想把鼻子修好。

首先，醫生用羊皮紙和皮革做個假鼻子，先在臉上比出位置，高矮和寬窄都先用模型測試。直到找到形狀不錯，高度、寬窄都合適的鼻子，再把皮革做的假鼻子展開，貼在上臂上，並按照這個圖形在上臂皮膚上切下一圈，只留下一點點組織連著，把這一塊皮肉掀起來。鼻子部位的傷口也做好處理後，把這塊掀起來的皮肉對上鼻子的位置。鼻子是三角形的，為了把這塊皮肉的兩邊縫在臉部規畫好的地方，人的上臂必須高高舉起，緊貼著鼻子，因為還有一點皮肉是連著的。這塊皮肉因為徹底和手臂分家，還有血液供應，所以不會成為一塊死肉。接著醫生會拿繩子將手臂和腦袋綁在一起，千萬別動，保持這個姿勢二十天。直到皮肉和鼻子癒合在一起後，再把這塊皮肉和手臂間的連接部分切斷，並把鼻孔等構造建立好，最後縫合就行了。

想像一下，這會有多痛啊！吃飯時張不開嘴，打噴嚏、咳嗽都不行。假如打一個噴嚏，手臂一動，把新鼻子扯了下來，那就白縫了。這種方式叫做「義大利方法」。手術過程雖然聽起來讓人害怕，但在當時其實已經非常先進。起碼這張臉恢復後是能看的，儘管沒有鼻梁骨，鼻子還是塊軟肉，但仍然讓重度梅毒患者開心極了。

這種整容技術被完整詳細記錄在《以移植手術修復缺陷》（*De Curtorum Chirurgia Per Insitionem*）這本書裡，作者就是塔利亞科齊。該書是目前發現最早的整形醫學領域書籍，從頭到尾由拉丁文寫成，裡面記錄了許多特殊的手術工具，並配有詳細的插圖。這本書不僅具有醫學價值，排版印刷和版畫插圖也相當精美，代表著十六世紀印刷術的最高水準。這本書最後在英國的一間拍賣行，被人以一．二萬英鎊的價錢買走了，換算成新臺幣要好幾十萬。

但當時教會認為，梅毒是上帝對人的懲罰，因為你是惡人，上帝才會毀掉你的容貌。上帝就是認為容貌和人品必須對應，如果用人工操作把毀掉的外貌重建，就等同於作弊了，整容手術也因此受到打壓。不過真正麻煩的是，用這種方法打造的鼻子不太穩固，擤鼻涕稍微用力一點，就會整個掉下來，所以後來也就不流行了。

從古印度方法到義大利方法，是個很大的進步。在沒有止血方法、麻醉藥和消毒技術的時代，已經很了不起了。等到外科手術成熟起來，各項技術都已經完善後，整形外科的技術障礙已不復存在。畢竟，整形手術也不過是一種手術罷了。

整形，一開始為救命，後來才為變美

一九〇一年，德瑪特色公司（Derma Featural company）在女性雜誌上刊登了他們「治療方法」，廣告中說到他們可以修復鼻子畸形、招風耳和皺紋，還能製造酒窩。這到底是什麼技術，他們並沒有透露。後來發現，他們仍使用手臂的皮膚進行鼻子整形手術，這並不是什麼創新方法。真正創新的是，他們把石蠟注入假鼻子塑形，石蠟加熱後就會變軟，想要什麼樣的鼻子，讓醫生現場捏一個就好了。如果不滿意，就重新再捏，半年內都可以回來調整。不過石蠟這種東西很不聽話，在醫生的揉捏下，很可能被擠壓到其他部位，造成石蠟瘤，甚至致癌。這家美容醫院的老闆據說沒有行醫執照，也不是從醫學院畢業的，純粹是江湖遊醫出身，他的膽子非常的大。

但是，此處需要關注的不僅僅是技術上的創新，一家醫療公司居然在雜誌上刊登廣告，這是什麼意思？實際上，這時的整容需求已不再是創傷造成，而是審美造成。別忘了，那個時代是個強盜貴族的時代，一個弱肉強食的時代，種族歧視非常盛行。

所以，要解決問題的人不是梅毒患者，也不是鼻子受傷的人，而是一個個普通的、健康的人。在健康的人臉上下刀，讓醫學這場老革命碰上了新的問題。美國耳鼻喉科醫生約翰・奧蘭多（John Orlando Roe）發現了一種封閉式的鼻外觀整形技術，這種方法不會讓患者留下明顯的疤痕，是一八八〇年代重要的技術突破。此時人們才知道，原來整形手術也可以這麼自然、這麼不明顯。二十世紀初，爆發了第一次世界大戰。戰爭在進入工業時代後，槍炮的威力比刀劍強多了，機關槍和壕溝戰也導致了雙方大量人員傷亡。現代整形手術技術的飛速發展，就跟第一次世界大戰習習相關。

哈羅德・吉利斯（Harold Gillies）是位紐西蘭耳鼻喉科醫生，在倫敦工作。一戰時，他隨軍出征，在巴黎看到有一位外科醫生為患者去除臉上的腫瘤，然後從下巴取了一塊皮膚，覆蓋在去除腫瘤的傷口上，這就是當時興起的皮膚移植技術。吉利斯對此非常感興趣，他便有了修復面部傷殘的想法。吉利斯後來就開始在戰壕內，為受傷的士兵修復傷口。

不久後，他為海軍炮手沃爾特・楊（Walter Yeo）動手術。沃爾特在日德蘭海戰（Battle of Jutland）中被炮彈碎片打中臉部，導致毀容。吉利斯從沃爾特肩膀上切下一塊皮膚，並將其移植到臉上，這也被認為是首次基於現代醫學理論的整形手術。一九一六年索姆河戰役（Battle of Somme）期間，吉利斯治療了約兩千名士兵，其中絕大部分都採用了這樣的治療方式。

戰後，吉利斯開設了一家醫院，有成千上萬名面部被毀的老兵排隊等他治療。修復鼻子和下巴的手術他

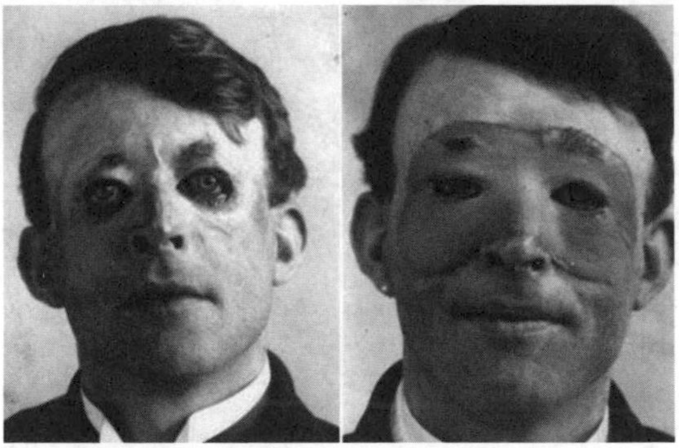

▲ 瓦爾特・楊，世界上第一個接受基於現代醫學理論整形手術的人。接受手術前（左），他的面部受到巨大損傷，失去了上下眼瞼，在接受吉利斯醫生的手術後（右），恢復了面部正常功能（圖源來自維基共享資源〔Wikimedia Commons〕公有領域）。

做了上萬次，有了這麼多經驗，臉部的整形手術開始逐漸成熟。吉利斯被公認是現代整形外科手術的開創者。當然，這麼多人等著治療的情況下，他也只能以治療為主要目的，臉部看起來不奇怪，五官輪廓完整就好了，膚色等細節就無暇顧及了。從身體其他部位移植來的皮膚，難免有顏色的差異。後來，他的學生把這種技術帶到了美國，美國也有很多老兵需要臉部修復。

所以，整形手術一開始只是為了修復外傷，後來被用於修復人臉的缺陷，儘管這種缺陷並不是真的缺陷，純粹是審美觀念影響的觀念，而這種觀念的背後，隱含的是種族歧視。到了一戰時期，對面部傷殘的修復需求大增，所以呈現出此起彼落的發展歷程。

等到戰爭結束後，社會從戰爭狀態進入和平時期，對美的追求就再一次高漲了起來。這次，整形的範圍擴大到了身體。上戰場的主要是男性，當時的臉部整形也主要針對這些士兵。等到這波風潮過去，該修理的都修理了，就輪到女士們成為主力顧客了。一方面，女士們都追求年輕漂亮，臉部拉皮、去皺紋當然很重要。另一方面，女士們可不滿足僅在臉上動手術，她們對身材也很在意。

為了傲人雙峰，你願意付出多少？

早在十九世紀，塑身衣開始流行。在電影《亂世佳人》（*Gone with the Wind*）裡，就有這種情節。女士們都拼命想把腰勒緊點，看起來更細一點。這種作法其實也不難理解，勒腰是為了反向襯托出胸部的豐滿，這才是女士們真正想要的。但為此付出的代價，就是長期過度擠壓內臟。

在十九世紀末，歐美出現以石蠟為原料的「注射式豐胸」。沒錯，又是石蠟，這次還混合一些其他的油。不用這東西能用什麼呢？當時也沒有其他更好的材料了。這是人類史上最早的醫療豐胸技術。但很快的，大部分接受石蠟豐胸的女性都出現嚴重的併發症，如擴散感染、乳房硬化、誘發乳癌等，因此，這項技術在一九二〇年代後已被明令禁止。

一八九五年，德國醫生文森．徹爾尼（Vincenz Czerny）就為一位因慢性囊腫切除乳腺的女演員做了隆胸手術，用的是患者自體的脂肪。雖然脂肪後來被吸收了，但這也算為後來的自體脂肪隆乳手術開創了一次大膽的探索。不過，局限於當時的技術水準，女士們想要打造完美胸部的願望一直都無法實現。

手術的方案看起來不夠安全也不夠成熟，那物理方法總會安全可靠一點吧。二十世紀初，法國婦女們都被一個「吸盤」的廣告吸引了目光。還真的有人相信這種東西，靠真空吸盤往外吸，再靠水柱刺激乳房，就能達到豐胸效果。看來那個時代，為了好看，商人什麼都敢賣，消費者也什麼都敢信。

反正繞了一大圈，身體的整形還是搞不定，依然只能在臉上做文章。一九二四年，《紐約每日鏡報》（*New York Daily Mirror*）上刊登了一句廣告：「誰是紐約最醜的女人？」這什麼意思？其實這是一則廣告，其承諾，被選出來的最醜女孩將會得到免費的整容服務。這種行銷手段在現代其實也不少見，畢竟炒作起來還是挺有效果的，他們近百年前就玩過了。廣告上也寫得很清楚，為了防止各位醜女孩暴露身分，引起困擾，報紙上刊登的照片都會是修改過的，不用擔心會洩漏隱私。他們考慮得還挺周到的，這可是一九二四年的事。

有人可能會問，那個時代就能「修圖」了？是啊，那年頭雖然沒有電腦軟體，但可以用暗房曝光技術，也可以用顯影液、定影液等工具塗塗抹抹來修改。慈禧太后的照片也有經過塗抹的版本，修圖後臉上皺紋明顯減少了。改變臉型在當時還很難，但去皺紋這種小事還是做得到的。

現今，很多人都懷念那個純天然、沒有美顏整容和修圖軟體的年代。但不幸的是，從十九世紀末開始，所謂「純天然」的美，其實已經名存實亡了。民國初年，中國曾出版過一本叫《美眼整容新療法》的書，書中不僅圖文並茂，連眼睛、鼻子哪裡能整、如何整，都寫得非常詳細。甚至連北京、天津哪些醫院能動手術，具體的地址都提供得清清楚楚，這就是一本醫療美容的推廣手冊。

當然，當時也有醫療美容的報紙廣告，少不了刊登幾張手術前後的對比照片。以現在的審美觀來講，整過以後可能還不如不整呢。割個雙眼皮倒也不是不行，但如果兩層眼皮的間隔不小心分得太開，看起來就像鐵軌了！那時期很喜歡用名人明星來打廣告，也沒有什麼好遮掩的，某位明星哪裡動過手術都有明確標注。畢竟當時，能享有這種醫療服務的都是少數人，物以稀為貴嘛，有什麼好遮遮掩掩的呢？

一戰後，世界享受了一段和平的時光，但不久後，二戰就開打了。一旦打仗，整形醫療的重心全都轉向創傷修復。吉利斯的一名學生，也是他的表弟阿奇博・麥欽道（Archibald McIndoe），第一次對因燒傷而導致毀容的飛行員施行外科整形手術。這是外科整形的一次重大事件，麥欽道為當時整形外科的研究發展奠定了基礎。嚴重燒傷可不是好看不好看的問題了，如果沒處理好可是會致命的。所以，不管是吉利斯還是麥欽道，他們秉持的理念還是救死扶傷，為傷殘人士服務。

但吉利斯另外一位學生走的道路就不同了。來自巴西的伊沃・皮塔圭（Ivo Pitanguy）是整形美容界的大師，他認為整形手術，就是為了讓那些被上天「遺棄」的天使重拾新生的希望。這話是什麼意思？意思就是，人為什麼沒自信呢？如果是因為長得有缺陷，沒關係，修補一下不就沒事了？所以他強調，整形手術還可治癒一些心理小疾病，例如自卑、自閉等。心理有問題，也可以靠整容提振自信。有了他的大力推動後，巴西逐漸成了整形大國。

二戰後，世界剛平安沒有多久，韓戰就爆發了。醫療整形技術也在此時湧入韓國，許多美國醫生來到韓國，為傷殘的軍人修復容貌。戰後，不少韓國外科醫生都學會了整形技術。在接下來的和平時期，戰爭造成的創傷很少，他們就為有唇腭裂的孩子修復臉龐，整形技術在這方面發揮了意想不到的作用。但誰也想不到，後來韓國的醫療整形能普及到現在這種老少皆宜、人人必備的程度，韓國也成了整形美容的大國。

所以，這整件事從為了救死扶傷，轉變成提升自信的方法。這意味著，在臉上動刀的人不一定有什麼生理疾病，有很大的可能是健康人士。

至於女士們長久以來的改善身材的願望，到了一九五〇年代終於出現了曙光。過去人們曾嘗試過豐胸，但總是失敗，因為石蠟不聽話，總是在身體裡到處亂跑。在此時，美國有一位醫生，發明了植入海綿的豐胸手術，並在海綿外包裹一層聚乙烯，以防止纖維組織長進海綿裡面。有了這個技術後，在手術結束的一年內，女士們都很滿意。但在一年後，海綿就扁掉了，整體體積縮水了二五％，而且變得硬邦邦的。這個問題困擾了整形醫生多年，但這其實不是手術的問題，而是材料的問題。材料如果不可靠，能有什麼辦法呢？

一九六三年，湯瑪斯．克羅寧（Thomas Cronin）和法蘭克．傑羅（Frank Gerow）發明了矽膠植入物。這其實就是一個矽膠袋，裡面裝進液體矽膠後，手感非常好，一度很流行。但隨著使用人數越來越多，隱患也出現了。畢竟豐胸是僅次於雙眼皮的第二大醫學美容方式，過去沒發現的問題，現在逐漸冒了出來。一九九二年，美國ＦＤＡ下令禁止再以矽膠植入物進行豐胸手術，這種東西是有風險的。

後來出現的自體脂肪隆乳，則是從大腿或者肚子等地方，吸取多餘的脂肪後移植到乳房。安全性好，也不存在排斥反應，而且手感自然。但是，沒有多餘脂肪的瘦子無法動這種手術，渾身上下都找不到可以用的油，讓醫生該怎麼辦啊？即便是不瘦，有足夠的脂肪可以使用的人，在抽脂過程也有一定風險。

整形得三思，避免得不償失

整形都有風險，但這也擱不住愛美人士。特別是演藝圈人士，他們必須靠外貌吃飯嘛。例如瑪麗蓮・夢露（Marilyn Monroe）也整形過，這已經被證實了。她的X光照片和醫療紀錄也都被公開，她在下巴、鼻子、雙眼皮和髮際線等地方都有動過刀，但一般人真的看不出來夢露有整形。

相反的，麥可・傑克森（Michael Jackson）那張臉藏也藏不住，甚至可以說有點整過頭了。傑克森在一九八一年第一次動了隆鼻手術後，就煞不住車了，他把自己從頭到腳大改造了一番。他接受過十幾次面部整形手術，包括六次鼻子、三次下顎、兩次嘴唇和一次臉頰。他對自己的長相應該意見非常多，不然怎麼會整得這麼離譜呢？傑克森當年整形的時候，還是很不輕鬆的。例如他父親對他的鼻子不滿意，一天到晚數落他的鼻子長得不像自己。結果，極限只能動三次的隆鼻手術，他足足動了六次，最後他的鼻子幾乎毀掉了，鼻尖的皮膚薄的不得了，他的鼻子也號稱是最脆弱的鼻子。

這種手術整形是不可逆的，而且價錢很貴，中產階級消費不起，只有明星能享受這種待遇。唯有價錢下降到讓中產階級能消費得起，整形美容一行才能遍地開花。所以，微整形也就應運而生，畢竟有誰會放著錢不賺呢？這種東西便宜、方便得多了，微整形在中國號稱「午餐美容」，吃頓飯的時間就能搞定。

微整形主要分成兩大類：注射填充物和雷射治療。注射填充物的歷史其實不短，早年豐胸曾用過的材料，也都被拿來在臉上打過了一遍。現在最常用的是透明質酸，也就是玻尿酸。從化學角度上來講，玻尿酸是一種糖胺聚糖，是構成結締組織的重要成分之一，它的主要作用是維持皮膚的彈性和緊致度。反正，這東西是可以注射的，畢竟人體本身就有這種成分，安全性也不錯。但記住，一定要找正規的醫療機構，臉上的事可不是鬧著玩的。

而針對皺紋最常用的，則是肉毒桿菌毒素，簡稱肉毒。這東西其實有劇毒，看名字就知道了，用於整形美容的肉毒需要被稀釋四十萬倍。肉毒能阻斷神經和肌肉之間的訊息傳導，致使肌肉鬆弛，這一鬆弛，皺紋就全都張開了，不就變光滑了嗎？但可惜的是，這塊肌肉也會變得不聽話，對表情有影響。臉上的肌肉群要是不協調，某些肌肉出了問題，那麼表情就會顯得有點不自然，這種東西也要曉得適可而止。

這種注射美容，最終都會面臨被吸收後逐漸失效的問題，這是無法避免的。如果說，注射微整形主要負責調整形狀，那麼雷射治療主要負責的，就是調整顏色。針對不同的皮膚表面及淺層問題，例如雀斑、黃褐斑、皺紋、毛髮、毛細血管增生、淺層疤痕、脂肪堆積等毛病。

但不管是哪種整形美容，動刀或不動刀，都有其風險。首先就是醫療機構是否可靠，別隨便找間沒有證書的店就進去了。醫療問題都是大問題，不能大意。而即便是正規的機構，也是有一定風險的。例如：

- 隆乳手術中，填充物破裂乃至扭曲、位移，都可能導致鈣沉澱、僵硬、疼痛、淋巴疾病等。
- 眼部整形，則可能造成視力模糊、感染、皮下出血，最嚴重有可能導致失明。
- 抽脂手術可能因為失去脂肪支撐，而導致皮膚鬆弛，更嚴重可能導致腎臟問題以致死亡。

整形美容最大的風險都來自一個事實，這也是整形這種醫療服務最特殊的地方。那就是，你是一個健康的人，所以在你身上打的每一針，動過的每一刀，都會使健康受到影響。這背後的代價值得與否，就得由自己評估了。除了要承擔一定的健康風險，還要承擔一定的效果風險，因為最終的效果未必能符合預期。即便沒出事，一切都照計畫進行，乍看之下很漂亮，也不是完全沒有隱患。

前陣子，網路上有人把許多韓國明星的照片排列到一起，結果根本分不清楚誰是誰，猛然一看全都差不多，大概都是同一家醫院、同一位醫生設計的。人都有固定的思考模式，結果就讓這張臉也變成量產品了。

大家不妨思考一下，什麼才是美呢？整過一定比不整更美嗎？這可就不一定了。因為審美是沒有標準的，即便有標準，也是模糊的。最麻煩的是，有些人的欲望會與時俱增，最後整形上癮。他們永遠對自己的長相不滿意，所以就不斷進出手術室，直到一發不可收拾。有些明星，一直整到嘴唇像香腸一樣，臉部完全僵硬、沒有表情，跟「詐屍」差不了多少。到底該何去何從，就只能靠自己決定。

28 尋找黑科技：醫學如何走向未來

最後一章，我們要講講醫學的未來，看看人類未來的醫療模式會發生什麼改變。當然，有很多問題，也不是純粹的醫療科技問題。畢竟醫學是要腳踏實地為人群服務的，必然會碰到醫學倫理和價值判斷，這些都是難免的。

一九七一年，美國總統理查·尼克森（Richard Nixon）公開向癌症宣戰，並制定《國家癌症法案》（*National Cancer Act*）。當時的想法是「向癌症宣戰」，希望傾全國之力，一勞永逸的解決問題。該計畫前三年就花掉了十六億美元，但後來很不順利。直到現在，癌症也沒有被攻克，這個計畫失敗了。

儘管如此，過程中還是造就了好幾個諾貝爾獎，也讓醫學界對癌症有更深入的了解。一九七五年的諾貝爾獎得主羅納托·杜爾貝科（Renato Dulbecco）在《自然》（*Nature*）雜誌上發表了一篇文章，講到未能攻克癌症的背後原因。不是人類無能，而是癌症太狡猾了！癌症到底恐怖在哪裡呢？因為癌症不是某種病菌感染造成，也不是因某個特定染色體出問題，而是整個基因都出了問題。要搞定癌症，必須先擁有整個人類基因組的知識，像現在這樣，一個個研究單個染色體注定是沒有出路的。

人類基因組計畫：將所有的DNA定序完畢！

這下，大家都精神抖擻，紛紛向美國國家衛生院進言：我們把人類的基因組全都測定完畢吧！一九八五年，美國科學家提出了一個宏大的計畫：測定人類的基因組。這就是至今為止最宏大的生命科學計畫——人類基因組計畫，預算高達三十億美元，美國政府同意了。這個計畫號稱世界第三大科學工程，前兩個是研發出原子彈的「曼哈頓計畫」和「阿波羅登月計畫」。

整個二十世紀，最偉大的生物學發現就是DNA的雙股螺旋結構，讓人類對於生命的認知躍進到分子級別。人類的DNA是由三十億個鹼基組成的一本天書，若干鹼基才能構成一個基因。如果說鹼基相當於字母，那基因就是一個個單字。如果要精確的把這些巨量資訊全都搞清楚，肯定是一個龐大的工程。即便是經過嚴格訓練的技術人員，每天也只能定序一萬個鹼基對。若要完成所有工作，需要十個人花八十年才能完成。

一個國家搞不定，那就全都一起上吧！當然，美國還是占了其中多數，他們測定了其中的五四%。不過美國有間公司叫「塞雷拉」（Celera Genomics），他們說不用花那麼多錢，只要三億美元就夠用了。但是，他們想獨占智慧財產權，以後所有的發現全都要收專利費。人類基因組計畫的組織者著急了，看來要要加緊腳步，不然就會被這間公司超車了，那可不行。剛好中國也一直在申請參加，基因組計畫希望能動用一切可以動用的力量，中國也就分到了其中一%的工作量。經過大家共同努力，基因組定序的工作提前完成了。

最後經過談判協調，二〇〇〇年，比爾．柯林頓總統（Bill Clinton）拉著兩位團隊領導人的手，宣布人類基因組計畫完成。

人類基因組是人類的共同財產，其智慧財產權也歸全人類所有，不允許以專利保護。當時，塞雷拉公司的股票馬上就跌了，甚至讓那斯達克指數整體下跌。不過，所有資料對所有研究者公開，這對全體人類來講是件好事。

二〇〇四年，國際人類基因組定序聯盟的研究者宣布，人類基因組中所含基因的預計數目，從先前的三萬～四萬，調整為二萬～二．五萬。想知道人類基因的精確數目，還要研究很長一段時間。可能有人會好奇，科學家們測定的基因到底是誰的呢？其基因來自少數志願者，男的女的都有。人與人之間大部分基因序列都相同，大約只有〇．〇一％的差異。每個人都有極少部分基因不同，而就是這一點點的差異，造成了每個人都有不同的身高、膚色等一系列個體特徵。

對於人類基因組計畫來講，選擇誰的基因來測都差不多，因為這個計畫主要研究的是共同基因。不過，在後來的國際人類基因組單體型圖計畫中，也對來自不同種族的兩百七十個人測序，著重發現不同族群之間DNA的序列差異，也算是開始研究基因的差異性。所以，這件事是一步一步逐漸深入與推進的。

正因為生物學基礎研究的推進，促進了醫學相關基因療法的進步。每個基因都是一個範本，專門用來指導如何生產蛋白質。基因透過指導生產各種各樣的蛋白質，來實現人體各式各樣的功能。例如各種酶都是蛋白質，蛋白質也是構成細胞的基本材料。

但是，我們的一半基因來自父親，另一半來自母親。共有三十億個鹼基，要複製這麼多，而且一個都不能出錯，那是不可能的，儘管人體的糾錯機制非常強大，但怎麼樣也做不到沒有漏網之魚，這種錯誤就叫「突變」，不外乎就是缺了、多了、錯了三種情況。有些突變是無關緊要的，錯了就錯了。但是，如果在關鍵的地方出錯，那問題就大了。

針對基因設計療法，連癌症都可能被攻克

例如在二〇一三年，著名女星安潔麗娜·裘莉（Angelina Jolie）就預防性切除了乳腺。不僅如此，後來還切除了卵巢和輸卵管。因為透過基因分析，她發現自己是BRCA1基因突變的攜帶者，這個基因突變來自家族遺傳。人體以BRCA1基因為範本生產的蛋白質，能幫助修復受損的DNA，減少組織癌變的風險。要是這個基因出了問題，那就沒辦法生產修復DNA的蛋白質了，得癌症的機率就會大大增加。

安潔麗娜·裘莉的家族裡，一共有三位女性親人都死於癌症，其中她的母親就曾被診斷出患有乳癌。她的母親跟癌症對抗了十年之久，一直堅持到第一個孫子出世，最終死於卵巢癌。根據大數據統計分析，醫生推估她得到乳癌和卵巢癌的機率分別為八七％和五〇％。所以，裘莉和醫療團隊經過仔細權衡後，還是決定先切除乳腺，兩年後再切除卵巢。這都是預防性切除，如果這兩個地方容易癌變，那麼先切掉再說，兩害相權取其輕嘛。從這個案例也可以看到，透過基因分析來有針對性的採取措施，一點都不神奇。隨著基因檢測技術的突飛猛進，相關費用的不斷下降，未來應該會逐漸普及。

科學家們一直在追求基因上的個人化診療，而現在，已經有一些藥物可以根據特殊基因做針對性的治療了。例如有一個護士叫凱特·羅賓斯（Kate Robbins），她的右肺被發現有一大塊腫塊，第一個看到結果的正是她的丈夫，是個放射科醫生。經過核磁共振檢測後發現，羅賓斯同時還患有腦瘤。所以羅賓斯接受了腦部和胸腔手術，但效果不明顯，癌細胞已經開始轉移。當時，剛好碰到一種名為艾瑞沙（Iressa）的新藥要開始臨床試驗，她立即就抓住這個機會。果然，艾瑞沙開始起作用了。現在她身體裡的癌細胞已經非常少，但因為血腦屏障，藥物無法到達腦部，使腦部還有殘留的癌細胞。但不管怎麼說，命還是保住了。

二〇〇三年，艾瑞沙這種藥在作為治療非小細胞肺癌的藥物通過FDA檢測，但是這個藥只是個「板凳隊員」，只有順鉑和紫杉醇等化療藥物失敗後才輪得到它上場。二〇〇五年，FDA撤銷了艾瑞沙的許可，並組織了更大範圍的雙盲對照實驗，最後艾瑞沙表現一般，FDA認為沒有充分證據證明艾瑞沙可以延長患者生存期。說白了，這種藥吃了也是白吃。但到二〇一五年時，FDA再次批准艾瑞沙可以用於治療非小細胞肺癌，這種藥到底有沒有效呢？

真相逐漸大白了。如果患者得了非小細胞肺癌，就要看癌細胞有沒有表皮生長因子受體（EGFR）突變，這種突變會使得癌細胞對艾瑞沙特別敏感。有的話就好辦，沒有的話就夠完蛋了。前文的羅賓斯為什麼用藥的效果非常好呢？經過基因定序發現，羅賓斯肺裡的癌細胞就有這種突變，當時還沒有標靶藥物這種概念，她純粹運氣好，中大獎了！現在，大家都知道，原來還有這種作法，未來針對特定基因的標靶藥物也將會越來越多。

我們可以根據人的遺傳基因和大數據分析，判斷人容易得到哪些病，現在醫學上也開始針對基因設計標靶藥物。但是，如果一個人真的有基因突變導致的疾病，我們又該怎麼辦呢？這是一出生就決定的，不好處理啊。但其實，現代醫學也不是完全束手無策。

比如有一種眼部疾病，叫萊伯氏先天性黑矇症（Leber's Congenital Amaurosis，縮寫為LCA），這種病的患者在嬰兒期就會開始就逐漸失去視力，幾乎辨認不出顏色，只能隱約看到一點輪廓，人的臉部表情和特徵都無法看清楚。這是因為，他們的視網膜上感知光線和色彩的細胞都逐漸退化了。這是一種體染色體隱性遺傳疾病，說白了，還是人的基因出了問題。有二十多個基因都跟這種病有關係，只要其中任何一個出了錯，就會導致LCA發生。

我們都知道，人生的起點是受精卵。如果在受精卵或早期胚胎時，就著手修理基因缺陷是有可能的，這就是所謂的「基因編輯嬰兒」，但是目前這種做法還是有倫理問題。中國生物學家賀建奎，就因為基因編輯嬰兒事件引起了不小爭議。他原本想靠基因編輯方式，讓一對雙胞胎自出生起就對愛滋病免疫，結果不但搞砸，自己還被判了刑。那如果等胚胎長成一個人，一個活蹦亂跳的孩子後，才發現他有基因缺陷，那該怎麼辦？他全身上下有那麼多細胞，該怎麼去修復這一個個基因缺陷呢？

其實，用不著把全身細胞全都修復一遍，只要局部修復就夠了。首先要知道這個患者的基因到底是哪裡出錯，再準備一份正確的基因，並把正確的那一小段剪下來，做成修補片段。那這個片段該怎麼大量進入人體的細胞呢？就要借助病毒的力量，因為病毒有感染細胞的能力，我們可以選取一種合適的病毒作為搬運工，並將病毒的基因去除，然後把修補片段裝進去，最後把特製的病毒投入人體。這個修補片段在進入細胞後，就能成為範本，開始讓人體生產正確的蛋白質，或是停止生產錯誤的蛋白質，由此起到治療效果。

比方說，有個從小患有LCA的女孩在接受這種基因療法後，視覺比過去改善了許多，起碼能看清楚各種紋理，人臉上的表情也能看清楚了。FDA已經批准這種療法，但據說很貴，治療一隻眼睛就要幾十萬美元。而且在經過數年後，患者的視力還是會慢慢衰退。目前看起來，基因治療技術還有很長的路要走。不過，這畢竟是做了一個好開場。

AI識圖、AI疫苗，還有什麼不能用AI解決？

現在是個大數據的時代，也是人工智慧（Artificial Intelligence，縮寫為AI）的時代。例如新冠肺炎時，CT檢查是非常重要的診斷技術，在很多環節都有用。但新冠肺炎是個新冒出來的疾病，許多CT影像中的狀態都是非典型的，一個醫生起碼要看十分鐘才能下結論。醫生做的結論可是非同小可，畢竟人命關天。但是當疫情爆發，無數病人湧向醫院，醫生護士負荷過載的時候，矛盾就凸顯出來了，CT影像來不及看啊。這時候，新技術就展現出強大的威力。用阿里巴巴全球研究院研發的AI技術來判讀CT影像，據說準確率很高，可達到九六%，而且速度比人快多了，二十秒就可以解決一張。

但是，這其中涉及的不僅僅是識別圖像這麼簡單，還涉及自然語言處理，因為AI需要生成醫學報告。報告上該寫什麼呢？總不能寫得一頭霧水吧！說到底，目前AI還處於較弱的階段，做某些特定的事可能效率很高，但是無法應付邊界和規則模糊的領域。別說是AI，就算是活人也未必能好好解決。但是，未來AI技術肯定會在醫療領域有更多表現，這是大勢所趨。

我曾聽過一個說法，認為醫療是個一對一的服務業，所以效率很低。想想看，培養一個成熟的影像科醫師需要多久時間呢？需要近十年的教育，然後再經歷臨床的鍛鍊，才能從一個普通的高中生，成長為一個合格的影像科醫師。這還僅僅是一個醫生，如果培養一大批，要花費多少人力、物力呢？可是，AI從一張白紙到能夠迅速準確識別幾百張CT影像，這段學習時間並不長，即使加上開發的時間，也長不到哪裡去。而且別忘了，機器是可以複製的，很可能馬上就能在幾百家醫院同時投入使用，這個速度和效率實在太誘人了。我們都知道，AI終究不能代替人，以後很可能是一位優秀的影像科醫師帶著十幾臺電腦工作，或在雲端工作就把事情搞定了。

如今的AI和大數據有緊密的關係，將數據、資料放在雲端也是理所當然的。藥物設計同樣也離不開AI和大數據。如今，世上第一種完全由人工智慧設計的藥物已經問世了，是一種對付流感的疫苗，而且這種疫苗也已經進入人體臨床試驗階段。這種疫苗的好處是，可以刺激免疫系統產生比普通疫苗更多的抗流感病毒抗體，所以被取名叫「渦輪增壓」（Turbo-charged），就是「有力」的意思。一般情況下，要研製一種疫苗，一家大型醫藥公司要篩選好幾百萬種化合物。算一算工作量，需要好幾千人連續工作五年。花的金額當然也很驚人，起碼要好幾億。但這次利用人工智慧技術，尼古拉．彼得羅夫斯基博士（Nikolai Petrovsky）帶領的研究團隊沒有多少人，只用了約兩年時間就開發出這種疫苗，大部分工作都交給電腦做了。

彼得羅夫斯基的研究團隊首先設計了一個名為SAM的演算法，這個演算法能夠大量學習和識別現有的成功與失敗疫苗案例，經過訓練以後，就能對流感疫苗的有效做出判斷。也就是說，這個演算法是能夠快速檢驗的。另外，他們又設計了一個演算法，借用大數據技術，能夠創造出好幾萬億個虛擬的化合物，這個程式叫「瘋狂化學家」。剩下的事，就讓這兩個傢伙配合搜尋解決方案。一個負責出主意，一個負責審核。反正它們倆可以沒日沒夜的工作，只要不關掉電源就行了。就這麼算了兩年後，最終選出幾個候選方案。彼得羅夫斯基團隊便真的把這幾種藥物合成出來，這花了大概幾週時間。然後在人的血液中測試，後來又做了動物測試。現在，已經過了動物測試的階段，開始進入人體臨床測試了。人體臨床實驗想快也快不了多少，就慢慢走程序吧。

總之，這個疫苗的意義已經不僅僅是藥物本身，而是預示著人工智慧在藥物研發上展現出的巨大潛力。這條路要是能順利，而且越走越寬的話，像青蒿素那樣篩選無數藥物的情形在未來將會越來越少。大量篩選其實相當花錢，相較之下，還是人工智慧加上大數據比較有效率。

大數據如今也很熱門，其與人工智慧往往有緊密關聯。因為如果沒有大數據的訓練，人工智慧就不會發展得這麼迅速。在網路時代，幾乎所有的資料都有被記錄的必要，包括人的呼吸、心跳、血壓這樣的生理指標。現在各種智慧型手錶和手環上，或多或少都帶有醫療的感測器，例如檢測心跳的感測器，有些甚至能檢測血氧。好比蘋果手錶（Apple Watch），其實就借用了人工智慧的演算法。只要被戴著，每隔一段時間就會檢測人的心跳。時間長了，這支錶就會根據統計資料，知道在平常不運動的情況下，配戴者的心跳大概是多少次。當心跳超過這個數值，手錶就會認為配戴者在從事運動行為。當然了，這手錶還會根據運動距離，以及手錶本身晃動等資料來綜合判斷。

其實各種手環、手錶的數據都可以上傳到雲端。將來，等其他的醫療感測器小型化以後，是不是會有更多的數據被上傳到雲端呢？我想這個趨勢是擋不住的。而且這些數據、資料就是一座金礦，將來肯定也能發展成一個巨大的產業。

可以想像一下，未來每個家庭都配備一位醫生或私人健康顧問，沒事就可以透過網路做遠端醫療諮詢。有了雲端大數據系統後，對方早就對我這陣子的各種生理指標瞭若指掌：「你最近又胖了，體重增加了，是不是在家宅太久了啊？看你的運動資料，連下樓倒垃圾都懶得去，真是推崇生命在於靜止啊……。」

總之，我相信這些資料對國家分析國民健康情形還是有幫助的，而且也能為相關政策的制定提供直接的大數據做為參考。畢竟現在全世界的醫療保健都在苦撐中，各國的相關部門應該對此很有興趣，保險公司肯定也有興趣。當然，這些想法都是好的一面，不好的一面就是沒有什麼隱私，所有隱私都被儲存在雲端了。所以，這又是一把雙刃劍。

生命的長度已被大大改善，然後呢？

科技發展帶來的不一定是生活水準的提高，對此還是要有清楚的認識。在相對富裕的國家，醫學進步帶來的好處總是立竿見影。過去嬰兒的死亡率很高，但現在已經不是什麼大問題了，絕大多數孕婦生產都不是危險的事，嬰兒的死亡率也很低。過去傳染病很厲害，動輒造成幾百萬、上千萬人死亡，一場大瘟疫往往都肆虐好幾年，儘管現代也有大規模的傳染病，但死亡規模和傳染人數是不能和古代相比的。正因為解決了嬰兒死亡率和大規模傳染病的問題，所以在二十世紀，人均壽命節節攀升。在過去，人生七十古來稀，現在七十幾歲早已是稀鬆平常的事。主要的矛盾已經轉移到心血管疾病和癌症上，阿茲海默症也會成為一個棘手的大問題。但是，畢竟和過去的麻煩是不一樣的。

回顧歷史，我們會發現古代社會是高出生率加上高死亡率，因此維持著低水準的平衡。隨著醫學水準的提高，有些國家嬰兒死亡率大大下降，但是高出生率沒有改變，於是人口開始快速成長。如果經濟能跟上，一起快速發展，社會將會變得更加富裕，這就讓國家進入下一階段，出生率開始下降。因為只有受過良好教育的孩子才有競爭力。

但目前看來，部分較落後的國家恐怕走不到第三階段，人口太多了，人均資源根本就不夠。而且人民越窮困，就越努力生孩子，但生更多孩子就會讓人民更窮困，導致這些國家陷入了長期貧困。這些國家的人口過多，導致人的醫療衛生資源稀少，也沒有能力推廣控制生育的措施，再加上這些地方往往傳染病頻傳，例如瘧疾、伊波拉和愛滋病等。窮困國家遇到醫療問題的根源，往往不是醫療水準，**他們最大的頑疾就只是一個字：「窮」**。

而富裕國家遇到的醫學問題又是另外一番景象，家家有本難念的經。富裕國家的醫療資源也還是不夠，因為富裕國家的老百姓，對於健康的期望遠比窮困國家的人民高得多。國家醫療保險的支出越來越多，但老百姓卻沒有感覺到什麼改善。因為醫學界總在不斷推陳出新，新東西總是不便宜，錢當然就不夠花了。過去不能治的病找到解法後，不就增加更多潛在客戶了嗎？

有不少曾經的不治之症現在也可以治療了，但是解決方案都只是半吊子，比如愛滋病需要吃一輩子藥，不管這些藥由誰買單，都是一大筆錢。相比於一次性解決問題，當然是吃一輩子藥花的錢更多。醫病關係是很微妙的，再加上醫療保險這個第三方機構，事情變得更複雜了。

儘管醫生們看上去都經過最嚴格的醫學訓練，但是病患仍會產生一定的心理落差。表面上看起來都是各種高科技，彷彿能讓人藥到病除，可是真的去看病時，儀器檢查了一遍，卻也看不出有什麼問題，病人的痛苦還是沒有解決啊。所以，很多人就轉向尋求替代療法，例如瑜伽、冥想、針灸、拔罐等。說到底，還是對現代醫學產生了距離感，甚至是某種反抗心理。當然，我們也不能排除某些替代療法可能真的對病患有幫助，好歹也是種心理慰藉。現在看來，現代醫學和替代療法可能還會長期共存下去。

有些醫生熱衷研究生命維持系統，現代科技總有辦法維持一個人的生理指標，例如心跳和呼吸等。但是病人真的舒服嗎？這可就難說了。我們需要想一想，活下去的目的到底是什麼？純粹是為了活著而活著嗎？如果長壽不得不付出疼痛、失能和喪失尊嚴的代價，許多人未必還會對活著如此留戀。儘管仍有爭議，但是認同安樂死的人似乎也越來越多了。究竟是選擇生存還是死亡呢？這的確是個大哉問。**生命不只有長度，還有寬度與高度。我們不禁要問，到底什麼才是高品質的生命？該如何去衡量生命品質的高低？**

有人提出，一個人要保證生活品質，起碼要能夠生活自理。如果一個老人摔了一跤，骨折了，那麼就必須有人來照顧他。失去生活自理能力，生命品質也會大大下降。當然，如果一位老人得了阿茲海默症，他的生命品質也會下降。

以喪失自理能力的年齡作為評斷標準，似乎也不是沒道理。日本沖繩的長壽老人非常多，當地女性的人均預期壽命高達八十九歲，全世界最高。在當地，不少百歲人瑞仍然可以生活自理，不需要人照顧起居。不得不承認，他們的高品質生命真的值得借鑑。

為什麼要建立這種量化指標呢？其實，這是為了制定國家政策。如果說，人均壽命的確提高了，但是延長出來的那部分，卻都是在醫院、病房裡度過的，是靠砸下大筆的醫療保險支出、靠各種醫學手段硬生生延長的，那麼，這就不是我們的初衷，不是發展醫學真正想達到的目的。

醫學發展之路究竟將走向何方呢？這就需要每個人的共同努力了！

國家圖書館出版品預行編目（CIP）資料

醫學，從巫術到科學：戲很多的逆天續命史！人類為了「活」，所用上的智商和想像力，讓人驚嘆：這你也想得出來！／吳京平著 . -- 初版 . -- 臺北市：大是文化有限公司，2023.05
416 面；17×23 公分 . --（TELL；54）
ISBN 978-626-7251-34-8（平裝）

1.CST：醫學史　2.CST：世界史　3.CST：通俗作品

410.9　　112000089

TELL 054

醫學，從巫術到科學

戲很多的逆天續命史！人類為了「活」，
所用上的智商和想像力，讓人驚嘆：這你也想得出來！

作　　者／吳京平
責任編輯／楊　皓
校對編輯／連珮祺
美術編輯／林彥君
副 主 編／馬祥芬
副總編輯／顏惠君
總 編 輯／吳依瑋
發 行 人／徐仲秋
會計助理／李秀娟
會　　計／許鳳雪
版權主任／劉宗德
版權經理／郝麗珍
行銷企劃／徐千晴
行銷業務／李秀蕙
業務專員／馬絮盈、留婉茹
業務經理／林裕安
總 經 理／陳絜吾

出 版 者／大是文化有限公司
臺北市 100 衡陽路 7 號 8 樓
編輯部電話：（02）23757911
購書相關諮詢請洽：（02）23757911 分機 122
24 小時讀者服務傳真：（02）23756999
讀者服務 E-mail：dscsms28@gmail.com
郵政劃撥帳號：19983366　戶名：大是文化有限公司

法律顧問／永然聯合法律事務所
香港發行／豐達出版發行有限公司 Rich Publishing & Distribution Ltd
地址：香港柴灣永泰道 70 號柴灣工業城第 2 期 1805 室
Unit 1805, Ph.2, Chai Wan Ind City, 70 Wing Tai Rd, Chai Wan, Hong Kong
電話：21726513　傳真：21724355
E-mail：cary@subseasy.com.hk

封面設計／林雯瑛　內頁排版／王信中
印　　刷／緯峰印刷股份有限公司

出版日期／ 2023 年 5 月　初版
定　　價／新臺幣 480 元（缺頁或裝訂錯誤的書，請寄回更換）
I S B N ／ 978-626-7251-34-8
電子書 ISBN ／ 9786267251355（PDF）
9786267251362（EPUB）

原著作名：《戲很多的醫學史》
作者：吳京平
本書由天津磨鐵圖書有限公司授權出版，
通過廈門外圖淩零圖書策劃有限公司代理授權，
限在港澳臺及新馬地區發行，